现代中医新思维丛书

伏病肿瘤论

田胜利　　何春梅　著

中国中医药出版社

·北　京·

图书在版编目（CIP）数据

伏病肿瘤论/田胜利，何春梅著 . —北京：
中国中医药出版社，2020. 8
（现代中医新思维丛书）
ISBN 978-7-5132-6176-0

Ⅰ.①伏… Ⅱ.①田… ②何… Ⅲ.①肿瘤—中医治疗法 Ⅳ.①R273

中国版本图书馆 CIP 数据核字（2020）第 053358 号

中国中医药出版社出版

北京经济技术开发区科创十三街 31 号院二区 8 号楼
邮政编码　100176
传真　010-64405750
河北品睿印刷有限公司印刷
各地新华书店经销

开本 787×1092　1/16　印张 13.5　字数 263 千字
2020 年 8 月第 1 版　2020 年 8 月第 1 次印刷
书号　ISBN 978-7-5132-6176-0

定价　58.00 元
网址　www.cptcm.com

社 长 热 线　010-64405720
购 书 热 线　010-89535836
维 权 打 假　010-64405753

微信服务号　zgzyycbs
微商城网址　https：//kdt.im/LIdUGr
官 方 微 博　http：//e.weibo.com/cptcm
天猫旗舰店网址　https：//zgzyycbs.tmall.com

如有印装质量问题请与本社出版部调换（010-64405510）

前　言

中医对于人类的未来是非常重要的。

中医药最具原创思维，虽然古老但不落后，代表了未来医学的发展方向；中医药面临巨大需求，大健康产业蓬勃发展，中医药创新、创业大有可为，不仅有利于服务健康，也将推动产业结构调整。

然而要学好中医，却并非易事！

目前举世公认的中医临床水平下降，其症结就在于中医西化严重，一些中医"乐此不疲地学习西医"，丢掉了中医思维，变成了会用西药而不会辨证用中药的挂牌中医。这种现象不容忽视，在临床上真正运用好中医思维进行预防、诊治疾病的上工不多。为什么会出现这种现象呢？关键在于人们对中医学所经历的思维道路较为生疏。

要学好中医，最为关键的一点是什么呢？我认为是掌握和运用好中医思维！中医不只是搭搭脉、扎扎针，也不是西医的替代、补充，中医在治疗各种疾病以及"治未病"三阶段（未病先防、既病防变、瘥后防复）方面都有一套完整的思想体系和诊疗方案。了解和体味古代中医在创造中医学过程中所表现的思维方式和方法，了解中西科学分道而行的思维因素，能使人们更有效地学习中医，同时也架起了一座通向中国传统文化、通向中医学的桥梁。

那么，什么是中医思维呢？一般而言，中医思维，体现在辨证施治、审证求因、整体观以及恒动观等方面。"医者，意也。"下面通过一个案例来帮助读者从中体会中医思维。在生活中和临床上，经常遇到缺钙的人，虽然长期补钙，但只要一停药，腿就抽筋，原因何在？其实，治疗缺钙，最主要的不是补钙，而是减少"钙流失"，因为我们每天的食物中都含有钙，只要不存在"钙流失"或者流失较少，人体就不会缺钙。人体的钙流失是由谁负责的呢？根据中医理论"肾主骨，肾主封藏"，肾亏了，封藏不够了，患者骨中的钙就会流失掉，补肾就是增强封藏能力，就是阻止或减少钙流失，只有这样人体才能不缺钙。也许有人会问，缺钙了为什么会腿抽筋？其实这个问题可以转换一下，那就是："肾虚了，为什么腿会抽筋？"在《黄帝内经》的病机十九条中有一条："诸痉项强，皆属于湿。"也就是说，腿抽筋，腿部肌肉痉挛，是因为湿邪引起的，湿邪停留于小腿部，所以才会出现小腿肌肉痉挛。而这湿邪又是如何形成的呢？

肾虚之后，对水液的代谢出现了障碍，水湿停留所致。明白了这些，也就明白了补肾治疗腿抽筋的真正意义。临床经常采用温补肾阳、舒筋活络、祛风除湿的中药，如淫羊藿、伸筋草之类治疗此类疾病，取得好的疗效，这就是中医思维。这种思维与西医"头痛医头，脚痛医脚"的思维显然不同，中医思维在此更显示出优势。

然而，现实是，中医学作为传统医学，人们在学习它的过程中存在一些障碍，使得人们难以形成学习传统科学的知识氛围，难以体会传统思维的规律，难以理解中医学的知识内涵。对学习者来说，反差着实太大，具体表现在，要在现代科学文化环境中学习和继承距今两千多年的中医学，学习内容与知识基础和文化环境形成了多维反差：在科学发达的今天，学习两千多年前的传统科学所形成的时代反差；已掌握的现代科学知识与古老医学知识形态所形成的反差；已熟悉的现代科学与陌生的古代科学所形成的知识环境的反差；已习惯的现代思维与从未体验过的传统思维形成的思维模式的反差。由上述反差构成学习中医学的障碍，从而影响学习效率。

"工欲善其事，必先利其器。"中医学作为中国传统医学知识和智慧的结晶，中医思维方法则是其智慧之器。研究中医思维方法，无论是对掌握、理解中医学理论知识，提升中医理论水平，还是提高临床分析问题、解决问题的能力，以及正确认识中医学与现代科学的关系，有效利用现代科学技术开展中医学的科学研究，促进中医学术的健康发展，都具有十分重要的意义。

有鉴于此，作为一名资深岐黄出版人，以及曾经的中医药大学教师和临床医生，多年来，我一直想出版一套关于中医思维的专业书籍。几年前适逢田胜利博士拿来"伏邪内伤临床路径"的书稿，针对书稿，彼此相谈甚欢，我看了书稿后，建议将书名改为《现代中医新思维———伏邪内伤临床路径》，这是一本理论与实践皆备的创新性中医专业书籍，值得中医内科临床医生阅读。这本书不一定能解决当前内科疾病的所有问题，然而肯定会对中医临床治疗方法有所裨益，有助于中医临床医生拓展辨治疾病的视野。作者结合现代疾病谱发病特征，依据《黄帝内经》伏邪内伤理论，在临床长期实践基础上，原创性地提出"现代内科疾病伏邪内伤特征、演变规律及诊治原则"的中医新思维。这本书出版后，获得读者好评，并获得华东地区科技图书二等奖。

之后接到江西中医药大学刘红宁教授的电话，说他们团队正构思着准备撰写一本《伤食论》的中医专著，由此启发我，可将此类图书做成一个系列———"现代中医新思维丛书"。之后田胜利博士和何春梅博士撰写了《伏病论》一书，此书为单行本《现代中医新思维———伏邪内伤临床路径》的升级版，内容更系统、完善，具丰富的中医原创思维，成为"现代中医新思维丛书"的第一分册。我希冀有更多的中医界的专业人士对中医思维进行积极探索，以提升中医临床疗效，开拓中医临证思路，继承、发展、创新中国传统医学中的科学内涵和中医思维，让中医独特的预防、治疗、康复

"三位一体"的方法更加规范有效。

我在积极寻找着这样的一批中医人，他/她会是你吗？欢迎加入撰写"现代中医新思维丛书"行列！

谨以此套丛书向现代"中医思维"致敬！

单宝枝

2015 年 2 月 8 日

说明：继《伏病论》后，出版了"现代中医新思维丛书"的第二分册———《癌状态论》（李忠教授主编，王沛主审），第三分册——《脾瘅新论》（仝小林教授主编），《伏病肿瘤论》为本丛书的第四分册。

单宝枝　博士

2019 年 12 月 18 日

自　序

　　全球癌症调查结果显示，中国恶性肿瘤新发病例和死亡病例分别占全球恶性肿瘤新发病例和死亡病例的 23.7% 和 30.2%，在全球 185 个国家和地区中，中国的恶性肿瘤发病、死亡人数位居中等偏上水平，部分消化道肿瘤如食管癌、胃癌、肝癌等恶性肿瘤的发病和死亡人数约占全球的一半，整体防控形势严峻。显然，中国正面临癌症发病率及死亡率不断上升的严峻挑战。世界卫生组织（WHO）数据统计表明，40% 以上的癌症是可以预防的。而在这个过程中，对于癌症的早防、早诊、早治的全病程管理就显得尤为重要。

　　国务院《"健康中国 2030"规划纲要》指出，要强化慢性病筛查和早期发现，针对高发地区重点癌症开展早诊早治工作，到 2030 年，实现全人群、全生命周期的慢性病健康管理，总体癌症 5 年生存率提高 15%。

　　具有深厚底蕴的中医药，在癌症的防治中也有着举足轻重的地位。而正确认识中医药在癌症发病中的防治作用显得尤为重要。本书提供了一种新的中医思维重新诠释肿瘤的形成、转归及治疗方法，并试图跳出既往的窠臼。除了中药的治疗外，本书扩大了治疗方法范围，提出辟谷疗法、肿瘤化疗药物西药中用思想，并阐述其用药的原则，突破中西用药藩篱限制，促进中西医结合治疗肿瘤，提高了肿瘤的治愈率。

　　本书主要从中医临床出发，根据中医经络学说、命门学说、元气学说、三焦学说等总结肿瘤发生的中医生理基础；结合伏病理论的六浊因子新认识、四道免疫屏障新认识等观点，发展了肿瘤发生的中医病理基础。据此，本书提出了伏病辨证与肿瘤传变的新认知，并建立了肿瘤中医临床工作分类及中医防治临床路径，详细提出肿瘤上、中、下三焦病变证治路径，以多个具体案例讲解该治疗路径的具体应用方式。结合肺癌、肝癌、胃癌、大肠癌、甲状腺癌、淋巴癌、子宫癌等西医常见肿瘤，本书提出每种肿瘤的临床三焦证治路径，给出每种肿瘤应用该治疗路径的具体策略与方式。同时，本书给出了肿瘤伏病辟谷疗法、肿瘤化疗药物的中医分析、肿瘤复方处方技法、伏病处方九法、肿瘤化疗的中医处方策略等新认识。概而言之，本书是一本立足临床实践，努力在继承中医防治肿瘤的传统认识基础上，再创新、再突破的一本中医防治肿瘤新思维、新学说。

从目前来看，癌症防治已经成为我国一项重要的公共卫生问题。随着癌症逐渐变为一种慢性病，构建一个连续的、能有效整合协调各种医疗资源、监测医疗质量、提高患者医疗体验的全病程管理模式就显得尤为重要。癌症患者应该实行全病程管理模式，即三甲医院完成治疗后将患者转到基层医疗机构，社区医院的家庭医生要督促患者进行定期检查，同时患者自己也要加强检查意识，若感觉不舒服要及时进行检查。只有增强安全预警意识，早诊早治才能发挥积极作用。中医中药的适时介入，科学运用，对于肿瘤的防治有其独特临床价值，值得推广。《伏病肿瘤论》的问世希望为肿瘤防治提供一件新的学术武器，并希望能够被更多的医生在应用实践中进一步证明这个学术武器的有效性，为肿瘤患者带来更多福音。

在本书的编写过程中，感谢我的弟子乾仓大夫、乾礼大夫的积极协助，学生张淳惠博士、赵晓波医生帮助我整理肿瘤患者病案，才使本书较快付梓。同时也感谢我的诸多患者，他们把健康托付给我，用他们的信任成就了这本书。尤其要感谢余世远及其父母，作为骨癌患者被我临床治愈后，敢于以实名写出自己的诊治过程，不仅仅需要勇气，更需要有一颗帮扶他人、传播正能量的大爱之心，这是难能可贵的。

田胜利博士

2019 年 12 月 12 日

中医之法尽在标准化（代前言）

　　纵观五千年，中医法天效地以治百病，孜孜追求者尽在标准化。治病强调道地药材，制定药材优劣的标准；用药重视规律，针对不同病种制定六经辨治、卫气营血辨治、三焦辨治等标准；至于针法更是有规律可循，本人曾著《针法新探》一书，研究所得古人用针之法遵循的全息规律；关于时间针灸，诸如灵龟八法之类，更是标准化的典范。

　　中医在治疗疾病中，重视研究疾病发生、发展的内在规律。可惜在中医鼎盛发展的全过程没有现代科学技术的参与，只能根据"有诸内者，必形诸外"，通过原始的望、问、闻、切四诊合参了解人体疾病的内在变化；通过以方测证了解疾病的转归。但这并不妨碍中医追求真理，不断创新发展，因为中医之道在正文化，其本质就是最大程度上治病救人，所以清代就有了王清任的《医林改错》，主动探索人体内部结构，虽然拘于当时束缚，不能获得正确的人体内部结构知识，但其精神就是中医人秉承的追求认知疾病真谛的创新发展精神。正是因为这种精神才有了《医学衷中参西录》贯通中西，进一步提高了中医的疗效。时至当下，科学技术对人体有了更真知灼见的认识，中医人岂会放弃这些科学成果，抱残守缺，固步自封？中医人借助现代科学技术对人体生理、病理认识，结合自身成熟、科学的方法论，以及现代疾病谱特征，不断客观化地制定了具有中医特色的防治疾病标准，正取得世人瞩目的成就，我们有幸见证并参与其中。上海市质量技术监督局公布了我们制定的"中医药防治糖尿病的标准"，该标准也发表于著作《控制糖尿病不得不说的秘密》中，并申明了不仅能预防糖尿病发生，更能规律、标准化地治愈部分糖尿病患者。我们的"中医药防治糖尿病的标准"目前正在大力推广中，相信这代表中医发展方向的行动，能发动中医发展的引擎，让更多的中医人大胆创新，结合现代科学技术，制定更多疾病的中医防治标准，让中医科学服务更多民众。

　　辨证论治是中医治病的重要方法论，但不是中医治病的核心方法论，更不是中医治病的全部，只是中医治病核心方法论的补充手段之一。过分强调"辨证论治"就会让中医陷入伪科学的漩涡不能自拔。因为中医所谓的"证"会"因时、因地、因人"而变，不是疾病的本质认知。疾病一旦形成，在一段时期内，其生理、病理状态是恒定的，不因其他因素发生本质变化。证可以随时随地变化，病却稳定不变。所以中医的本质是治病，针对疾病的内在规律制定标准化治疗方案，但也会人性化根据个体证的不断变化，给予加减用药，以提高疗效，改善患者生命质量。

　　针对"症"用药，是西方医学治病的主要方法论，即通过拮抗式用药，祛除疾病的外在表现，改善患者的症状。中医早期注重症状治疗，中医方法论是从症状治疗发展而来的。但是在之后发展的几千年里，中医开始引进哲学思想、朴素五行方法论思想等，其治疗逐渐由注重治"症"，演化为治"病"，强调"审因论治"，运用整体观、天人合一学说，通过宣教、生活方式改善、运动方式介入、理疗以及方药、食疗等整体治疗手段，从根本上截断疾病来源，从整体上恢复人体内生态环境，促使人体与生存环境和谐，从而根本上恢复人体健康。尤其在用药用针方面，中医注重规律研究，强调规则，反对滥用药物、滥施针术，故有言"夫为医者，当须先洞晓病源，知其所犯，以食治之，食疗不愈，然后命药"。

　　标准是一种规范性文件，是为了在一定的范围内获得最佳秩序，能够被许多人共同使用，并能使其他人重复使用后获得相似效果的规定性文件。《伤寒论》是这样的文件，《温病条辨》也是这样的文件。大家按照《伤寒论》规定的条文，用药治病"伤寒病"，疗效接近；按照《温病条辨》规定的条文，用药治病"温病"，疗效也同样接近。中医人把它们奉为经典，背诵传承，就是因为这些书制定了防治某类疾病的标准，而且按照这个标准执行，疗效最佳。

　　现代有了科学技术对人体结构、生理、病理等的深入认识，中医人也要据此发展治疗疾病新的标准，建立新的法则，这才是与时俱进，不丢中医治病救人仁义之本源。

　　自古痨为中医四大难治疾病之一，现今现代医学抗结核药的使用，已经基本攻克了肺结核，而中医人现在也很难单纯采用中药治愈其病，这就是中医的局限性，其方法论也有不完善的地方。由于现代疾病谱正在发生根本性变化，代谢性疾病、肿瘤等慢性病正成为疾病谱的主流，西医拮抗式治疗手段虽然在改善症状上客观、标准，但对于疾病内在规律的优化上乏善可陈。而中医恰恰得天独厚，在这方面积累了大量经验，如果能结合现代医学研究成果，充分挖掘中医科学方法论，坚持标准化发展的道路，一定能取得辉煌成果。

　　其实中医哲学体系中的天人合一理论本身就有很强的包容性，就主张围绕"治愈疾病"这个根本目标，吸纳优秀知识，融汇卓越方法论，不设门派之偏见，取长补短，不断发展、创新。肿瘤一病看似难治，犹如古代中医看肺结核，其本质仍是容易治疗的。只要坚持中医方法论，高举整体观，融汇中西，运用好"五位一体"，探索肿瘤标准化防治规范是可能的。

田胜利博士

何春梅博士

2019 年 12 月 12 日

目　录

第一章　肿瘤伏病论认识

中医学对肿瘤的最早文字记载，可以追溯到殷周时代，出土的彼时甲骨文上已有"瘤"的病名。《黄帝内经》首次提出部分肿瘤病名，如"肠覃""石瘕""积聚"等，并对以上疾病的症状、病因、病机进行了初步的描述。之后浩如烟海的中医古籍中记载了对各种肿瘤疾病更加丰富的临床实践和研究成果。这些中医古籍通过对肿瘤防治理、法、方、药四方面的深入拓展，形成了较为完善的肿瘤中医药防治理论与实践体系。尤其在中华人民共和国成立以后，国内学者对肿瘤的研究更是达到新的高度，提出了"癌毒说""邪为主""瘀血为主""气郁学说""阳虚学说""正虚学说"等新认识，并结合现代实验研究，获得了进一步的科学证据。这不仅在理论上丰富了肿瘤中医药防治学说，更进一步提高了肿瘤治疗的中医临床效果。但是这些研究往往局限于肿瘤演化的某个特定阶段，且多采用现代科学或医学技术手段，证实中医药对肿瘤的价值和意义，忽视了肿瘤的整体演化规律，尤其忽视了采用中医思维对肿瘤的自身演化规律和特征的研究，以及中医方法论自身在肿瘤防治的系统性的价值和意义，从而导致了中医药在防治肿瘤的过程中存在"一叶障目不见泰山"的现象。鉴于这种现状，本书尝试采用伏病论视角，结合临床实践，提出肿瘤伏病论防治新认识，希望为进一步肿瘤的中医药防治研究提供新视野，为中医药防治肿瘤学科的发展增加新动力。

第一节　肿瘤发生的中医生理基础

一、中医的命门学说

中医的"命门学说"，一直以来就是中医学家争论不休的重要命题之一，尤其对命门在机体内的定位，更是莫衷一是。但有一点能够达到基本共识，那就是《难经·三十六难》所说的"命门者，诸神精之所舍，原气之所系也"，命门是元气的根本所在之所，是生命之门。《类经附翼·三焦包络命门辨》说："故命门者，为水火之府，为阴阳之宅，为精气之海，为死生之窦。"如此类似的记载不可胜数，这里就不一一赘述。

至于命门的定位，古人从学术观点推理、演绎，自圆其说，我们多没必要附会穿凿。但从整体讨论看，结合现在解剖学知识，以及命门的生理功能，可以初步判断中医所谓命门，实属现代解剖学的肾上腺。其不仅位置大体一致，生理功能描述也非常接近。张景岳指出"命门居两肾之中，即人身之太极，由太极以生两仪，而水火具焉"，《类经附翼·真阴论》称其为"真阴之藏（脏）"。详而言之，则命门位于"直肠之前，膀胱之后，当关元气海之间，男精女血皆存乎此，而子由是生……此一门者，最为巨会，焉得无名？此非命门，更属何所？既知此处为命门，则男之藏精，女之系胞，皆有归着，而千古之疑可顿释矣"。

现代医学研究证实，肾上腺位于两侧肾脏的上方，腺体分肾上腺皮质和肾上腺髓质两部分，是两种内分泌腺。肾上腺皮质分泌的皮质激素分为三类，即盐皮质激素、糖皮质激素和性激素。肾上腺髓质分泌的主要激素是肾上腺素（adrenaline，AD），可使心脏收缩力上升，调控全身各部分血管的收缩或舒张。正如《医学入门·脏腑赋》所说"命门下寄肾右，而丝系曲透膀胱之间，上为心包，而膈膜横连脂漫之外。配左肾以藏真精，男女阴阳攸分"，功能是"相君火以系元气，疾病生死是赖"。

赵献可明确指出"两肾之间为命门"，并指出以下理由：其一，"命门在人身之中，对脐附脊骨，自上数下则为十四椎，自下数上则为七椎，正合乎《黄帝内经》小心所在之数"；其二，"督脉之经穴——命门穴正居于此"。同时，赵献可详细阐述了"命门君主之火"对人身组织器官功能活动的主持作用，指出"火旺则动速，火微则动缓，火熄则寂然不动"。因此，命门火旺，脏腑组织无不运转自如；命门火衰，则全身机窍不灵，若无一点先天火气，则百骸皆废，生机尽灭。这个描述和肾上腺素的功能多有相似。

总之，无论诸医家如何争论，命门为生命之本，元气所系，属性为火，与心、肾及五脏有密切的关系，这是基本的共识。

肿瘤作为基因病，是自身细胞的异常生成，可以直接威胁到生命，难道不是因为人之"命门"首先受到损害而引起的？

二、中医的元气学说

中医的"元气学说"，是中医学最丰富、最充实的学说之一。但对于元气的研究很容易走向两端，要么狭义地把元气等同于肾气、肾中阳气，认为补肾气就是补元气；要么广义地把元气哲学化，因而有这样的认识"天地者，元气之所生，万物之祖也"。

元气只是中医整体观的具体载体，是中医一元论的物化。那么元气的真谛到底是什么？如何把控元气？而元气作为人体生命活动的原动力，肿瘤的发生首先就是元气的损害。

《难经·三十六难》说："命门者……原气之所系也。"首先让我们找到了元气在人体的第一个落脚点。

《难经·六十六难》说："三焦者，原气之别使也，主通行三气，经历于五脏六腑。"其次让我们找到了元气在人体的通道和到达的目的地。

综合上述《难经》之言可以认为，元气发于命门，以三焦为通路，循行全身，内而五脏六腑，外而肌肤腠理，无处不到。《景岳全书·传忠录》说："命门为元气之根，为水火之宅，五脏之阴气非此不能滋，五脏之阳气非此不能发。"其强调了元气对五脏的根本性影响，从另一个角度而言，也说明了元气存在于五脏之中，五脏皆有元气。

其实元气起于命门，分布于周身每个细胞，其通道为三焦。这里又引出一个中医非常有争议的概念——"三焦学说"。那么，什么是中医的三焦学说？

三、中医的三焦学说

中医的"三焦学说"，较之命门学说，争议更多。三焦是中医藏象学说中一个特有的名词，为六腑之一。对三焦解剖形态的认识，历史上有"有名无形"和"有名有形"之争，即使是有形论者，对三焦实质的争论至今尚无统一看法。但对三焦生理功能的认识基本上还是一致的，总结起来，主要是三方面的功能，主要理论认识都是来自《黄帝内经》与《难经》，后世几乎无新的阐述。现将三焦的功能简述如下。

1. 通行元气，主持诸气功能

首见于《难经·三十八难》："所以腑有六者，谓三焦也，有原气之别使，主持诸气。"《难经·六十六难》说："三焦者，原气之别使也，主通行三气，经历五脏六腑。"

2. 运行水谷功能

《素问·六节藏象论》说："三焦……仓廪之本，营之居也，名曰器，能化糟粕，转味而入出者也。"指出三焦具有对水谷的精微变化为营气，以及传化糟粕的作用。《难经》也明确提出三焦的运行水谷作用，"三焦者，水谷之道路，气之所终始也"。因此，水谷在人体运行道路及气之所终始，包括饮食物的消化、精微物质的吸收、糟粕的排泄全部过程，可以用"三焦者，水谷之道路"来概括。

3. 运行水液的功能

《素问·灵兰秘典论》说："三焦者，决渎之官，水道出焉。"《灵枢·本输》说："三焦者，中渎之腑，水道出焉，属膀胱，是孤之腑也。"说明三焦是人体管理水液的器官，有疏通水道、运行水液的作用。

历代医家包括《黄帝内经》时期对三焦结构、形态、分布的描述，都不能完全解释三焦运行元气、运行水谷和水液等功能。

其实如果我们能从三焦本原来思考，便不难理解三焦的结构。三焦的存在是功能性存在，为元气的输布保持其功能。其描述更类似现代胚胎发育学中的三胚层学说，上焦与外胚层对应，下焦与内胚层对应，中焦与中胚层对应。外胚层分化成为表皮及神经，它们具有《灵枢·决气》中所言之"上焦开发，宣五谷味，熏肤、充身、泽毛，若雾露之溉……"的上焦如雾特点。内胚层分化成为肠腔上皮和消化腺上皮，它们具有《灵枢·营卫生会》所言之"下焦者，别回肠，注于膀胱而渗入焉。故水谷者，常并居于胃中，成糟粕而俱下于大肠，而成下焦。渗而俱下，济泌别汁，循下焦而渗入膀胱焉"，就是说下焦有消化水谷、排泄二便的作用。中胚层分化成心、肺、肝，以及骨骼、肌肉、血液、淋巴和其他结缔组织等，它们具有《灵枢·营卫生会》所言之"中焦……此所受气者，泌糟粕，蒸津液，化其精微，上注于肺脉，乃化而为血，以奉生身"的特征。

由此，我们可以认为元气由命门，通过三胚层的分化，也就是中医所谓的三焦，输布到全身所有细胞、组织、器官中。这样说来，我们不得不思考三胚层形成之前的命门在哪里，也就是先天的命门是什么。

四、线粒体-肾上腺轴：命门的先天与后天

之所以提出命门的先天与后天，这与元气的特点有关。元气首先是先天之本，来源是先天之精。先天之精系父之精子，母之卵子。如果元气既不是精子，又不是卵子，那么与精子、卵子先天而来的还有什么？答案就是线粒体，线粒体就是我们的先天命门。线粒体通过受精卵的分化，经由三胚层，分化到机体所有细胞中，人体元气由线粒体形成，线粒体是人体的元气载体，是一种存在于大多数细胞中的由两层膜包被的细胞器，是细胞中制造能量的结构，也就是先天命门。

线粒体拥有自身的遗传物质和遗传体系，与精子、卵子的遗传信息不同。这正符合《灵枢·天年》描述的"愿闻人之始生……岐伯曰：以母为基，以父为楯；失神者死，得神者生也"，并解释了什么是"神"。《灵枢·天年》："黄帝曰：何者为神？岐伯曰：血气以和，营卫以通，五脏已成，神气舍心，魂魄毕具，乃成为人。"说明人生命的开启由三个基本因素：母亲的卵子是基础，父亲的精子是种子，还要有神。这个神就是元气。正如《难经·八难》所示："诸十二经脉者，皆系于生气之原。所谓生气之原者，谓十二经之根本也，谓肾间动气也。此五脏六腑之本，十二经脉之根，呼吸

之门，三焦之原。一名守邪之神。"

《灵枢·刺节真邪》讲"真气者，所受于天，与谷气并而充身也"。元气不是简单地来源于父母之精，是天地之间的"真气"，这种描述在《黄帝内经》中多有之。

受精卵形成的过程不仅仅是精子和卵子的结合，更是卵子携带着卵子内的线粒体与精子结合的过程。卵子与精子和合，形成下一代新的 DNA。与此同时，线粒体拥有自身的遗传物质，与下一代新的 DNA，共同形成新的生命体。

但线粒体基因组大小有限，是一种半自主细胞器。除了为胚胎形成、发育供能外，线粒体还参与诸如细胞分化、细胞信息传递和细胞凋亡等过程，并拥有调控细胞生长和细胞周期的能力。这与《黄帝内经》中关于元气功能的描述一致。前文有详细论述，这里就不赘言了。

先天命门是线粒体，后天命门是肾上腺。一个存在于细胞内，属微观状态的命门，与父母之精一同形成生命，以及生命演化；一个是生命形成后的器官，属宏观状态的命门，与先天之本肾共同调控生命，以及生命的生长壮老已。线粒体–肾上腺轴，构成了人体的元气防御线。

越来越多的研究证实，线粒体的异常与肿瘤的发生、发展、转移等有密切关系。至于肾上腺相关的激素在肿瘤中的治疗价值，以及其与肿瘤发生的相关性也有许多的研究。

五、生命的代谢与应激

中医学认为，肾为先天之本，脾为后天之本。肾为水脏，内舍真阳，脾为土脏，主管水湿运化，故而土能克水，脾土后天之本能直接影响先天之本肾脏的功能表达。肾中元阳为五脏阳气之根本，故而肾又能反作用于脾脏，影响脾脏功能表达。人体的代谢与应激主要与脾肾相关。

循证医学证据表明，代谢性疾病（如肥胖、糖尿病、心血管疾病等）与肿瘤的发生发展密切相关，代谢异常是导致肿瘤的重要因素。尤其从胃癌、肠癌、食道癌等发病，更能直观理解代谢异常对于肿瘤形成的影响。这也表明，中医"脾脏"在肿瘤形成中有很重要的作用。

脾是人体代谢的主要器官，脾主运化水谷，负责消化吸收；脾与胃共同负责升清降浊，从而调控小肠、大肠的泌清别浊与排泄，甚至调控膀胱的通调水道。

《素问·厥论》言"脾主为胃行其津液者也"。津液所包括的内容非常广泛，机体内除了藏于脏腑中的精和运行于脉管内的血之外，其他所有正常的液体都属于津液。因此，津液是构成人体和维持人体生命活动的基本物质之一。食物经过胃的腐熟，初步消化后，下送于小肠以"泌别清浊"，小肠将"浊"的部分分别送于大肠和肾，转变为废物后排出体外，把"清"的部分传输于脾，由脾吸收变化而运送至各个脏腑、组织，以发挥营养作用。脾胃共同构筑"津液（循环）轮"，通过"津液"濡润五脏六腑，滋养空腔脏器黏膜。这些空腔脏器包括鼻腔、呼吸道、胆道、肠道、尿道、子宫、阴道等。

神经-内分泌-免疫系统共同构筑了人体的应激系统。应激是机体对外界刺激产生的一系列非特异性反应，主要通过交感-肾上腺素髓质系统和下丘脑-垂体-肾上腺素皮质系统分泌的应激激素来调节并对不同应激做出反应，这个系统的核心调控中枢在中医的"肾脏"。

中医所谓肾脏是人体应激的核心器官，这与西医概念的肾脏有根本区别。

首先，中医肾是内分泌的中枢器官。《怡堂散记》所说"肾者，主受五脏六腑之精而藏之，故五脏盛乃能泄，是精藏于肾而非生于肾也。五脏六腑之精，肾实藏而司其输泄，输泄以时，则五脏六腑之精相续不绝，所以成其次而位乎北，上交于心，满而后溢，生生之道"，说明肾具有调控五脏六腑内分泌的作用。《素问·上古天真论》所说"女子……二七而天癸至，任脉通，太冲脉盛，月事以时下，故有子……七七，任脉虚，太冲脉衰少，天癸竭，地道不通，故形坏而无子也。男子……二八，肾气盛，天癸至，精气溢泻，阴阳和，故能有子……七八，天癸竭，精少，肾脏衰，形体皆极"，也说明了肾可以调控与生殖相关的一切激素。

其次，中医之肾负责神经系统调控。肾主骨生髓，脑为髓海，肾对中枢神经有管控作用；督脉起于肾，以肾为根本。督脉的循行主干在脊柱上，且又联系着人体所有阳经，为阳脉之海。这种描述和31对脊神经调控人体五脏六腑的认识有异曲同工之妙。督脉与脊髓并行于脊柱内，上属于脑，下属于肾。脊髓之髓来源于肾精，并依赖后天气血津液的濡养。脊髓与督脉并行于脊柱内，共同参与了脑髓、脏腑经脉气血功能活动。

再次，中医之肾是免疫的重要调控器官。《灵枢·营卫生会》说："营出于中焦，卫出于下焦。"《类经·营卫三焦》谓"卫气出于下焦"。马蒔《灵枢注证发微》谓"但此下焦之气阴中有阳者，升于中上二焦以生阳气，乃谓之卫气也，故命之曰卫气出于下焦"。《灵枢·卫气行》载"（卫）其始入于阴，常从足少阴注于肾，肾注于心，心注于肺，肺注于肝，肝注于脾，脾复注于肾为周"。肾阳虚可导致卫气乏力，卫气行于脉外，慓疾滑利，主要生理功能是防御功能，正如《医旨绪余》所说："卫气者，为言护卫周身……不使外邪侵犯也。"故此《素问·金匮真言论》说："夫精者，身之本也。故藏于精者，春不病温。"

近年来的研究表明，应激通过神经系统启动瀑布式级联效应，神经内分泌介质可以修饰肿瘤微环境，而应激相关的神经内分泌介质激活瘤细胞内增殖和转移相关信号通路，从而影响肿瘤的发生、发展和预后。由于肾主人体应激，肾主元气，因此肾与肿瘤的发生密切相关。

六、人体的微生物系统

中医学"天人相应"的观点，其本质阐述的是"一元论"。生命的存在只不过是宇宙大磁场中的一个粒子，在宇宙磁场运动中的一个表现。人体既不能摆脱外界条件的影响，依据外在条件而存在；也不能摆脱外界条件的作用而自行存在并生存。当母体分娩个体开始的一瞬间，新个体便开始"禀天地之气而生"，所谓的天地之气包括母体产道的微生态环境、产房的微生物生态环境、气候环境（包括分娩至出生后3个月内的气候生态环境）、家居微生物生态环境，甚至地球的磁场及宇宙内天体的动态变化等，这些外界的影响都可以共同作用于这个新的个体，并迅速形成自身之外的机体微生物系统。

在代谢系统与应激系统的相互作用下，机体微生物系统迅速发展、成熟，定植于皮肤及空腔脏器黏膜，并与人体代谢系统和应激系统形成和谐的整体系统，共同调控机体生命活动。

人类共生的微生物绝大多数是细菌，其中以肠道中的微生物数量最多、种群最丰富，大约80%的人体正常微生物都集中在这里，总重量超过1kg，接近人体肝脏的重量，绝大部分是不需要氧气的厌氧细菌。最新的研究进展表明，结构异常的肠道菌群很可能是肥胖、高血压、糖尿病、冠心病和中风等因饮食结构不当造成的代谢性疾病的直接诱因。

肾主先天，父母之精形成我们的基因组，编码大约2.5万个基因；脾主后天，为土脏，"土爱稼穑"主运化，调控空腔脏器黏膜定植的微生物系统。现代研究证实，仅肠道内就多达400多种的共生微生物，其遗传信息的总和叫"微生物组"，它们所编码的基因有100万个以上。肾所主基因组，与脾所主微生物基因组，两个基因组相互协调、和谐一致，才能保证人体功能的正常运转。

中医学认为，体质是由先天遗传和后天禀赋共同作用形成的。先天遗传的主要是人的基因组，而出生以后进入人体并对人体代谢产生重要影响的微生物组，作为人体的第二基因组，是后天禀赋的重要承载者。对不同体质的人群进行微生物组学和代谢组学测定，有可能对中医体质分型做出新的阐释和发展。因此在早期发病阶段，通过发现微生物组的变化来预测和预警疾病，并通过纠正微生物群的失衡加以干预，是中医治未病思想的重要方面。

现代研究证实，人体微生物群落的改变要优先于肿瘤的形成，但微生物组和癌症之间的关联非常复杂，某些微生物可以促进细胞增殖，而其他微生物则会保护机体抵御癌症生长。此外，在某些情况下，刺激一种癌症的微生物种群可以在另外一种癌症中具有完全相反的效应。共生的微生物群落可以影响炎症的发生，同时还会通过其他机制来影响机体的致癌作用。

七、生命的三轮运行体系

人体由一个受精卵分化成三胚层，由三胚层发育成人体；人体出生后迅速建立起由代谢系统、应激系统与微生物系统三大系统共同调控的生命稳态。

其中由脾胃共同构筑的代谢系统与微生物系统融合，共同形成了人体的第一道防御体系，我们称之为"清气体系"。脾主升清，胃主降浊，脾升胃降，一升一降，形成了清气运行的原动力。《灵枢·动输》云："胃为五脏六腑之海，其清气上注于肺。"清气不仅仅指水谷精华的稀薄精微部分，更多涵盖了机体微生物系统参与代谢后的精微之气。《素问·太阴阳明论》言："足太阴者，三阴也，其脉贯胃属脾络嗌，故太阴为之行气于三阴。阳明者，表也，五脏六腑之海也，亦为之行气于三阳。脏腑各因其经而受气于阳明，故为胃行其津液。"《素问·经脉别论》言："饮入于胃，游溢精气，上输于脾，脾气散精，上归于肺。"脾的升清功能能够把清气输送到肺，使清气参与到人体的整个气机循环和血液循环。这个过程我们叫作脾胃清气循环，又叫"津轮循环"。

肺主宗气的特点，与胸腺功能类似。肺主宣肃，肝主疏泄，肺金主降，肝木主升。两者一升一降，调控气机的升降出入，尤其是宗气的输布和功能。从《灵枢·经脉》看，十二经脉始于肺经，终于肝经，肝经的终端支脉"复从肝别贯膈，上注肺"，与肺经"上膈属肺，从肺系横出腋下"相衔接，形成十二经脉循环流注的全过程。这个过程即肝肺调控的气循环，构筑成第二道防御体系，我们称之为"宗气体系"，又叫"气轮循环"。

肝主升，肺主降，通过气机的升降，实现人体淋巴循环。淋巴循环的一个重要特点是单向流动而不形成真正的循环。这从《灵枢》中记载的肝经"上注肺"却没有注入"中焦"，而肺经"起于中焦，下络大肠，还循胃口，上膈，属肺"，就能理解淋巴循环的单向性。

最细的淋巴管叫毛细淋巴管，人体除软骨、角膜、晶状体、内耳、胎盘外，都有毛细淋巴管分布，数目与毛细血管相近。小肠区的毛细淋巴管叫乳糜管。毛细淋巴管集合成淋巴管网，再汇合成淋巴管。按所在部位，其可分为深、浅淋巴管，浅淋巴管收集皮肤和皮下组织的淋巴液（简称淋巴），深淋巴管与深部血管伴行，收集肌肉、内脏等处的淋巴。全部淋巴管汇合成全身最大的两条淋巴导管，即左侧的胸导管和右侧的右淋巴导管，分别进入左、右锁骨下静脉。胸导管是全身最粗、最长的淋巴管，由左、右腰淋巴干和肠区淋巴干汇成，下段有膨大的乳糜池。胸导管还收集左上半身和下半身的淋巴，约占全身淋巴总量的3/4。右淋巴导管由右颈淋巴干、右锁骨下淋巴干和右支气管纵隔淋巴干汇成，收集右上半身的淋巴，约占全身淋巴总量的1/4。

肝肺气循环推动的淋巴循环是单向循环，以腹腔所收集的淋巴液为主，这些淋巴液流入血液循环系统，再经由心肾的血循环，实现体液的交换，最终实现卫气到营气的过渡。卫气循环就是淋巴循环，营气循环就是血液循环。《类经》云："此十二经者，即营气也，营行脉中，而序必始于肺经者，以脉气流注，经气归于肺，肺朝百脉，以行阴阳，而五脏六腑皆以受气，故十二经以肺经为首，循序相传。"肝推动淋巴聚集，并逐渐汇聚到胸导管，在经过肺朝百脉，把淋巴循环注入血液循环，所以"十二经以肺经为首，循序相传"。这里有一个重要的气——"宗气"不能被忽视。我们必须理解宗气应该是吸入体内的"氧气"与淋巴形成的"卫气"，以及胸腺蕴含的"宗气"，三者和合而成宗气。其实宗气的形成不仅仅是这三者作用的结果，也有脾胃运化的"清气"和细胞代谢的"元气"共同参与其中。

中医有一个重要的概念叫"水火既济"，也就是肾水蒸腾向上，上济于心；心火清润向下，下达于肾。这个本质上是心肾调控的元气运行模式，以西医描述的血液循环，实现元气的输布和发挥功能的一种方式。心肾调控的元气运行模式构筑成第三道防御体系，我们称之为"元气体系"，又叫"血轮循环"。

血液循环是闭合式的，由肺循环和体循环两条途径构成双循环。血液由右心室射出经肺动脉流到肺毛细血管，在此与肺泡气进行气体交换，吸收氧气并排出二氧化碳，静脉血变为动脉血，然后经肺静脉流回左心房，这一循环为肺循环。血液由左心室射出，经主动脉及其各级分支流到全身的毛细血管，在此与组织液进行物质交换，供给组织细胞氧和营养物质，运走二氧化碳和代谢产物，动脉血变为静脉血，再经各级静脉汇合成上、下腔静脉流回右心房，这一循环为体循环。肺循环完成了卫气向营气的过渡，心肾血气循环主要实现微循环与体循环的物质交换。

微循环的基本功能是进行血液和组织液之间的物质交换。正常情况下，微循环的血流量与组织器官的代谢水平相适应，以保证各组织器官的血液灌流量和回心血量。如果微循环发生障碍，将会直接影响各器官的生理功能。肾通过神经–内分泌调控，实现血液和组织液之间的物质交换，进而实现心肾血气循环。《灵枢·经脉》："肾足少阴之脉，起于小趾之下，邪走足心，出于然谷之下，循内踝之后，别入跟中，以上踹（腨）内，出腘内廉，上股内后廉，贯脊，属肾，络膀胱；其直者，从肾上贯肝膈，入肺中，循喉咙，挟舌本；其支者，从肺出络心，注胸中。"肾通过肾上腺的激素分泌，调控影响微循环的交感神经和体液状态，最终实现血气交换，从而把血液代谢垃圾清除体外，把血液需要的营养输注血液，以及把血液营养输送到相应组织、器官。

津血同源，因为血和津液都是由水谷精气所化生而来的，全身组织中的津液渗于脉中即成为血液的组成部分，而血液如渗出脉外，则成为津液。血和津液同为液体，均以营养、滋润为主，二者同属于阴。病理上，血液和津液相互影响。例如失血过多，津液便渗入脉中补充血液之不足，由此也会造成津液的不足，出现口渴、尿少、皮肤干燥等症状。而津液大量损耗时，也会导致血脉空虚，或血液黏稠。津即涵盖现代医学的组织液，也包含了血液、淋巴液和内分泌液体的部分，是一个有着广泛概念的中医词汇。

精血同源，肾精可以化生血液，血液可以滋养肾精的产生。这里的肾精更多是肾主内分泌功能，有很多内分泌激素是血液形成的关键性因子。

代谢系统和微生物系统，与津轮密切相关，主清气；应激系统分化成气轮和血轮，分别主宗气和元气运行、输布以及其发挥作用。津轮、气轮、血轮三者之间又相互作用，相互影响，共同调控人体的气机升降出入，构筑人体的正常生理防御机制（图1-1）。

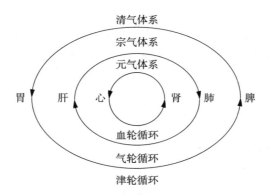

图1-1　生命的三轮运行体子

八、机体的四道免疫屏障

机体有四道免疫屏障（图1-2）。第一道免疫屏障是由皮肤和黏膜构成的。这个免疫屏障有两个通道，一个是消化系统黏膜屏障，另一个是除消化系统黏膜屏障外的免疫黏膜屏障。消化系统黏膜屏障主要指中医概念中的"脾"系列。除消化系统黏膜屏障外的免疫黏膜屏障主要指中医概念中的"肝"系列。它们不仅能够阻挡病原体侵入人体，而且其分泌物（如乳酸、脂肪酸、胃酸、酶等）还有调控局部微生物生态的作用，此外呼吸道黏膜上的纤毛也可以清除异物。机体微生物是第一道黏膜免疫屏障的重要组成部分，发挥着不可替代的作用。其种类、质量、数量、分布、组成等都可直接影响第一道免疫屏障的作用。

农耕时代，由于人类主要工作、活动场所在户外，以体力劳动方式为主，更多依赖自然环境，外界的"风、寒、暑、湿、燥、火"六淫致病因子非常容易从人体的皮肤侵袭，从而引发疾病。皮肤是农耕时代致病因素侵入的主要渠道。

现代人的免疫问题则大多来自于空腔脏器黏膜。这是因为一方面我们生活方式、工作方式的场所使我们逐渐摆脱了自然界的直接侵袭，更重要的是由于生产力极大发展，形成了营养过剩，以动物性饮食习惯为主，以及以脑力劳动者为人群主体的情况。此外，运动减少、思虑增多、熬夜、工作压力超负荷、情绪过激、环境及食品污染、夫妻生活的不和谐等，这些都能够成为疾病的主要原因。这些因素导致的疾病原因已经不再以外感"风、寒、暑、湿、燥、火"六淫为主，转而以六腑空腔脏器黏膜生态环境改变，导致内生"湿、火、毒、痰、瘀、积"六浊为核心。

诚如《素问·调经论》所说"夫邪之生也，或生于阴，或生于阳。其生于阳者，得之风雨寒暑；其生于阴者，得之饮食居处，阴阳自喜怒"，现代脑力劳动者患病属于"其生于阴者"。

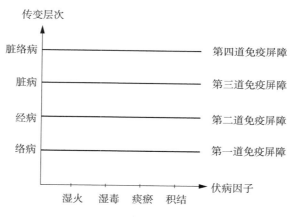

图1-2　机体的四道免疫屏障

现在我们再次回到关于免疫屏障的讨论中，第一道免疫屏障，更多包含在"津轮"循环的清气防御体系内，主要分布在中医学所说的络脉区域。

第二道免疫屏障具有吞噬和杀伤病原体的作用，是指体液中的杀伤病原体物质和吞噬细胞。以上这两道免疫屏障是人类在进化过程中逐渐建立起来的，与生俱来，不针对某一种特定的病原体，对多种病原体都有防御作用，因此叫作非特异性免疫（又称先天性免疫）。第一道免疫屏障就是中医学所说的络脉分布的主要区域，第二道免疫屏障就是中医学所说的经脉分布的主要区域。

第三道免疫屏障是人体在出生以后逐渐建立起来的后天防御功能，其特点是出生后才产生的，只针对某一特定的病原体或异物起作用，因而叫作特异性免疫（又称后天性免疫），参与特异性免疫的细胞多集结于淋巴结、胸腺、脾脏等免疫器官。第三道免疫屏障就是中医学所说的脏腑分布的主要区域。

这两道免疫屏障基本与"气轮"循环的宗气防御体系一致，也包含一部分"血轮"循环的元气防御体系。

在这里需要补充一个中医概念，就是脏腑络，也就是脏腑自身存在的防御系统，这类防御系统主要活跃在脏腑自身淋巴或血液微循环，以及脏腑自身细胞等中，也就是本文所谓"线粒体-肾上腺轴"中"血轮"循环的元气防御体系的大部分内容。这是机体的第四道免疫屏障。

第二节　肿瘤发生的中医病理基础

一、伏病的六浊因子

空腔脏器中存在大量的定植微生物（有益微生物），这些空腔脏器包括鼻腔、呼吸道、胆道、肠道、尿道、子宫、阴道等。这些有益微生物是与我们人体共存的，比如肠道益生菌帮助我们消化代谢。当"湿因子"和"火因子"潜伏在人体细胞、组织、器官及体液等中，可以导致我们体内微生物生态环境恶化。有些有益微生物会在"湿火"环境下大量死亡，出现残存异体蛋白质，甚至一些 DNA、RNA 片段。

"湿毒因子"是"湿火因子"发展而来，是神经-内分泌-免疫调控系统超出自我调节能力后，人体应激机制障碍，出现机体空腔脏器黏膜定植微生物大量死亡时，机体表现出来的反应。最常见的临床表现有情绪异常、烦躁、失眠、色斑、乏力等。

机体处于"湿毒"状态时不仅空腔脏器广泛存在慢性炎症，并伴有"神经-内分泌-免疫"系统功能紊乱。若机体长期处于这种状态，当出现异常免疫反应产物或代谢产物异常聚集在人体细胞、组织、器官及体液等时，这一系列复杂的潜在致病因素称为"痰致病因子"。若出现血液流变学改变，血液内的成分异常聚集在人体循环系统、免疫系统等中，从而引起各种疾病表现的致病因素，称为"瘀致病因子"。"痰瘀致病因子"的长期积累会形成肿瘤、囊肿、增生等病理状态，这些病理状态我们可以将其统称为"积结"。"积结"若不伴有基因突变的，多为良性；"积结"若伴有野生型基因突变的，多为恶性。

上文的论述总结出了现代中医学对肿瘤发展的病理变化的认识。由于后工业时代民众的饮食、运动、生活及工作方式等因素影响，导致机体内序列出现湿火—湿毒—痰瘀—积结病理反应（图1-3）。

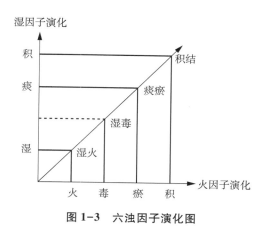

图1-3 六浊因子演化图

二、伏病的四道免疫反应

伏病得以潜藏的根本原因是同气相求，即体内存在谐振现象。正如中医大家喻嘉言所说："而肾主闭藏者，因是认贼作子，贼亦无门可出，弥甚相安，及至春月，地气上升，肝木用事，肝主疏泄，木主风，于是吸引肾邪，勃勃内动。"正是因为感受到的伏病致病因子湿、火、毒、痰、瘀、积与人体某些细胞、组织等结构功能相似，致使免疫系统识别紊乱，出现免疫系统反应异常，伏病致病六浊因子潜伏体内，因此不会出现正邪交争的现象，故不发病。随着时间的变化，伏病六浊因子量的蓄积可以引起免疫反应，造成第一道免疫屏障黏膜损伤，这是伏病的第一次免疫损伤。

伏病的第一次免疫损伤，引起人体的免疫修复和定植微生物群修复，在人体自适应和自调整基础上，机体能够恢复动态的稳定。从中医学角度看，此时的伏病已经进入络脉。络脉广布周身，连缀内外，伏病致病因子潜伏于此，病症万千，游走变化，往往无"证"可辨，找不到临床学证据，故伏病在络，临床常感有其"症"而无其"证"。

伏病第一次损伤机体后，如果外界致病条件持续，致病因素不能及时清除，黏膜免疫屏障持续损伤，可以引发以第二道免疫屏障为主的表达，由于体液吞噬细胞激活或杀伤病原体，往往有明显的临床表现。发病初期，由于免疫系统优势明显，往往症状表现轻。发病后期，由于免疫复合物刺激神经系统，往往出现定位清晰的临床症状。这是伏病的第二次免疫损伤。

伏病的第二次免疫损伤，能够引起人体的体液免疫修复和免疫复合物清除，在人体自适应和自调整基础上，机体再次恢复动态的稳定。从中医学角度看，伏病进入经脉。经脉是气血运行主干道，周流不息。络虚伏病在经，经脉不畅则诸证显现，却常常因经气未显著亏损，血液周流未显著改变，而病症不显著，故而致病因子伏于经病，常有其"证"而无其"症"，临床证据显著，机体临床表现轻微。

伏病的第二次免疫损伤后，如果外界致病条件持续，致病因素不能及时清除，导致持续性的免疫吞噬和病原体杀伤反应，可以引起第三道免疫屏障为主的表达，从而引发机体特异性免疫，机体出现异常的免疫反应，造成不可逆的免疫损伤，机体自适应和自调整机能破坏。从中医学角度看，伏病的第三次免疫损伤已经进入脏腑。脏腑是生命存在之要塞、元气之所寄，伏病在脏腑，元气必伤。元气损伤是形成脏腑病的关键。伏病在脏腑，则病久久难愈，病症显著。

元气系脏腑根本抵御疾病力量。伏病的第三次免疫损伤后，如果致病因素持续作用，元气无法抵御，必然导致脏腑细胞线粒体结构及其功能损伤，也就是先天命门损坏，导致脏络疾病。这也必然导致以线粒体为主，包括细胞内基质各个结构在内的系统性拮抗，这就是伏病的第四次免疫损伤，出现"线粒体-肾上腺轴"的破坏，从而导致包括肿瘤在内的很多严重疾病。

三、引起肿瘤产生"病毒"的内生起源与肿瘤形成的疾病

中医学认为"湿热化虫""伏湿"和"伏火"环境导致人体内部产生"湿毒"，机体内湿毒环境可能就是引起肿瘤产生"病毒"的根源。因此从伏病论理论看，引起肿瘤产生的"病毒"可能是机体处于"湿毒"状态后的内生物。简单说，就是"伏火"在"伏湿"环境下，导致人体正常细胞内核酸脱离出来，结构发生突变而形成的一种致瘤因素。

正常细胞脱落和破裂，导致游离的蛋白质和 DNA、RNA 出现。在"湿毒"的人体内环境下，这些蛋白质形成了一个内部可容纳小分子的结构，里面裹着 DNA 或者 RNA，或者单独的蛋白质。这些散落的游离分子，有一些个别的和人体内微生物细胞膜有亲和性，通过吞噬作用进入细胞，使其 DNA、RNA 得以表达，然后通过复制形成成熟的肿瘤致病"病毒"。需要强调的一点是，上述这一个过程在"湿毒"的机体内环境下更容易发生。人体系统为了预防"病毒"产生，启动"痰""瘀"形成机制，通过第二道免疫屏障，一方面在预防"病毒"，保持人体稳态过程中，产生新的非人体原有组织的物质；另一方面通过淋巴循环和血液循环及时清除免疫反应后的"垃圾"，往往会带来淋巴微循环障碍或者血液微循环障碍，产生"瘀"的内环境。因此我们必

须注意到"湿毒"环境不代表一定产生肿瘤疾病，但是往往伴随造成肿瘤疾病的"病毒"产生。通过上述的描述可以发现"瘀"致病因子，是机体内环境变化的产物，某种意义上而言更是人体自我保护机制启动下的产物。

有证据表明，目前的许多与肿瘤疾病相关的病毒与质粒有相似性，质粒本属于细胞的一部分，但它可以随时脱离细胞，并在细胞之间传递。有很多 DNA 病毒，如细菌病毒中的 γ 噬菌体，植物病毒中的花椰菜花叶病毒，动物病毒中的乙肝病毒、腺病毒、疱疹病毒和乳头瘤病毒等，这些病毒的 DNA 全部或部分可以结合到它们所寄生的细胞的染色体上，从而变为细胞的一部分，这正好是细胞核酸外逸的逆过程。利用核酸分子探针技术发现很多能与细胞染色体结合的病毒，其 DNA 的整合区序列与发生整合的染色体的侧翼序列有很大的同源性，尤其在一些逆转录病毒（艾滋病的病原——人类免疫缺陷病毒即属于此类）中的癌基因 V-onc 与细胞中的原癌基因 C-onc 高度同源。正常细胞中存在较广泛的逆转录型可动遗传因子，如酵母细胞的 Ty 因子、果蝇的 Copia 样因子、脊椎动物的 IAf 基因，以及逆转录型重复序列，如人的 Alu 因子及 Kpn I 因子等，提示正常的细胞中含有 RNA 所介导的 DNA 合成反应，而这与逆转录病毒的核酸复制行为一致。

机体感染病毒以后，在一定合适的内环境下可以促使肿瘤的形成。这些病毒与人体组织有更多"近亲"关系，导致免疫监视逃逸，很容易侵入人体细胞，引起人体细胞 DNA 突变，产生肿瘤。侵入机体的病毒首先在人体内环境微生物中复制、表达、潜伏，一旦与机体内环境形成暂时的稳态，就突破第一道免疫屏障，人体内环境某部位就处于湿毒内环境状态。当人体第二道免疫屏障启动时，可以清除一些病毒，但仍有部分病毒可能逃脱。当第三道免疫屏障启动，可以导致"痰瘀"内环境的出现，从而出现囊肿、结节、增生、肌瘤、血管瘤等良性增生。如果这些病毒潜伏在第三道免疫屏障环节，并逐渐适应了机体内环境，出现免疫逃逸，突破线粒体-肾上腺轴，就可以嵌入人体 DNA，形成基因突变，肿瘤的发生便成为了一种可能。

四、伏病辨证与肿瘤传变

1. 肿瘤的伏病辨证

肿瘤的形成，首先是元气的损伤，致病因子突破"线粒体-肾上腺轴"。没有元气的损伤，就没有肿瘤的发生。肾上腺为后天命门，是后天元气之所在，线粒体为先天之命门，是先天元气之所在。肿瘤的发生，首先是伏病因子损伤细胞线粒体，此阶段是肿瘤络病阶段；其次伏病因子通过三焦路径，借助元气的升降出入，进行播散，此阶段是肿瘤经病阶段；再次伏病因子通过三焦路径，不断损耗元气，导致肾上腺激素损伤，此阶段往往伴随骨转移、广泛淋巴转移等损害，是肿瘤脏病阶段；最后元气衰竭，脏腑功能衰竭，是肿瘤的脏络阶段。

肿瘤的三焦传变规律，主要通过三焦所主"气"的传变，呈现衍射规律，非连续性播散。肿瘤传变跟肾主元气是否充沛有关，这是肿瘤能否按三焦路径转移的决定因素。

2. 肿瘤络病的辨证规律

伏病因子，或为湿火，或为湿毒，或为痰瘀，或为积结，必始于湿火。湿火伏病因子异常聚集在人体细胞、组织、器官及体液等并长期作用，导致清气受损，进而突破宗气阻击，引发细胞质环境发生改变，形成细胞内湿火环境。线粒体作为细胞内重要的细胞器，为先天命门，元气初态所在，细胞内湿火致病因子作用于元气，元气开始耗损，元气与湿火相搏，或驱邪外出，或邪伏细胞内，逐渐耗损元气，进一步损伤先天命门之阳。此阶段多可见疲劳综合征、白细胞减少症、甲状腺功能亢进、代谢综合征、脂肪肝、糖耐量异常等疾病表现。

清气损伤日久，湿火伏病因子逐渐形成湿毒伏病因子。湿毒伏病因子突破宗气阻击，进入细胞内影响元气，元气进一步耗损，湿毒伏病因子破坏先天命门之阴，引起线粒体结构损伤。此阶段多见睡眠障碍综合征、焦虑症、抑郁症、便秘、便溏、糖尿病等疾病表现。

宗气损伤日久，湿毒伏病因子逐渐形成"痰瘀伏病因子"，淋巴微循环障碍，血液微循环障碍。"痰瘀伏病因子"突破宗气阻击，进入细胞影响元气，使元气大损，导致先天命门之变，线粒体结构严重损伤，线粒体遗传特性发生改变。此阶段多见不孕、甲状腺结节、乳腺小叶增生、肝囊肿、肾囊肿、血管瘤等疾病表现。

元气损伤日久，淋巴微循环长期障碍，血液微循环长期障碍。"痰瘀伏病因子"形成积结因子，突破元气阻击，破坏先天命门，线粒体结构损害，能量代谢模式发生改变。此阶段多见各脏腑结节增生、癌胚抗原升高等疾病表现。

以上皆为肿瘤络病阶段变化。肿瘤络病诊断依据：①具有元气受损表现。②与肿瘤发生部位的相关经脉出现沿经脉纵向的痰瘀表现，如囊肿、结节、增生、肌瘤等。③出现夜尿增多、盗汗、低热、消瘦等全部或部分症状。

3. 肿瘤经病的辨证规律

积结伏病因子随气而变，或结于上焦，或结于中焦，或结于下焦，逐渐结瘤而生，侵入三焦随气机升降出入而传变，进入肿瘤经病阶段。积结伏病因子结于人体的不同部位而形成不同的肿瘤疾病，如脑肿瘤经病、五官肿瘤经病、甲状腺肿瘤经病、淋巴肿瘤经病、肺肿瘤经病、胰腺肿瘤经病、肝肿瘤经病、胃肿瘤经病、大肠肿瘤经病、小肠肿瘤经病、膀胱肿瘤经病、肾肿瘤经病或为血液肿瘤经病等。其传变皆随气而化，不囿于三焦之形。元气足则病变不生，元气败则瘤结发病。

肿瘤经病，变化万千，原发一处为假，原气败坏多处病变为真。切不可以为原发一处，而孤立看待肿瘤，此失治之端。

肿瘤经病之成，必源于肿瘤络病。肿瘤络病迁延日久，元气损耗，乃有肿瘤经病。少则七八年，多则十四五年，肿瘤络病方能酿祸成肿瘤经病。故治疗肿瘤经病当从扶助元气始，又必须源头控制，断湿火之来源，方可奏效。未有不断祸之源头，而治愈肿瘤经病之可能。

肿瘤经病或在脑，或在五官，或在甲状腺，或在淋巴，或在血液，或在肺，或在胰腺，或在肝，或在胃，或在大肠，或在小肠，或在膀胱，或在肾等，随处可病，皆因此处元气损伤最多，而非仅此处元气受损。

肿瘤经病之变，随三焦所主而变。首先，随气的升降出入变化而传变。《素问·六微旨大论》说："出入废则神机化灭，升降息则气立孤危。故非出入，则无以生长壮老已；非升降，则无以生长化收藏。是以升降出入，无器不有。"具体而言，上者下行，下者上升，阳气下交，阴气上承，是为"升降"；由里出表，由表入里，由阳入阴，由阴出阳，即为"出入"。气机的升降出入，不仅体现在气本身的流动以及在其推动作用下血液、津液的循行之中，还直接在脏腑经络等组织器官的生理活动中、在人体的新陈代谢过程中得到充分的体现。以肺的宣发、肃降功能而言，宣发是肺气向上、向外的运动形式，表现为将浊气呼出体外，气血津液布散于全身，内而脏腑经络，外而肌肉皮肤，使卫气奔赴肌表以防御外邪的侵入，同时通过腠理的开合以出汗的方式调节体温和水液代谢等。肃降是肺气向下和向内的运动方式，表现为自然界清气的吸入，吸入的清气与由脾转输而来的津液下行为人体所用，代谢后的废物下输膀胱而为尿液等。因此，在肺的整个生理活动中，即寓有肺气的升降出入运动。在食物的消化吸收及输布排泄的全部过程中，又以胃气的降浊和脾气的升清概括了其升降出入的运动方式。胃主通降，则保证了食物的受纳、腐熟以及包括大、小肠功能在内的转输糟粕等生理活动的正常进行。脾主升清，则使消化吸收后的水谷精微得以上输并传布至全身，以发挥其滋养作用。再如肝的藏血和疏泄、肾的蒸腾气化与其主纳气等，都是气机升降出入运动的具体体现。肿瘤经病阶段，肿瘤随气的这种升降出入方式传变发展至全身。同时，由于肿瘤的出现，又阻碍了气的正常升降出入，从而影响五脏六腑、四肢百骸的正常功能。

气的升与降、出与入是对立而又统一的矛盾运动。无论是呼吸运动中清浊气体的交换，还是消化运动中饮食物的摄入和排泄，都必须是有出有入，有升有降，才能维持机体正常的生理代谢。如果只出不入，或只入不出，或者升而不降，或者陷而不升，就必然导致脏腑功能失调，生化代谢紊乱，甚而危及生命。对各个脏腑来讲，由于其生理功能各有侧重，因而在气机升降出入的运动中也有着自己本身的活动方式。如对肝、脾而言，以升为主；对肺、胃来说，则以降为和。脏腑之间生理上有着密切的联系，它们在气机的升降出入运动中也存在着相互依赖、相互制约的关系。如肝气的升发有助于脾气的升清，而肺气的肃降，则有监制肝气升发太过的作用等。因此，脏腑功能是否协调，同人体气机升降出入能否协调有直接的关系。中医将气的升降出入运动和谐统一，气的运行通畅无阻，称为"气机调畅"。由于气机调畅能够保证人体生理代谢的正常进行，协调脏腑经络等组织器官的功能活动，维持机体内环境的恒定及其与外环境的统一，历来为医家和养生家们所重视。

首先，在肿瘤经病的情况下，一方面因为瘤体积聚，影响经脉气机升降出入；另一方面瘤体随气的升降出入，流转全身。气机失调有多种表现形式：气在机体局部阻滞不通时，称为"气滞"，可以出现肝气郁滞（如胸胁胀满、胸胁串痛、时欲太息等）、肠胃气滞（如脘腹胀痛、便秘等）、肺气壅滞（如胸闷咳喘等）等，或引起气的上升太过或下降不及，导致"气逆"，这种情况多见于胃气上逆（如嗳气、呃逆、呕吐等）、肺气上逆（如气急、气喘等）、肝气上逆（如胁痛、头痛、易怒等）。引起气的升举无力而导致的病理状态，称为"气陷"，主要指脾气下陷，可见脘腹重坠作胀、内脏下垂等。引起气不能内守而致外逸时，称为"气脱"，可见大汗淋漓、气微难续、脉细欲绝等危重病证。引起气不能外达而郁闭于内时，称作"气闭"，如小便点滴不通等。引起气机逆乱而导致昏厥者，称为"气厥"，常可见到胸闷如塞、突然昏厥等。至于肿瘤阻滞，导致气供给不足而引起的各种病证，主要表现为脏腑组织器官生理功能的低下，概称为"气虚"，其中尤以心气虚、脾气虚、肾气虚、肺气虚、肝气虚最为常见。此气虚本质为瘤引起，是因实致虚，非简单虚证。

其次，肿瘤经病随三焦的运行水谷路径传变。《素问·六节藏象论》说："三焦……仓廪之本，营之居也，名曰器，能化糟粕，转味而入出者也。"《难经》也提出"三焦者，水谷之道路，气之所终始也"。肿瘤经病直接影响水谷精微的形成，导致消瘦、营养缺乏，甚至恶液质。另外，肿瘤经病影响营气的形成，可致贫血。肿瘤经病影响"糟粕"的排出，可导致便秘，甚或小便困难等。

再次，肿瘤经病随三焦的运化水液路径传变。《素问·灵兰秘典论》载："三焦者，决渎之官，水道出焉。"《灵枢·本输》指出："三焦者，中渎之腑，水道出焉，属膀胱，是孤之腑也。"肿瘤经病直接影响水液运化，除直接导致小便排出异常外，可使汗液代谢异常，出现盗汗、自汗等症状；影响体液结构及分布产生，使细胞内外体液的容量、电解质浓度、渗透压、酸碱度等动态平衡遭到破坏，导致一系列诸如疲劳乏力、畏寒、心悸、便秘、口渴、汗出异常等症状，当发展到一定程度时可以成为威胁生命的主要因素。

体液调节就是机体某些细胞产生某些特殊的化学物质，借助于血液循环的运输，到达全身各器官、组织，从而引起器官组织的某些特殊的反应。许多内分泌细胞所分泌的各种激素，就是借体液循环的通路对机体的功能进行调节。例如，胰岛 B 细胞分泌的胰岛素能调节组织、细胞的糖与脂肪的新陈代谢，有降低血糖的作用。内环境血糖浓度之所以能保持相对稳定，主要依靠这种体液调节。有些内分泌细胞可以直接感受内环境中某种理化因素的变化，直接做出相应的反应。例如，当血钙离子浓度降低时，甲状旁腺细胞能直接感受这种变化，促使甲状旁腺激素分泌增加，转而导致骨中的钙释放入血，使血中钙离子的浓度回升，保持了内环境的稳态。也有些内分泌腺本身直接或间接地受到神经系统的调节，在这种情况下，体液调节是神经调节的一个传出环节，是反射传出道路的延伸。这种情况可称为神经-体液调节。例如，肾上腺髓质接受交感神经的支配，当交感神经系统兴奋时，肾上腺髓质分泌的肾上腺素和去甲肾上腺素增加，共同参与机体的调节。肿瘤经病可以破坏神经-体液调节，导致神经-内分泌-免疫调控机制失灵，进而引起神经-内分泌-免疫系统破坏。

肿瘤经病诊断依据：①元气受损表现。②肿瘤所在脏腑出现积结，其相关联的经脉出现经外痰瘀指征。③肿瘤所在三焦位置无三焦内部痰瘀指征。

4. 肿瘤脏病的辨证规律

肿瘤脏病，总以后天命门损伤为标志。中医学认为肾主骨生髓，主精，主生殖。首先，肾上腺皮质激素分泌异常，可以出现肿瘤脏病的少阴肾病变。其次，肾上腺皮质激素有对抗生长激素的作用，肿瘤脏病少阴肾病变可以使骨质破坏，甚至出现肿瘤骨转移，并能够抑制蛋白质造成低蛋白血症，破坏 DNA 导致尿酸升高，又可使生长激素异常分泌进而出现增生、肌瘤，甚至肿瘤的快速增殖。

随着肾上腺皮质激素分泌异常，出现边缘系统-下丘脑-垂体-肾上腺轴（LHPA轴）表达异常。LHPA 轴是一个直接作用和反馈互动的复杂集合，包括下丘脑（脑内的一个中空漏斗状区域）、脑垂体（下丘脑下部的一个豌豆状结构），以及肾上腺（肾脏上部的一个小圆椎状器官）。这三者之间的互动构成了 LHPA 轴。LHPA 轴是神经-内分泌系统的重要部分，参与控制应激反应，并调节许多身体活动，如消化、免疫系统、心情和情绪、性行为以及能量贮存和消耗。它是一个协调腺体、激素和部分中脑（特别是参与介导一般适应综合征的中脑区域）相互作用的机制。从督脉的循行看，督脉正好连接了性腺-肾上腺-垂体-下丘脑，甚至边缘系统；从督脉的功能看，督脉是能量储存系统，也与 LHPA 轴一致；从督脉的病理反应看，督脉对神经系统、内分泌系统以及生殖系统都有直接影响，也与 LHPA 轴功能异常表现一致。因此，督脉可能是

LHPA 轴在中医中的另一种表述。此时的病变过程为肿瘤脏病少阴肾病变转移至督脉，继而出现肿瘤脏病督脉病变。肿瘤脏病督脉病变会表现 LHPA 轴异常，此时可以出现焦虑症、躁狂症、失眠、注意力不足、多动症、抑郁症、倦怠、慢性疲劳综合征、纤维肌痛、过敏性肠道综合征等。

肿瘤脏病督脉病变症状的出现，与伏病论的"阳与火不两立"认知一致。督脉作为阳脉之海，从根本上保护机体不被"伏火""伏毒"侵扰。反言之，伏火、伏毒内伏可直接干扰督脉能量储备和输布，影响督脉的功能。伏病论认为伏火是应激状态异常情况下，导致督脉能量代谢结构性改变的病理产物，这种病理产物可以影响到"蓝斑-交感-肾上腺髓质系统"和"下丘脑-垂体-肾上腺皮质激素系统"，以及一些激素和热休克蛋白的表达，最终形成以"神经-免疫-内分泌"调控为主的全身机体应激性改变。肿瘤脏病的根本病理表现就是火伏督脉。

肿瘤脏病诊断依据：①元气受损表现。②肿瘤所在脏腑经脉出现经外痰瘀指征或肿瘤所在上焦、中焦或下焦相关位置出现三焦内痰瘀之症，如淋巴转移或者骨转移等。③无其他脏腑肿瘤发生或肿瘤所在位置的三焦外痰瘀指征。

第二章　肿瘤工作分类及临床路径

我们对于肿瘤的认识越来越看重基因对肿瘤发生的影响，忽视了肿瘤发生的整体性、系统性和动态性。尤其是中医肿瘤专家，更不应该忽视肿瘤状态下机体整体及动态的变化。简单地辨证论治肿瘤，不仅是对中医方法论的漠视，更是对中医研究肿瘤方法学的全面抛弃。

中医的优势就是整体观和预防观，这是人类战胜肿瘤的关键。离开中医战胜肿瘤几乎不可能。基因突变固然是肿瘤发生的关键，但基因突变既不是导致肿瘤发生的开始，更不是肿瘤发生的结束，只是肿瘤发生、发展、转移过程中的某个比较重要的变化。因此抛开中医方法论，简单微观研究肿瘤，最终注定难以成功。

第一节　肿瘤的分类及证治路径

中医治病必求其因，正确地认识疾病的病因是防治疾病的关键。而在致病原因中，中医更多的是关注引起疾病的生活方式、工作方式以及所处自然环境等因素，而不仅仅是机体内环境的改变。

从当前人群的生活、工作特点，以及自然环境的改变情况，结合内脏黏膜分布，伏病论认为空气污染（包含吸烟）、环境化学气味刺激、植物粉媒等引起呼吸道黏膜损伤，是肿瘤上焦病变的主要原因；工作压力或生活压力大、熬夜、情绪（喜、怒、哀、乐、忧、思、悲、恐、惊等）过极、饮食厚味、营养过剩、食物污染、化学药品的长期摄入等引起的胃、肠、胆、胰腺等黏膜损伤，是肿瘤中焦病变的主要原因；运动少（尤其有氧运动）、久坐、晚婚晚育、不洁性交、流产、排便（包含大便与小便）延迟等引起包括直肠下端、尿路、盆腔等黏膜损伤，是肿瘤下焦病变的主要原因。

一、肿瘤上焦病变证治路径

肿瘤之变，首害在于上焦，在手太阴肺。肿瘤上焦病变有鼻咽癌、喉癌、支气管肺癌、脑肿瘤等，其名各异，异病同治，治在手太阴肺经。

手太阴肺经循行部位与功能如下。

1. 手太阴肺经循行部位

肺经起于腹部，向下联络大肠，折返后沿着胃的上口穿过膈肌，入属肺脏，从肺系（气管、喉咙）横行出胸壁外上方，走向腋下，沿上臂前外侧，至肘中后再沿前臂桡侧下行至桡动脉搏动处，又沿手掌大鱼际外缘，出拇指桡侧端。支脉从腕后桡骨茎突上方分出，经手背虎口部至食指桡侧端。

依据手太阴肺经循行，肿瘤上焦病变在手太阴肺经时，影响肺表现为肺炎、慢性阻塞性肺疾病、肺气肿，甚至出现肺纤维化、肺实变；影响大肠，则出现便秘，肠转移；影响鼻咽部时，出现慢性鼻炎、慢性咽炎及鼻咽部转移；影响腋下淋巴结时，出现腋下淋巴结肿大，或腋下淋巴转移；影响胃的上口，则出现贲门炎，或贲门转移；影响气管及其附属组织时，出现扁桃体炎、气管炎等，甚至气胸、哮喘。

2. 肺的生理功能

肺主气，司呼吸，主行水，朝百脉，主治节。肺在体合皮，其华在毛，在窍为鼻，在志为悲（忧），在液为涕。

依据肺的生理功能，肿瘤上焦病变在手太阴肺经时，影响鼻腔腺体分泌，可能出现慢性鼻炎、鼻息肉；影响皮肤、汗毛时，出现色斑、湿疹；影响呼吸时，可能出现咳嗽、咯痰、气喘、气短，甚至呼吸窘迫等；影响行水功能时，出现小便困难或遗溺、长期排尿不尽、尿路感染及前列腺炎；影响朝百脉功能时，出现爪甲青紫、手脚冰冷、微循环障碍等，甚至高血压危象，对西药降压药反应差；影响治节功能时，出现呼吸窘迫综合征、游走性疼痛；影响在志功能时，出现抑郁倾向。

肿瘤上焦病变，津轮之变，尽在伏痰，脉躁。

人身六清，阴、阳、气、血、津、液，与人体六浊，湿、火、毒、痰、瘀、积对应。津液与血、精相互济生转化，是人体微生物环境的根本"大气环境"，正所谓"上焦如雾"，此雾即津液蒸腾气化形成的内环境。如《灵枢·决气》所说："上焦开发，宣五谷味，熏肤、充身、泽毛，若雾露之溉。"《灵枢·营卫生会》又将其概括为"上焦如雾"，所谓"如雾"是形容上焦心肺敷布气血，犹如雾露弥漫之状，灌溉并温养全身脏腑组织以及微生态环境。

湿火致病因子自上焦入，破坏上焦如雾功能，损伤津轮循环，湿毒蕴藉上焦，第二道免疫屏障启动，激活气轮循环，截断病势，防其传入中焦。当第三道免疫屏障启动时，湿毒转化成痰湿、痰毒、痰瘀，留滞上焦，此时的致病邪气或可以通过大肠排出体外，或通过痰液咯出，如邪气已去，必自阳经解，故治阴以阳，治脏以腑。如果出现出汗异常，湿疹多发，皮肤过敏频现，是宗气不足，正不胜邪，痰毒夹瘀入里化积所致。日久气轮循环破坏，病入中焦，成中焦转移肿瘤，非肿瘤中焦病变。当第四道免疫屏障启动，机体内的元气会阻击积结因子，使元气损伤，先天命门线粒体结构损害，能量代谢模式发生改变，出现上焦器官局部局限性结节、增生、息肉等，或者癌胚抗原升高，或者铁蛋白升高，或者胸苷激酶等异常，为肿瘤上焦病变络病阶段。

肿瘤上焦病变，首要防其传变。其传变由络入经，由经入脏，进而脏络，传至全身，无以为救。

肿瘤上焦病变，治之尽在心、肺、脾、胃，心为核心，心之少火不伤，肿瘤无以传变，防传变以清心伏火汤为总纲。

清心伏火汤：人参 6g，阿胶 9g，麦冬 15g，生地黄 15g，连翘 30g，桂枝 6g，关木通 6g，甘草 12g。

肿瘤上焦病变，必损元气而成，上焦元气之伤源在心之少火。上焦伏病初成，多匿于肺经，郁而不解，湿火成湿毒。心为火脏，最易感毒，湿毒侵淫心经，则血轮循环为害，使元气损伤。其治必以温心养神之品，扶助少火。人参、桂枝、甘草益气温阳，扶少火以生血；阿胶、麦冬、生地黄滋心阴以补血；连翘、关木通清心透火，驱邪外出太阳经，治脏以腑。

心主神明，心之少火伤，传变之兆，症见不寐，时时烦躁，甚者心悸动不安。此不寐当焦虑治，治以四莲檀香散，不可当不寐治之。

四莲檀香散：莲子 30g，半枝莲 15g，半边莲 15g，穿心莲 15g，檀香 6g。水煎 10 分钟，取汁 200mL，加清水再煎 30 分钟，取汁 200mL，分 2 次温服。

《神农本草经》谓莲子"养神、益气力"，取其安神解毒之力为君药；半枝莲擅长解毒消肿，半边莲擅长解毒利湿，两者协调最善解湿毒，为臣药；穿心莲入胆经，具有利胆、消炎、解毒之效，又擅长调整垂体−肾上腺皮质系统功能，能够抗焦虑为佐药；檀香一味芳香辟秽，开窍暖胃为使药。

人体上焦之气受损，引起的不寐可以有不同的表现。元气受损之不寐，多有噩梦，必伴情绪异常，夜尿，甚至盗汗。宗气受损之不寐，多有乏力，寐后乏力能解，少伴情绪异常，常常入睡易而梦多，夜尿时有，寐后自觉一夜未眠。寐浅清气受损之不寐，多有入睡困难，常伴身痒，常辗转反侧，寐则安，无夜尿。

肾主骨生髓，肾精之伤，已然传变，症见四肢冰冷，时时心悸，腰膝酸冷，或有寒热往来，便溏或秘，夜尿多。若盗汗者，一证便是，不必悉俱，治以黑甲汤截断病势。

黑甲汤：黑附子 12g，细辛 3g，桂枝 9g，玄参 30g，牡蛎 30g，龟甲 12g，鳖甲 12g，三棱 15g，莪术 15g，青蒿 12g，连翘 12g，槟榔 15g，莱菔子 15g，乌药 3g，砂仁 3g。

此方以黑附子、细辛、桂枝温通经脉，稳定肾上腺激素，为君药；玄参、牡蛎、龟甲、鳖甲、三棱、莪术软坚散结，消除肿瘤微小病变，又不伤正气，为臣药；青蒿清透肝肾经虚热，连翘清透心经郁热，共为佐药；青蒿、槟榔最善杀虫解湿毒于中焦，槟榔、莱菔子、乌药、砂仁顾护脾胃中焦，以后天养先天，为使药。全方以调畅血轮，顾护肾精（稳定肾上腺激素水平），预防肿瘤自血轮传变立意。夜尿多者，加覆盆子、金樱子、桑螵蛸。

肿瘤上焦络病，身痒，咽痒，鼻干，心悸。伏痰之症，多伴乏力，治之以血风饮。

血风饮：炒白芍 30g，浮小麦 30g，赤芍 15g，炙甘草 6g，当归 30g，制何首乌 30g，生地黄 30g，火麻仁 30g，荆芥 12g，防风 12g，白蒺藜 12g，蝉蜕 12g，地肤子 12g，苍耳子 12g，菟丝子 12g，阿胶 9g。上药先煎 10 分钟，取汁 200mL，再煎 40 分钟，取汁 200mL，合汁，阿胶烊化，分次温服。

血风饮方中炒阿胶一味最妙，《本草纲目》谓其治"男女一切风病，骨节疼痛，水气浮肿，虚劳咳嗽喘急，肺痿唾脓血，及痈疽肿毒。和血滋阴，除风润燥，化痰清肺，利小便，调大肠"，此处为君药。白芍、当归、制何首乌、生地黄、火麻仁为臣药，育津润燥，养血扶正，又能润肠通便，治脏以腑。荆芥、防风、白蒺藜、蝉蜕、地肤子、苍耳子皆祛风止痒之品为佐药，对症处理，又能宣肺解表，驱除伏痰，驱痰达表。浮小麦为心之引经药、活血养血之品，可养心安心，保障肺朝百脉之功，津血同源，津血互济，确保津轮源泉。津轮所主脾胃也，脾主升清，胃主降浊，一升一降确保津轮运行正常。但其根源赖于心之君火，君火温煦，脾方能化生津液，胃方能腐熟。

肿瘤上焦络病，无便秘，痒者，津轮未坏，当清透伏痰，治脏以腑，总以血风饮清之。

肿瘤上焦络病，便秘者，津轮已坏，急下以存阴，以泻清之，治脏以腑，总以升降散清之。

升降散：制大黄 12g，僵蚕 12g，蝉蜕 12g，姜黄 30g。上四味合血风饮共煎，分次温服。

清之腹泻，当无乏力感为妙，若泻之则乏力，不可泄。

清之无腹泻，加玄参、玄明粉。

肿瘤上焦络病，清之后，当透郁热，不可发汗。

肿瘤上焦络病，自汗者，正不胜邪，宗气已伤，正宗解毒汤治之。

正宗解毒汤：黄芪 60g，天冬 30g，桑白皮 15g，升麻 9g。上药四味，先煎 10 分钟，取汁 200mL，补水再煎 40 分钟，取汁 200mL，合汁，分次温服。

方中黄芪大补宗气为君药，天冬归肺、肾经，以子济母，养阴清火，桑白皮善透肺中郁火，合升麻则能除伏解毒，共起正宗解毒之效。

肿瘤上焦络病，盗汗者，元气已伤，仍当先清透之，石龙解毒汤合清骨散加减。

清骨散：银柴胡12g，胡黄连12g，秦艽12g，鳖甲12g，地骨皮30g，青蒿12g，知母12g，甘草6g。

方中银柴胡清透上焦伏火虚热；地骨皮、胡黄连、知母清透下焦清阴分之热；青蒿、秦艽清透中焦之热；鳖甲滋阴清热，退骨蒸；甘草调和诸药。全方共奏补肾而滋阴液之功，使骨蒸潮热得以清退，顾护元气。

石龙解毒汤：黄芪60g，麦冬30g，桑白皮15g，升麻9g，石上柏30g，石见穿30g，龙葵30g，浙贝母15g。

方中黄芪、麦冬顾护宗气，桑白皮、升麻清除上焦伏火，石上柏、石见穿、龙葵、浙贝母化痰解毒。

鼻炎者，加辛夷、白芷、露蜂房、乌梢蛇。

鼻息肉者，加猫爪草、莪术、白芷、细辛。

咽炎者，加牛蒡子、旋覆花、金荞麦、金雀根、木蝴蝶。

颌下淋巴结肿者，加蜈蚣、猫爪草。

腋下淋巴结肿者，加蜈蚣、夏枯草、鬼针草。

抑郁者，加四莲檀香散。

痰多黏者，加三子养亲汤。

湿疹、皮炎、顽癣，多发上焦，心烦，或抑郁，或咽痒难抑，时时自咳，偶有气短，痰毒之征，脉滑或躁，加五味解毒汤。

肿瘤上焦经病在络病之后，出现贲门炎，或扁桃体炎、气管炎等，甚至气胸、哮喘者，治之以肺络解汤。

肺络解汤：生黄芪60g，百合15g，百部15g，金荞麦30g，紫菀15g，全蝎3g，蜈蚣3g，白芥子3g，菟丝子15g，淫羊藿15g，桔梗9g。上药十一味，先煎10分钟，取汁200mL，补水后再煎40分钟，取汁200mL，合汁，分次温服。

肺络解汤方中全蝎、蜈蚣为君药，通络散结，温通肺络；黄芪、百部、百合为臣药，温凉并济，化宗气而清郁热；金荞麦、紫菀为佐药，化痰止咳，白芥子去肺络伏痰，菟丝子、淫羊藿温通肺络，共为佐药；桔梗为舟楫之品，载药入肺，为使药。

贲门炎者，加蒲公英、蒲黄。

扁桃体炎者，加玄参、浙贝母、夏枯草、败酱草。

气胸、哮喘者，肾不纳气，已有伏热在肾，加紫苏子、葶苈子、五味子、灵磁石。

肺结节者，加三棱、莪术、蜈蚣、猫爪草、金雀根。

咳嗽、咯痰、气喘、气短，甚至呼吸窘迫者，加制半夏、紫苏子、胆南星。

小便困难或遗溺，长期排尿不尽，尿路感染及前列腺炎者，肺为水之上源，行水功能损伤也，加桂枝茯苓丸。

爪甲青紫，手脚冰冷，朝百脉功能损伤也，甚至高血压危象，西药降压药反应差，加复方丹冲汤。

复方丹冲汤：五味子 12g，附子 12g，西洋参 6g，丹参 15g，白僵蚕 12g，全蝎 3g，蜈蚣 3g。西洋参另炖 60 分钟，取汁 100mL，余药六味，先煎 10 分钟，取汁 200mL，补水再煎 40 分钟，取汁 200mL，合三汁，分次温服。

咳嗽频繁，神疲乏力，喘促不宁，自汗，盗汗，加地骨皮、桑白皮、白薇、地龙、天竺黄、竹茹。

胸痛，胸闷，烦躁，多伴心悸怔忡，加山慈菇、露蜂房、蛇莓、蛇六谷、白花蛇舌草、蛇床子。

肿瘤上焦脏病在经病之后，出现肺炎、慢性阻塞性肺疾病、肺气肿，甚至出现肺纤维化、肺实变，治皆在肺，以鹿龟煎合石龙解毒汤、白积丸。

鹿龟煎：鹿角霜 12g，龟甲 12g，鳖甲 12g，生牡蛎 30g，生地黄 30g，牡丹皮 15g，知母 15g，黄柏 15g，怀牛膝 15g，地骨皮 15g，白薇 15g，白豆蔻 6g。

鹿龟煎其意在以鹿角霜、龟甲、鳖甲、生牡蛎通畅任督两脉，以顾护真阴、真阳，为君药；生地黄、牡丹皮、知母、黄柏、地骨皮、白薇滋阴，清透虚热为臣药；怀牛膝引药下行，豆白蔻顾护胃气，共为佐使之品。

白积丸：白英 60g，积雪草 30g，桔梗 9g。

肺炎者，加浙贝母、桔梗、芦根、杏仁、败酱草、鱼腥草。

肺纤维化、肺实变者，加伏肺汤。

伏肺汤：生黄芪 60g，桑白皮 15g，银杏叶 15g，杏仁 12g，桔梗 12g，制半夏 12g，陈皮 15g。

肿瘤上焦脏络病在脏病之后，传变于骨，或至脑海，或至肝，或至肠，或至膀胱，或至前列腺，不一而足，真元衰竭，总以扶助命门、补肺益气为主，治以补肺汤合黑甲汤。

补肺汤：黄芪 60g，甘草 9g，钟乳石 30g，人参 12g，桂枝 12g，生地黄 24g，茯苓 12g，白石英 30g，厚朴 12g，桑白皮 12g，干姜 12g，紫菀 15g，陈皮 12g，当归 12g，五味子 30g，远志 12g，麦冬 15g。

此阶段非药物能治，修心改性，力行顿悟，或有希冀，渺茫如沧海一粟，临终关怀为上，不必强求药物等医疗手段。

二、肿瘤上焦病变医案

案1　肺癌络病之慢性支气管炎案

谢某，男，52岁，初诊日期2007年11月16日。

主诉：反复咳嗽3年，气急1年余。

既往史：吸烟史30余年，每天20支左右。

患者3年前因感冒引发咳嗽，咯吐白色泡沫痰，经抗感染对症治疗后好转，之后即反复感冒，咳嗽加剧，伴气急，尤其每遇到天气变化，自觉咽痒，咳嗽、咯痰明显。近1年来，患者自觉气短，时有咽痒、咳嗽，遂到某三级甲等医院就诊，胸片提示支气管炎，予诺尔彤、沐舒坦对症处理后，咳喘症状好转，但气急症状仍在。来诊时患者咳嗽，痰多，咯吐白色泡沫痰，时伴气喘，胸闷，咳甚则汗出，易感冒，鼻塞，不怕冷，寐安，纳可，便调。舌红，苔薄，脉弦细。

诊断：慢性支气管炎，积伏肺太阴经。

病案分析：患者常年吸烟，烟毒郁结肺太阴络，年过六八，气阴自衰，宗气减弱，络内伏邪，积结成伏积，外窜肺经，扰动肺气，导致常年咳喘，宗气输布失司，气急、气短。舌红，苔薄，脉弦细，均为佐证。慢性支气管炎以咳嗽、咳痰为主要症状，每年持续3个月，连续2年或2年以上。本案患者病程虽近1年，但咳、痰、喘加重明显，并出现气急，胸闷，咳则伴有汗出，此疾病发展已经出现了元气损伤之兆，当视之为癌前病变，不可再以宗气受损之气管炎治之，应当用解毒抗癌之品。

处方：正宗解毒汤合白积丸加减。

黄芪60g，白术15g，防风12g，蝉蜕12g，白英30g，天冬30g，桑白皮15g，积雪草30g，苍耳子12g，牛蒡子12g，紫苏子12g，白芥子6g，菟丝子12g，葶苈子12g，桔梗9g，金荞麦30g，蒲公英30g，射干12g，紫菀15g，款冬花15g，浮小麦30g，升麻9g，生甘草9g，炙甘草9g。7剂，水煎服。

二诊（2007年11月23日）：患者自诉服药后痰多、气急气短好转，无明显咽痒，胸闷症状仍在。治疗伏积不在急于化结，初期首先在截断病势，随后恢复肺经气的宣肃功能，因此在原方基础上以加强宣肃功能，继加杏仁12g，浙贝母12g，芦根15g，去葶苈子、蒲公英。

三诊（2007年12月7日）：患者自觉咳喘明显好转，气平，胸闷好转，大便一日2~3次，胃纳较前好转，舌淡，苔薄白，脉弦。患者肺的宣肃功能好转的第一个标志性特征就是大便的增多，此刻抓住时机，及时补益宗气，故在原方基础上加党参30g，巴戟天15g，南沙参15g，麦冬15g，制半夏12g，陈皮12g，去桑白皮、白芥子、金荞麦、款冬花、升麻。

四诊（2007年12月21日）：患者病情较前进一步好转，此时针对痰结内伏治疗，可以加强消散之力，于上方治疗的基础上加蜈蚣3g，全蝎3g，白僵蚕12g，莱菔子15g，五味子9g，细辛3g，去苍耳子、牛蒡子、紫苏子。

患者经上方加减治疗3月余，上述症状未明显复发，又间断服用中药巩固疗效，鼓励冬季膏方治疗。

按语：慢性支气管炎的治疗对于中医来说是个挑战，控制症状容易，根治很难，根治难的主要原因在于伏积无法消除。这里尤其需要鉴别是清气受损而引起的气管炎，还是宗气受损引起的气管炎，还是元气受损的气管炎。虽有咳嗽，必有诱因，多在感冒后诱发。咳嗽连连，无分昼夜，自觉咽痒，不能自已，少则一两周，多则数周。痰少而黏，色白。久咳伤气，可有疲乏、便溏或便秘，为清气受损之气管炎。以咳嗽、咳痰为主要症状，甚至气短、喘息，每年持续3个月，连续2年或2年以上，为宗气受损之气管炎。咳、痰、喘，劳作则加重，甚或气促，常伴喘息，甚或喘鸣、胸闷、神疲乏力，甚或呼吸困难等，为元气受损之慢性阻塞性肺疾病，视为癌前病变。

经病伏积的消除是可能的，脏病伏积的消除几乎是不可能的。对于经病伏积消除方法在于必须扶正在先，尤其在宗气充沛的基础上，再采用虫类解毒散结之品，方可奏效。对于有癌前病变的支气管炎，应当注重早期抗癌治疗。

吸烟是公认的引起肺癌的首位致癌因素。当前我国吸烟人数已超过3亿，二手烟暴露人数更是高达7.4亿，每年有100多万人死于肺癌等与吸烟相关的疾病，其中80%的男性肺癌和19.3%的女性肺癌归因于吸烟。有数据表明，吸烟人群的肺癌发病率比不吸烟者高10多倍，非吸烟者吸入二手烟（被动吸烟）也会增加患肺癌的风险。

慢性支气管炎患者的肺癌发病率高于无慢性支气管炎者，所以积极防治慢性支气管炎对预防肺癌有一定的意义。特别是要劝导患慢性支气管炎的吸烟者戒烟，因为患慢性支气管炎又吸烟人群的肺癌发病率更高。针对这类患者及早临床干预，是预防肺癌发生的有效手段。

案2　肺癌络病之肺结节案

许某，女，41岁，初诊日期2018年6月5日。

主诉：肺结节3年，伴咳嗽、咯痰。

患者于就诊前3年体检中发现肺结节，时有咳嗽、咯痰，间断服用中药，并坚持中医养生生活方式至今。患者于2018年5月9日至某医院复查，胸部CT检查示"右肺中叶磨玻璃结节，大小7mm"，检查结果提示与2017年12月27日检查结果相仿，经人推荐来我处中药治疗。来诊时患者精神可，乏力明显，咳嗽，痰多，色白而黏，腹胀，时有冷汗出，尤其以晚上为主，无夜尿，无明显胸痛，无咯血，无发热，纳眠尚可，二便调。舌紫有瘀斑苔白腻。左寸脉弦涩，左关脉滑，左尺脉紧洪滑；右寸脉细紧，右关脉滑，右尺脉弦滑。

诊断：肺结节，痰湿伏肺经。

病案分析：患者系创业者，压力大，思虑太过，痰湿内生，侵袭呼吸道细胞，肺失宣肃，故而咳嗽、咯痰；肺气不降，则腹胀；病程既久，呼吸道细胞元气损伤，"痰瘀伏病因子"形成"积节因子"，破坏先天命门，故而出现乏力、冷汗等症状，并出现肺局限性结节，属于肺癌络病阶段。

处方：肺络解汤加减。

黄芪60g，百合15g，百部12g，白芥子12g，蜈蚣3g，露蜂房12g，炮山甲12g，麦冬12g，天冬12g，桑白皮12g，浙贝母12g，莪术15g，三七12g，姜半夏12g，竹茹12g，葶苈子9g，陈皮12g，醋香附9g，炒白术12g，茯苓15g，金蝉花12g。颗粒剂，水冲服，每日3次。（注：黄芪、百合、百部化宗气而清郁热，桑白皮协助清透肺中伏热。积久伤阴，麦冬、天冬养阴润肺。浙贝母、白芥子、姜半夏、竹茹、葶苈子化伏积之痰。炮山甲、三棱、莪术软坚散结。三七、蜈蚣活血通络，协助散结。陈皮、香附理气疏肝兼以化痰。白术、茯苓健脾使土能生肺金。）

二诊（2018年6月12日）：上方加减治疗1周后患者自诉乏力、咳嗽改善，此时月经来潮，面色灰暗，月经提前3天，伴隐痛，有血块，多梦。在原方基础上去桑白皮、茯苓，加补血活血药，鸡血藤15g，首乌藤15g，益母草30g。

三诊（2018年7月10日）：患者自述腹胀明显好转，有排气。去姜半夏、炒白术、陈皮、三七、首乌藤，佐助以解毒化瘀、祛湿温热之品，上方加蛇床子12g，紫花地丁30g，醋三棱15g，山楂12g，薏苡仁30g，绞股蓝30g，姜黄30g，肉桂9g（火消后需要跟进温阳）。

四诊（2018年10月9日）：患者自述夜间出汗好转，无乏力，高分辨CT复查显示肺结节消失。原方基础上去金蝉花、麦冬、醋香附，加清热解毒、祛湿排脓、温阳补气之品，地耳草15g，蒲公英15g，鱼腥草15g，黄柏12g，麸炒苍术15g，人参9g，炒白术15，黑附子9g，绞股蓝30g。

按语：此案例表现为痰湿瘀结肺中形成节结，已损伤太阴肺经，对于肺结节要注意肺癌络病之结节，顽固难愈，虽药不解，忌刃割之，必伴乏力，或气机上逆，反酸腹胀，或便秘，或心悸，脉必兼燥，舌必兼紫。对于肺癌络病之结节的诊断，宗气受损之肺结节，痰多而黏，有疲乏，寐后稍好转，大便黏滞，小便无力，脉滑而细，舌多黄腻；清气受损之肺结节，时隐时现，有自愈倾向，或皮肤湿疹，多伴腹胀嗳酸之属，脉濡，或脉弦等。

案 3   肺癌络病之慢性阻塞性肺疾病案

何某，女，72 岁，初诊日期 2007 年 10 月 16 日。

主诉：反复咳嗽咯痰 10 余年，加剧 1 周。

患者 10 余年前出现反复咳嗽咯痰，量多，晨起尤甚，痰多时自觉呼吸困难，咯痰以白黏痰为主，每遇情绪波动及天气变化则症状加剧，于外院曾行支气管镜、胸部 CT 及肺功能检查，诊断为"慢性阻塞性肺疾病"。该患者每当症状出现时需要住院应用抗生素及呼吸机等辅助治疗改善症状。本次就诊前 1 周因天气变冷，患者自觉咳嗽、咯痰症状再次加剧，其痰色黄黏，量多，严重时常感呼吸困难，患者因不愿再次住院，遂来本人门诊寻求治疗。门诊血常规检查：白细胞计数 $6.1×10^9$/L，血红蛋白 116g/L，血小板 $300×10^9$/L，C－反应蛋白 13mg/L。血气分析示：pH 7.331，二氧化碳分压 42.6mmHg，氧分压 93mmHg。来诊时患者诉黄痰多，难咯，痰多时自觉呼吸欠畅，伴盗汗、自汗，神疲乏力，胸闷气短，寐差，大便干燥。舌红无苔，满布裂纹，脉细滑。

诊断：慢性阻塞性肺疾病，痰火伏肺络生。

病案分析：患者年过花甲，时因外感风寒后使用抗生素治疗，伏痰未净，伏于肺太阴络脉，长年失治既久，伏痰化热，损耗气血，最终导致肺元真不足，痰热伏肺。经过抗生素长期治疗，痰热虽被遏制，但未能清除，导致伏邪入脏络，因此每遇情绪波动及天气变化即症状出现。本次发作因天气变化引动伏痰伏火，导致症状加剧。患者盗汗、自汗，而且舌红无苔，满布裂纹，说明肺元阴亏损至极。

处方：肺络解方加减。

生黄芪 60g，防风 12g，白术 15g，百合 15g，百部 15g，金荞麦 30g，全蝎 3g，蜈蚣 3g，灵芝 15g，太子参 24g，南沙参 15g，北沙参 15g，紫菀 15g，款冬花 15g，浙贝母 12g，菟丝子 15g，淫羊藿 15g，白芥子 3g，桔梗 9g，生甘草 6g，炙甘草 6g。

二诊（2007 年 10 月 30 日）：服上方 14 剂，患者自诉晨起咳嗽，咳白色黏痰，怕冷。舌红苔少，脉细滑。痰火伏络治疗关键不在于急于泻火化痰，而在于扶正通络。患者阴虚指征明显，不在于大补其阴，而在于固护宗气，防邪再入，截断病邪来源。患者黄痰好转，说明以扶正为主的策略达到了祛邪作用，使正气来复，此时可以跟进泻火力度，故原方加蒲公英 30g，鱼腥草 30g。

三诊（2007 年 11 月 20 日）：患者自诉入暮胸闷，晨起 4~5 点咳嗽约 1 小时。舌红苔少，脉细滑。上述症状说明肺经真元亏虚，需要培土生金，同时加强养阴，故上方加薏苡仁 30g，莱菔子 15g，龙骨 30g，牡蛎 30g，玉竹 15g，去防风。

四诊（2007 年 12 月 14 日）：患者自诉诸症好转，仍咽痒，头昏沉，时有咳嗽，背沉，痰白色黏，夜寐差。舌红苔少，脉细濡，调方如下：生黄芪 60g，全蝎 6g，蜈蚣 6g，蝉蜕 9g，百部 24g，百合 30g，补骨脂 15g，鱼腥草 30g，淫羊藿 15g，紫菀 15g，款冬花 15g，桑寄生 24，石斛 15g，玄参 15g，南沙参 15g，北沙参 15g，淮小麦 30g，炙甘草 9g。

患者在此方基础上加减治疗近 1 年，未再住院治疗本病，症状也未再发作，嘱平时服用利肺片、沐舒坦控制症状，每遇天气变化时服用汤药治疗 2~3 周。

按语：慢性阻塞性肺疾病发病率逐年增高，由于肺及呼吸道不能正常地将痰液、感染后的病原体排出体外，以及抗生素的过度使用，往往可以引起伏痰藏匿肺络情况发生，该类患者可每遇情绪波动及天气变化时症状发作或加剧。治疗的关键在于扶正，在这个基础上进一步注意祛除伏邪。但对于脏络伏邪不能求速成，需要慢慢收效，即使出现急性发作，也要注意扶正的重要性，同时注意截断病势和外邪引诱因素。

慢性阻塞性肺疾病是人类健康的"四大杀手"之一，与脑血管病、心脏病和艾滋病齐名。我国 40 岁以上人群慢性阻塞性肺疾病的患病率为 8.2%。然而，我国的慢性阻塞性肺疾病的患者就诊率仅有 30%，主动接受治疗的都是中晚期患者。慢性阻塞性肺疾病的反复发作是最大的危害，坚持不发作的患者 5 年存活率超过 80%；每年发作 2 次的患者，5 年存活率为 50%~60%；每年发作 3 次以上的患者，5 年存活率不足 30%。研究表明，慢性阻塞性肺疾病患者的肺癌患病率是普通人的 3 倍。因此应该把慢性阻塞性肺疾病当作肺癌的癌前病变，当作肺癌络病积极治疗。

案 4 肺癌络病之慢性阻塞性肺疾病案

顾某，男，69 岁，初诊日期 2007 年 10 月 23 日。

主诉：气喘，咳嗽 10 余年，加重 1 个月。

患者慢性阻塞性肺疾病史 10 余年，每遇情绪波动及天气变化症状加剧。1 个月前患者因天气变化出现气喘、咳嗽，伴胸闷、咯痰，以白黏痰为主，量多晨起尤甚，自觉呼吸困难，于外院就诊经心动超声、心电图、胸部 CT 及肺功能等检查后，诊断为"慢性阻塞性肺气肿、肺源性心脏病"，建议其住院治疗。患者因不愿住院，遂来本人门诊求治。门诊血常规：白细胞 10.3×10⁹/L，血红蛋白 116g/L，血小板 300×10⁹/L，C-反应蛋白 21mg/L。就诊时患者咳嗽，气喘乏力，痰少而黏，胸闷、心悸，双下肢无浮肿，自汗，寐差，大便溏薄。舌尖红有瘀斑，苔腻，脉沉滑。

诊断：慢性阻塞性肺疾病，痰火伏肺生。

病案分析：患者伏邪入脏络，日久欲传心，故而出现胸闷、心悸，未见双下肢浮肿，说明心的真元尚能拒邪。此时治疗重在截断病势，后治伏邪脏络病。

处方：正宗解毒汤加减。

生黄芪 45g，桑白皮 12g，地骨皮 24g，升麻 6g，浙贝母 15g，杏仁 12g，芦根 15g，桔梗 6g，桃仁 12g，蒲公英 15g，鱼腥草 30g，五味子 12g，山茱萸 15g，山药 30g，款冬花 15g，紫菀 15g，制半夏 12g，陈皮 12g，淮小麦 30g，生甘草 6g，炙甘草 6g。

二诊（2007年10月30日）：患者自诉仍气喘明显，咯痰，舌红有瘀斑，苔腻，脉沉。在原方基础上去桃仁、淮小麦，加细辛3g，炙麻黄6g，射干15g，川芎12g。

三诊（2007年11月6日）：患者自诉胸闷气短好转，痰少而黏，乏力稍好转，仍有咳嗽，大便稀，舌暗红，苔腻，脉滑。舌上瘀斑好转，说明伏邪从血脉走心，病势有被截断扭转的趋势，可以开始搜剔通络，加强祛除伏邪。在原方基础上，去桔梗、芦根，加全蝎6g，蜈蚣6g，胆南星12g，金荞麦15g。

四诊（2007年11月20日）：患者自诉怕冷，气短喘重，乏力仍明显，纳差，便溏，大便一日3次，痰少，舌红，苔黄腻，脉滑躁。祛邪反而导致症状加重，说明肺脏真元未复。加强扶正，调方如下：生黄芪60g，桑白皮15g，地骨皮24g，百部30g，百合30g，全蝎6g，蜈蚣6g，淫羊藿15g，补骨脂15g，款冬花15g，石斛15g，山慈菇9g，制半夏15g，胆南星12g，青皮12g，陈皮12g，黄芩15g，蒲公英30g，鱼腥草30g，紫菀15g，焦山楂15g，升麻6g，砂仁6g。

后以此方基础上加减，患者病情明显好转。

按语：慢性阻塞性肺疾病是肺脏伏邪络病的主要发病形式，治疗过程中祛邪的时机是成功的关键。清、透、调、补是用药常法。本案先扶助宗气，后祛邪外达。治疗过程在于审时度势，灵活机变，切中病理特征用药，是知常达变。

案5　肺实变案

陈某，女，52岁，初诊日期2008年6月13日。

主诉：胸闷咳喘1月余，伴气短、乏力。

患者诊前一月外感后出现发热，胸闷咳喘，咯痰，痰多质黏，痰黄白相兼，伴气促、乏力。患者于胸科医院查胸部CT提示："两下肺大片均匀而致密的实变影，合并胸腔积液以右下肺为主。"血常规：白细胞$13.5×10^9/L$，中性粒细胞百分比77%。当地诊断为"双下肺感染，伴肺实变，胸腔积液"。予以抗感染治疗后，患者诸症未见好转，自汗、盗汗、神疲乏力严重，复查肺部CT示"双下肺间质纤维化"。患者因需要中医辅助治疗，遂求治于余。来诊时患者诉胸闷气短，活动后加重，自汗、盗汗，咳嗽咯痰，痰白量多，饮食、睡眠欠佳，大便溏薄，畏寒、肢冷。患者既往有湿疹病史近10年。舌紫暗，苔白腻，花剥有裂纹，脉濡躁。

诊断：肺实变，积伏太阴肺。

病案分析：患者年过七七，且素有湿疹，此为湿毒伏肺太阴经之候。患者突遇外感，肺气更伤，湿毒入肺，故见胸闷，咳喘咯痰，痰多质黏，黄白相见，发热，气促，乏力诸症。以中医的角度去认识抗生素，抗生素系苦寒药，过量使用可使肺气更伤，湿毒化伏积，从而引起肺实变，同时出现肺脏气亏表现，诸如自汗、盗汗、神疲乏力等。舌紫暗，苔白腻花剥有裂纹，脉濡躁，均为伏积形成之佐证。

处方：伏肺汤合石龙解毒汤加减。

生黄芪 60g，桑白皮 15g，地骨皮 15g，百合 30g，百部 15g，胆南星 12g，蒲公英 15g，鱼腥草 15g，石上柏 30g，石见穿 30g，龙葵 30g，山慈菇 12g，紫菀 15g，款冬花 15g，芦根 15g，浙贝母 15g，杏仁 12g，桃仁 12g，白薇 12g，猪苓 30g，茯苓 30g，土茯苓 15g，银杏叶 12g，桔梗 9g，生甘草 6g，炙甘草 6g。7 剂，水煎服。

二诊（2008 年 6 月 20 日）：患者自诉胸闷、气短好转，自汗好转，仍有咳嗽，晨起为重，咯白色黏痰。舌紫暗，苔白花剥有裂纹，脉濡。加强化痰湿作用，在原方基础上去石上柏、石见穿、龙葵，加莱菔子 15g，紫苏子 12g，白芥子 9g，菟丝子 15g。

三诊（2008 年 6 月 27 日）：患者自诉乏力、盗汗、咳嗽好转，仍有白色黏痰，睡眠仍差，胃纳、二便可，地图舌，脉濡。处方以培土生金，恢复肺的生理功能。在原方基础上，加补骨脂 30g，南沙参 15g，黄连 9g，制半夏 15g，陈皮 12g，酸枣仁 15g，砂仁 6g，去杏仁、山慈菇、茯苓、土茯苓、鱼腥草。

四诊（2008 年 7 月 7 日）：诸症好转，复查胸部 CT 示"双下肺间质纤维化"，继续在原方基础上加强温阳搜剔力度，加肉苁蓉 15g，蛇床子 12g，玄参 15g，全蝎 3g，蜈蚣 3g，去白薇、胆南星、猪苓。

患者在上方基础上，反复加减治疗至今，诸症好转，很少感冒，湿疹也已经好转，无复发，继续治疗中。

按语：湿毒伏邪在肺导致的肺纤维化、肺实变时，治疗的整个过程需要注意两点：一是保护宗气，二是注意肺的宣肃功能。在这两要点基础上解毒、化痰、活血、利湿综合运用，往往都能取得疗效。

案 6　肺癌经病案

王某，女，72 岁，初诊日期 2007 年 9 月 18 日。

主诉：肺癌确诊 3 月余，伴气促、咳喘。

患者于就诊前 3 月自东北来上海看望女儿，到达上海后因感冒出现发热咳嗽，行胸片检查提示"肺炎"可能，经抗感染及对症处理后迁延反复，患者气促、咳喘不能缓解，遂到胸科医院行 CT 检查提示"双肺弥漫性粟粒性病变，纵隔淋巴结肿大"，左侧锁骨上淋巴结摘除活检示可检查出"肺泡腺癌细胞"，故诊断为"肺泡腺癌（T4N3M1，Ⅳ 期）"，当地医院建议放化疗治疗，患者考虑到年龄因素，拒绝放化疗，故拟采用中药保守治疗。来诊时患者精神可，气促，自汗，盗汗，咳嗽，痰少，无明显胸痛，无咯血，无发热，纳眠尚可，二便调。舌质淡暗，苔白花剥而干，脉弦数。

诊断：肺癌经病，积伏太阴肺。

病案分析：患者耄耋之年，远途奔波，元气虚损在先，水土不服，加之外感，湿毒蕴藉于肺，化生癌毒，阻于肺内，故见宣肃失职诸症，如气促、自汗、盗汗、咳嗽、痰少等。舌质淡暗，苔白花剥而干，脉弦数，显示伤阴之象。

处方：石龙解毒汤加减。

生黄芪60g，白术15g，白芍15g，当归24g，党参15g，桑白皮15g，百合30g，百部15g，胆南星12g，三棱15g，莪术15g，石上柏30g，石见穿30g，龙葵30g，山慈菇12g，蛇莓30g，白花蛇舌草30g，夏枯草15g，浙贝母15g，杏仁12g，玄参30g，丹参30g，制半夏15g，巴戟天15g，猪苓30g，茯苓30g，薏苡仁30g，八月札12g，升麻9g，生甘草6g，炙甘草6g。水煎服。

二诊（2007年10月23日）：上方加减治疗月余，患者自诉气促明显好转，汗止，咳少，偶胸闷。有积必有湿，湿去舌苔可见好转，但见薄白苔生成，乃湿邪消退，要及时跟进养阴，在原方基础上去百部、三棱、莪术、猪苓、茯苓，加瓜蒌30g，薤白12g，南沙参15g。

三诊（2007年11月6日）：患者自诉诸症好转，不感乏力，胃纳二便可，舌暗红苔腻，脉细。处方培土生金，以图恢复肺的生理功能。故在原方基础上去杏仁、瓜蒌、薤白、南沙参、夏枯草、白花蛇舌草、蛇莓，加补骨脂30g，白扁豆15g，黄连9g，佛手15g，砂仁6g。

患者以上方基础，反复加减治疗，1年后复查胸部CT，纵隔淋巴结消失，双肺散见钙化点，后返回东北老家，继续服用上方调养至今。

按语：伏邪在脏导致的肿瘤经病，治疗一般分成四个大过程。第一阶段以解毒化湿、益气养阴为主，这里面强调解毒，因为伏毒较盛，解毒就是扶正。第二阶段仍以解毒为重点，但是开始跟进温阳之品，加强养阴，少佐活血散结之品。这阶段的原则就是温阳解毒，养阴散结。第三阶段，毒邪已经被有效控制，不再是主要矛盾，这个时候要注意温阳扶正的重要性，加强正气有助于祛邪，特别是对于清除微小残留伏积十分必要，少佐活血、清血之品，效果更好。因此这个阶段的原则是温阳理血，养阴解毒。第四阶段以扶正为主，注重针对脏腑的功能并加强恢复脏腑的阴阳，并跟进养阴之品，强调温阳益阴、活血解毒。

一般完成这四个治疗阶段，大多数患者可能带瘤生存。其中在第二阶段开始温阳时建议利用五行生克制化原理，培母益子，不建议直接针对该脏腑进行温阳。到第四阶段，毒邪明显消退，就可以直接针对脏腑功能扶助其阴阳。

案7　肺癌转移面部案

凌某，男，75岁，初诊日期2008年1月8日。

主诉：左颊红肿热痛4个月。

患者无明显诱因出现左颊疼痛，起初为刺痛，伴乏力，欲寐，外院以"面瘫"治疗无好转。后患者面部肿块逐渐肿大，伴红肿热痛，胀痛，便秘，右胸痛，口干，气促，经胸部 CT 及活检病理诊断为"肺癌转移，皮肤鳞癌（具体不详）"，为求中医诊治而来本人门诊就诊。舌红，苔腻，脉右侧躁长，左脉寸不足，左寸散，左关凹陷。既往化工作业工作史 40 年。

诊断：面部肿块，毒伏少阴心经。

病案分析：毒伏少阴心经，毒为火之极，心其华在面，火毒上炎，郁结于面而生红肿热痛之肿块。心少阴经支脉夹咽喉到目系，故可在颊部，目下之处形成肿块。火能刑金，火毒郁伏可使肺清肃，通调水道失司，进而出现便干、口干。心火亢于上，也可出现口干。脉躁属火或毒；左寸散说明心火成毒弥散；左关凹陷提示可能进行过肺部手术。

处方：复方丹黄汤加导赤散加减。

生黄芪 60g，丹参 30g，连翘 30g，玄参 30g，黄连 9g，升麻 9g，百合 30g，山慈菇 12g，川芎 12g，浙贝母 15g，夏枯草 30g，牡蛎 30g，海藻 15g，杏仁 12g，柏子仁 15g，桃仁 12g，火麻仁 30g，生地黄 24g，牡丹皮 12g，通草 9g，淡竹叶 9g，砂仁 6g。

二诊（2008 年 1 月 15 日）：药服 7 剂后患者肿块红肿稍好转，夜尿 5~6 次，无盗汗，大便仍干结，舌暗红，苔稍腻，脉细濡。上方去海藻、黄连，加山茱萸 30g，灵芝 18g。

三诊（2008 年 1 月 22 日）：药服 7 剂后患者胸部刺痛好转，大便已通，仍夜尿 5~6 次，无盗汗，舌稍紫暗，苔稍腻，脉细濡。上方去生地黄、牡丹皮、砂仁，加黄芩 15g，黄柏 12g，生栀子 15g，黄药子 15g。

四诊（2008 年 2 月 5 日）：服药后患者面部局部无红痛，大便 2 日 10 次，右胸痛稍好转，舌尖有瘀斑，左寸脉散。遂在原方基础上加干蟾皮 9g，牡蛎 30g，玄参 30g，三棱 15g，莪术 15g，五味子 12g，麦冬 30g，补骨脂 30g，桔梗 9g，去杏仁、桃仁、火麻仁、川芎、通草。

五诊（2008 年 2 月 19 日）：服药后患者大便每日 1 次，乏力较重，舌干红，苔稍腻。脉左寸稍好转。上方改百合为 60g，加生地黄 30g，露蜂房 30g，去麦冬、五味子。

按语： 毒伏心少阴经病与毒伏心少阴络病，皆可有面部红、肿、热、痛，区别要点在于经病必兼宗气损害证候，疼痛持久，肿块固定不移，甚至久治不变。伏邪经病之肿痛，又与伏邪脏腑病之痛有程度、特点区别，邪在脏腑疼痛剧烈，痛处固定，甚则可在痛处发现积聚。

肿瘤上焦病变，必损元气而成，上焦元气之伤源在心之少火。上焦伏病初成，多匿于肺经，郁而不解，湿火成湿毒。心为火脏，最易感毒，湿毒侵淫心经，则血轮循环为害，损伤元气，故可出现各种传变。

本案患者患病的本质在于热毒伏于少阴心经，使毒邪随经郁结面部，形成红、肿、热、痛，故采用复方丹黄汤加减治疗。通过小肠泌别清浊功能，清泻火毒，但见大便通利，则及时补阳，补阳时可反佐露蜂房、干蟾皮之类加强解毒。

案 8 肺癌脑转移案

陈某，男，63 岁，初诊日期 2018 年 11 月 16 日。

主诉：右侧胸痛伴活动后喘憋 1 年。

患者因胸痛、喘憋于 2018 年 3 月 30 日行胸部 CT 检查提示"右肺下叶肺癌伴阻塞性炎症，右肺门淋巴结增大，肺气肿，肺大泡，胸腔积液"。给予标准化疗方案治疗 5 次后，患者出现便秘，乏力感明显，伴头痛、头晕，又予头部 CT 检查，结果显示"右侧小脑半球转移，脑内小许缺血灶"。因此患者停止化疗药物治疗，求诊治于中医。就诊时患者胸痛喘憋加重，疲劳明显，伴头晕头痛，盗汗，口干口苦，睡眠治疗欠佳，梦多，胃纳尚可，便秘，常需要借助开塞露辅助通便，夜尿 3~4 次。舌紫苔腻，左寸涩，左关数，左尺数；右寸滑，右关数洪，右尺数。

诊断：肺癌，督脉病变。

病案分析：根据患者病史，可知患者素有慢性支气管肺炎伴肺气肿，病程日久失治或保养不当，使元气损伤，痰湿郁结，久蕴成毒，导致肺癌。给予化疗后导致元气更加损伤，以致肺癌致病因子由肾走督脉上脑，而至肺癌督脉病变，出现肺癌脑转移。

处方：石龙解毒汤、泻心汤和升降散加减。

附子 9g，蛇床子 9g，补骨脂 12g，人参 9g，黄芪 60g，黄连 6g，黄芩 12g，黄柏 12g，酒大黄 12g，僵蚕 12g，蝉蜕 12g，姜黄 30g，桔梗 12g，浙贝母 12g，芦根 12g，苦杏仁 12g，炮山甲 12g，露蜂房 12g，蜈蚣 3g，干蟾皮 12g，玄参 30g，白花蛇舌草 15g，石上柏 30g，石见穿 30g，蛇莓 15g，鬼针草 12g，魔芋 15g，龙葵 30g，炒苍术 15g，薏苡仁 30g，焦山楂 12g。

此处方之法取意鹿马煎以温阳益气，固护命门，药用附子、蛇床子、补骨脂、人参、黄芪大补元气、宗气；黄连、黄芩、黄柏苦寒直折火势，防其蔓延；酒大黄、僵蚕、蝉蜕、姜黄升清降浊，斡旋中焦，通腹以降颅压，引气血下行，改善头部症状；桔梗、浙贝母、芦根、苦杏仁恢复肺宣肃生理功能；炮山甲、露蜂房、蜈蚣、干蟾皮入肺络，走脑部，软坚散结，解毒抗癌；玄参、白花蛇舌草、石上柏、石见穿、蛇莓、鬼针草、魔芋、龙葵等抗癌；炒苍术、薏苡仁、焦山楂燥湿健脾，固护后天之本。

二诊（2018 年 11 月 23 日）：药后患者胸痛好转，睡眠改善，口干口苦减轻，但食欲减退，排气较多，二便畅，夜尿明显改善，只有 1 次。舌紫苔腻，左寸涩，左关尺数；右寸滑，右关数洪，右尺数。予前方减掉黄柏、附子、蛇床子、补骨脂，加葶苈子、猫爪草加强化痰利水以消除胸水，加红景天以补肺化痰、益气通络。

三诊（2018 年 12 月 7 日）：患者诉近几日食欲较好，眠安，双腿无力，上楼气喘，大便每日 1 次，夜尿 2 次。舌紫苔腻，脉左寸、关涩，左尺数涩；右寸燥滑，右关滑，右尺弦涩。脉由数转为涩，为湿热退去，表现出以瘀血为主要矛盾的阶段，故减去黄连、黄芩、薏苡仁、苍术。加土鳖虫，蜈蚣增加至 6g，以加大活血通络力度。"火与阳不两立，火久必伤阳"，加菟丝子扶阳，加青蒿、鳖甲清透骨中伏火。

四诊（2019 年 1 月 2 日）：患者诉上次服药后恶心反胃症状消失，食欲、乏力好转，仍有气喘，大便每日 1 次，便成形，寐安，夜尿 1~2 次。舌紫，苔腻好转。左寸数，左关数涩，左尺数滑；右寸短，右关滑，右尺数弦涩。

脉诊再见数脉，火毒反复，阳与火不两立，元气恐耗损，不足以对抗肺癌致病因子，预示病情反复，预后不佳。调督入肺，希冀控制恶患。此时调方如下：鹿角 9g，酥鳖甲 12g、炮山甲 12g、露蜂房 12g、土鳖虫 12g、僵蚕 12g、人参 9g、黄芪 60g、灵芝 12g、玄参 30g、白花蛇舌草 15g、石上柏 30g、石见穿 30g、蛇莓 15g、鬼针草 12g、魔芋 15g、黄连 6g、黄芩 12g、炒苍术 15g、薏苡仁 30g、焦山楂 12g。

五诊（2019 年 1 月 18 日）：患者诉上次服用药物后右侧头痛消失，食欲良好，大便每日 1 次，成形，两腿无力，上楼仍有气喘，梦多，夜尿 2~3 次。舌紫苔腻好转。左寸涩，左关数涩，左尺数滑；右寸燥，右关滑，右尺数弦涩。

患者虽然症状似有好转，左寸由数转涩，脑转移之患被遏制；但右寸脉燥，肺癌致病因子再炽，这种情况似按下葫芦浮起瓢，治疗需要兼顾两端，故在原方基础上加桔梗 30g、浙贝母 15g 加强对肺部疾患的治疗，以恢复肺的生理功能；加蜈蚣 6g、金雀根 30g、猫爪草 30g 加强消除肺肿块；青黛 15g、海蛤壳 15g 解毒止血化痰，以期脑肺同治，防止流窜中焦转肝。

六诊（2019 年 2 月 1 日）：药后患者夜尿明显好转，只有 1 次，睡眠正常，纳可，大便每日 1~2 次。患者又诉睡醒 3 小时后出现头部持续性胀痛，走路恍惚，心悸动不安，胸闷气短。舌紫苔仍腻。左寸再出数滑，左关数涩，左尺数滑；右寸短，右关实长，右尺数细长。

脉症结合，直告家属，患者将不久人世，提前做好心理准备。患者右寸短，此肺中元气已绝；右关实长，虽然胃口好，实为回光返照，胃气已绝之症；右尺长脉而细，后天肾元将绝，虽夜尿好转，但出现心悸动不安、神志恍惚，乃元气最后一搏之兆。守方加补骨脂、苦参、五灵脂对症处理后不再做更多周章，患者 1 个月后离世。

案 9 肺癌髂骨转移案

徐某，女，70 岁，初诊日期 2018 年 11 月 16 日。

主诉：右侧髂骨痛 2 月余。

患者就诊前 2 月因腰痛伴双侧臀部，左下肢不适，于 2018 年 9 月 27 日到上海市同济大学附属东方医院诊治，经 PET-CT 检查示："左肺肿瘤，伴第 4 腰椎，右侧髂骨转移。"2018 年 10 月 17 日复旦大学附属肿瘤医院病理检查报告单示"低分化非小细胞癌"。因患者拒绝放化疗，欲采用中药保守治疗，于 2018 年 11 月 16 日来我门诊。来诊时见患者行动需要依赖轮椅，伴气短声怯，左下肢疼痛不适，双足寒凉，头部大汗淋漓，无咳嗽、胸痛、食欲不振等症状，失眠多梦，二便尚可。舌紫红，苔少有裂纹，六脉皆燥。患者既往糖尿病 10 年。

诊断：痰毒入肺。

病案分析：鉴于患者糖尿病 10 年，机体已呈现痰湿内蕴的情况，痰湿日久可以化毒。肺为贮痰之器，痰毒蕴肺，日久化积，损伤肺之元气，导致肺癌。患者年老体弱又患糖尿病 10 年，元气衰弱，肺癌伏病因子侵入少阴肾经，导致肺癌少阴肾病变，从而出现肺癌骨转移，故而有气短声怯、左下肢疼痛不适、双足寒凉、头部大汗淋漓、行动困难等症状的出现。

处方：石龙解毒汤加减。

人参 9g，天冬 30g，升麻 9g，石上柏 15g，石见穿 15g，龙葵 30g，浙贝母 12g，白花蛇舌草 12g，蛇莓 15g，魔芋 15g，乌梢蛇 12g，僵蚕 12g，炮山甲 12g，牡蛎 12g，鬼针草 15g，玄参 30g，续断 15g，蛇床子 9g，露蜂房 12g，蜈蚣 3g，补骨脂 15g，骨碎补 15g。

人参大补元气；天冬、玄参养阴生津，润肺清心；升麻、石上柏、龙葵、白花蛇舌草、蛇莓、露蜂房、鬼针草、魔芋解毒化湿抗肿瘤；浙贝母、炮山甲、牡蛎、石见穿、僵蚕化痰软坚散结，消肿块；蛇床子、续断、补骨脂养肾壮阳针对骨转移。

二诊（2018 年 11 月 30 日）：服药后，患者诉偶尔可见口干，仍眠差，食欲不振，每日排便 6~9 次，就诊前日 2 次。舌质紫红少苔。左寸滑数洪，左关滑数，左尺滑涩；右寸关滑数洪，右尺数弦涩。脉由燥转数，说明毒邪被遏制，原方继续排毒，抑制痰毒，余对症处理，并加酸枣仁、刺五加以养心安神，改善睡眠质量，以焦山楂、佛手、香橼健脾疏肝增进食欲。

三诊（2018 年 12 月 1 日）：患者诉就诊近日心率 105~108 次/分，未见明显不适，时有疲劳乏力，眠差，食欲差，口干，大便每日 4~8 次。舌色紫红，苔少。左寸数洪滑，左关数滑，左尺数涩；右关寸数洪滑，右尺数弦涩。由脉象可以推断患者的毒邪进一步被清除，元气来复。因肾上腺激素分泌旺盛，故而可以见到心率加快。于原方加山茱萸、山药补肾；苦参清心；加全蝎、首乌藤改善睡眠。

四诊（2018 年 12 月 21 日）：患者药后诉乏力好转，心率降低至 90 余次，睡眠较前好转，食欲不振，服药呕吐等情况时有发生，大便日行 1 次，便软。舌色淡紫，苔少。左寸数洪滑，左关数滑，左尺数涩；右寸关数洪滑，右尺数弦涩。由此脉象可知火毒已经被控制，有化痰趋势出现，遂加姜半夏、胆南星、白芥子、山慈菇，又加玉竹、百合以防伤阴。

患者治疗 3 个月后，复查胸部加强 CT，肿瘤明显缩小，持续守方，继续治疗。

案 10　鼻咽癌伴淋巴结肿大案

吕某，男，54 岁，初诊日期 2018 年 12 月 21 日。

主诉：鼻咽癌 10 年，左侧颈部淋巴结肿大 20 天。

患者鼻咽癌 10 年，于就诊前 20 天发现左侧颈部淋巴结肿大。2018 年 12 月 3 日患者至复旦大学附属肿瘤医院诊治，部分血液检查结果提示：甲状腺球蛋白 1.67μg/L↓，促肾上腺皮质激素 0.65pg/mL↓，催乳素 791.69mU/L↑，睾酮 2.53nmol/L↓，EB 病毒DNA 未见异常。CT 报告示："左颈部淋巴结转移可能；甲状腺密度减低，显示欠清；部分副鼻窦炎症，鼻咽壁改变。"该患者就诊前曾服用可的松 1.5 粒/日，优甲乐 1.5~2 粒/日，睾酮 2 粒/日，上述服药方式已经持续 3 年。就诊时患者诉时时呃逆，饭后胃脘部烧灼，反酸，视物模糊，乏力，梦多虚烦，夜尿 2 次，伴有盗汗，大便日 1 次。舌红苔黄腻。左寸弦滑，左关滑，左尺弦；右寸关弦，右尺洪滑。

诊断：鼻咽癌经病，瘀毒伏厥阴肝经。

病案分析：患者既往有鼻咽癌 10 年，系肿瘤上焦病变，虽勤于保养，但已经有肿瘤细胞的淋巴结转移可能，主要因患者机体生态内环境仍未根本改善，造成肿瘤的扩散。追溯患者职业，系公司董事长，虽平时注重保养，但仍然会因为工作中的各种事物遏制情志，造成肝失疏泄，日久肝火化毒成瘀。肝气不能调达，进而引起肺失肃降，痰毒复燃。瘀毒伏肝，故见视物模糊、乏力；肝克脾土，则时时呃逆，胃脘部烧灼，反酸；夜尿多、盗汗多为肾气不固，元气受损之征。

处方：复方黄龙汤、升降散合伏水络饮方加减。

黄芩 12g，黄连 9g，炒苍术 12g，人参 6g，蒲公英 15g，蒲黄 12g，槟榔 12g，酒大黄 12g，僵蚕 12g，蝉蜕 12g，姜黄 30g，附子 12g，桑螵蛸 12g，细辛 3g，升麻 12g，辛夷 12g，土茯苓 15g，山慈菇 12g，玄参 30g，白芷 30g，石上柏 30g，石见穿 30g，炮山甲 12g，三棱 15g，莪术 15g，鬼针草 15g，地骨皮 15g，生薏苡仁 30g，蛇床子 12g，焦六神曲 12g，焦山楂 12g。

黄连、黄芩、姜黄、制大黄用以清除空腔脏器黏膜的湿毒、痰毒；苍术、土茯苓、生薏苡仁加强祛湿作用；槟榔、焦山楂、焦神曲健脾降胃气；僵蚕、蝉蜕入肝经，恢复肝的疏泄功能以调和肝脾，恢复气机升降出入，改善升清降浊的功能；蒲黄、蒲公英、白芷通络，消除胃黏膜炎症；山慈菇、石上柏、石见穿、鬼针草清热解毒抗肿瘤；炮山甲、三棱、莪术软坚散结消肿块。积久伤阴，以玄参滋阴清火；久病伤阳，以附子、细辛、蛇床子、桑螵蛸温阳缩尿，扶助正气，增强抗病能力。处方时恐附子辛燥，伤阴及血脉，以地骨皮透肾经伏热，养阴凉血，佐以温肾之品；辛夷通鼻窍领诸药直达病所。

二诊（2018 年 12 月 28 日）：药后患者诉睡眠改善，胃部反酸好转，夜尿 1 次，大便每日 2~3 次，不成形。服用中药期间仍配合西药可的松 1.5 粒/日，优甲乐 1.5~2 粒/日，睾酮 2 粒/日。舌红苔黄腻好转。左寸弦涩，左关滑，左尺弦；右寸涩洪，右关滑，右尺濡。

根据患者药后的表现可知患者肝经湿毒好转，脾胃升清降浊功能恢复，这个时候瘀血伏病因子成为主要致病因素，故而脉由弦转涩。此时针对瘀血致病因子，宜温行，不宜活血。在原方基础上遵循"但见毒消，温阳跟进"的原则，故而加强温阳气化，以推动血液循环。为巩固元气，加金樱子、覆盆子、淫羊藿、补骨脂。减去伏水络饮方以及蒲公英、蒲黄、姜黄、僵蚕、蝉蜕、制大黄。

三诊（2019 年 1 月 4 日）：患者诉服药后呃逆症状减轻，视物模糊和乏力症状都有改善，仍有夜尿 1~2 次，大便日 1 次。西药治疗方式同上。苔黄腻较前次进一步好转，但脉仍以涩为主。考虑患者元气渐好，去金樱子、覆盆子，恐温阳助火。强化软坚散结力度，加醋鳖甲；柴胡、苍耳子通鼻窍；密蒙花清肝明目，阿胶养血，为激素减量做准备。

四诊（2019 年 2 月 22 日）：患者服药后自觉淋巴结肿大好转，较前变小，咽喉干痛，项后有紧箍感，拘挛感明显，夜尿 1~2 次，大便日 1 次。苔黄腻进一步好转，脉由涩转滑为主。此为元气恢复，因邪气趋于鼻咽，痰因子积聚不出，故有咽干、项后拘挛，故加天麻、贝母、牛蒡子、桔梗之类以祛痰散结。同时注意维护元气，加大人参用量至 9g。

五诊（2019 年 3 月 29 日）：药后患者诉诸症好转，口唇干。舌红苔剥脱，中间苔少，脉滑。继以石龙解毒汤为主加减，嘱其坚持治疗，巩固疗效，处方如下：西洋参 9g，黄芪 60g，麦冬 30g，桑白皮 15g，升麻 9g，石上柏 30g，石见穿 30g，龙葵 30g，浙贝母 15g，猫爪草 15g，莪术 30g，白芷 30g，细辛 3g。每日 1 剂，分 2 次温服，或者做蜜丸常服。

案 11　乳腺癌术后案

徐某，女，45 岁，初诊日期 2018 年 2 月 27 日。

主诉：乳腺癌术后 2 年伴失眠多梦 2 年。

患者于 2016 年发现乳腺原位癌，行乳腺癌全切术。术后患者常难以入睡，寐后多梦，时有噩梦惊醒，常常需要西药辅助入眠，醒后仍觉精神恍惚，乏力。在外院服用中药治疗至今，症状无明显改善。就诊时患者神疲乏力，寐后仍乏力不解，腰膝酸软，纳差，睡前易出冷汗，耳鸣，遇事加重，尿频，夜尿 2~3 次，尿路感染容易发生。舌红苔薄有芒刺，脉弦。

诊断：肝经乳腺癌经病，瘀毒伏厥阴。

病例分析：患者平素胃肠较弱，湿浊因子长伏。患者乳腺癌术后睡眠障碍，加之焦虑，内生火毒因子可以破坏神经-内分泌-免疫系统，使机体失去自调整、自适应的能力，从而造成内生湿火瘀滞肝经，久则损伤元气，而出现乳腺原位癌。乳腺癌术后，正邪势弱，然乳腺癌伏病因子潜伏，仍需扶正祛邪，舌脉即为佐证。

处方：清心伏火汤合四莲檀香散加减。

治则：益气解毒扶正安神。

人参 9g，阿胶 9g，麦冬 15g，生地黄 15g，连翘 30g，桂枝 6g，木通 6g，甘草 12g，莲子 30g，半枝莲 15g，半边莲 15g，穿心莲 15g，木香 12g，砂仁 12g，炒白术 15g，茯苓 12g，琥珀 9g，珍珠母 12g，酸枣仁 30g，碧桃干 12g，牡蛎 12g，全蝎 12g，地骨皮 30g，当归 15g，黄芪 45g，鱼腥草 15g，败酱草 15g，土茯苓 30g。水煎服，每日 1 剂，分 3 次温服。

二诊（2018 年 3 月 20 日）：服药后患者仍尿频，腰酸，睡眠较前改善，下肢偶有抽搐感。舌红有瘀斑苔薄黄，脉滑，左关细，右尺短。右尺脉短为肾阳不足之兆，毒消后需要温阳跟进。于原方去砂仁、白术、茯苓、甘草、琥珀、碧桃干、牡蛎、当归、黄芪，加肉桂 6g，焦山楂 15g，焦神曲 15g，金樱子 15g，覆盆子 30g，菟丝子 15g，白蒺藜 30g，玫瑰花 9g，补骨脂 15g，骨碎补 12g，透骨草 12g，蛇床子 12g，香附 9g，薏苡仁 30g，车前子 15g，蚕沙 12g，黄连 12g。

三诊（2018 年 4 月 17 日）：患者服药后汗出异常改善，乏力感明显好转，尿频好转，夜尿 2 次。睡眠遇事变差，无事则寐安。舌红有瘀斑苔薄白，脉滑，右寸短散，右尺仍短。原方去肉桂、金樱子、覆盆子、玫瑰花、补骨脂、透骨草，加蒲公英 15g，炮附子 12g，五味子 30g。

四诊（2018 年 8 月 28 日）：患者自诉胃纳不佳，腹泻，日数次，仍寐差，夜尿 2～3 次，头痛时作，常有力不从心，自觉烦躁，右侧下肢挛急。舌暗红有瘀斑，苔薄黄。脉诊左寸滑，左关细滑，左尺滑；右寸散短，右关脉濡，右尺脉短。调方如下：黑附子 12g，全蝎 9g，炒白术 15g，茯苓 15g，人参 9g，合欢皮 15g，珍珠母 15g，牡蛎 30g，龟甲 12g，鳖甲 12g，三棱 15g，莪术 15g，青蒿 12g，连翘 12g，槟榔 15g，砂仁 9g，莲子 30g，半枝莲 15g，半边莲 15g，穿心莲 15g，木香 12g，白头翁 30g，赤石脂 24g，怀山药 30g，芡实 15g，金樱子 15g，覆盆子 15g，五味子 30g，乌梅 6g。水煎服，每日 1 剂，分 3 次温服。

五诊（2018 年 10 月 9 日）：患者自诉晚上 10 点入睡，夜里 2 点醒来，之后难以入睡，睡前燥热微有出汗，大便 2 次，质稀，无头痛，食欲好转。舌暗红有瘀斑，苔根部黄腻。脉滑，右寸散短好转，右尺脉短好转。原方减黑附子、全蝎、白头翁、赤石脂、芡实，加鹿角 9g，八月札 12g，海藻 12g，姜半夏 12g。

六诊（2019 年 3 月 5 日）：患者自诉腰酸无力，同房出血，服药后月经来时有血块，乳房胀痛不明显，牙龈易出血，寐较前明显好转，无头痛，无尿频，无腹泻，无明显乏力及心悸，食欲佳。舌稍淡紫，苔薄黄，根部芒刺。左寸脉数弦，左关脉数滑，左尺脉细；右寸关数滑，右尺脉细。患者脉以数为主，自觉无明显心悸，此为元气来复，尤其右脉由短转细为佐证。元气来复，血轮重构，气血周流布施五脏六腑。此时当益气血，安心神。调方如下：鹿角 6g，玄参 30g，紫河车 6g，苦参 12g，半枝莲 15g，半边莲 15g，蛇六谷 30g，鬼针草 12g，积雪草 30g，莪术 15g，蒲公英 12g，蒲黄 12g，黄芩 12g，黄连 9g，八月札 12g，甘松 12g，柏子仁 15g，酸枣仁 30g，姜半夏 12g，陈皮 12g，炒谷芽 15g，炒麦芽 15g。每日 1 剂，分 2 次温服。

按语：女子乳房属少阴心经及厥阴肝经所络属，其病变与情志密切相关。且肝木容易克伐脾土，常可以诱发脾胃功能失常，因此治疗乳腺癌同时思考物质基础方面，需要从调整下丘脑-肾上腺-性腺方面治疗。此类患者常有焦虑情绪伴见睡眠障碍及脾胃问题，若湿毒伏于胆经，可见耳鸣，遇事加重，因不影响工作或社会功能，可依伏病论中焦虑络病型，适时治之。

上焦肿瘤病变，一定要注意失眠问题，如果伴有焦虑或抑郁，当知湿毒蕴体，需要预防癌变的发生。肿瘤上焦病变，治之尽在心、肺、脾、胃，以心为核心，心之少火不伤，肿瘤无以传变。心之少火伤，最易失眠多梦，甚则烦躁、噩梦。元气受损之不寐，多有噩梦，必伴情绪异常，夜尿，甚至盗汗；宗气受损之不寐，多有乏力，寐后乏力能解，少伴情绪异常，常常入睡易而梦多，夜尿时有，寐后自觉一夜未眠；寐浅清气受损之不寐，多有入睡困难，常伴身痒，常辗转反侧，寐则安，无夜尿。

三、肿瘤中焦病变证治路径

肿瘤中焦病变，或因饮食，或因情志，《黄帝内经》之谓"病起于阴也"。肿瘤中焦病变有胃癌、食道癌、胰腺癌、肝癌、胆囊癌等，其名各异，异病同治，治在足厥阴肝经。

足厥阴肝经经络循行部位与功能如下。

1. 足厥阴肝经循行部位

肝经起于足大趾爪甲后丛毛处，沿足背向上至内踝前一寸处（中封穴），向上沿胫骨内缘，在内踝上八寸处交出足太阴脾经之后，上行过膝内侧，沿大腿内侧中线，进入阴毛中，绕阴器，至小腹，夹胃两旁，属肝，络胆，向上穿过膈肌，分布于胁肋部，沿喉咙的后边，向上进入鼻咽部，上行连接目系，出于额，上行与督脉会于头顶部。

本经脉一分支从目系分出，下行于颊里，环绕在口唇内侧。又一分支从肝分出，穿过膈肌，向上注入肺，交于手太阴肺经。

依据足厥阴肝经循行，伏病因子在足厥阴肝经络脉时，影响前列腺，表现为慢性前列腺炎；影响胆黏膜，表现为慢性胆囊炎；影响咽喉，表现为慢性咽炎；影响鼻咽，出现慢性鼻炎，尤其是过敏性鼻炎，此病根源在于"肝经夹胃两旁"的经脉受到阻滞。

依据足厥阴肝经循行，伏病因子在足厥阴肝经经脉时，影响前列腺，表现为前列腺增生；影响鼻咽部黏膜，出现过敏性鼻炎。

依据足厥阴肝经循行，伏病因子在足厥阴肝经脏腑时，影响肝，表现为脂肪肝，甚至出现肝硬化、肝癌；影响胆，出现胆囊癌；影响前列腺，出现前列腺癌等。

2. 肝的生理功能

肝的主疏泄功能主要表现在 4 个方面：①促进血液与津液的运行输布。②促进脾胃的运化功能和胆汁分泌排泄。③调畅情志。④促进男子排精与女子排卵行经。肝主藏血功能，主要表现在 4 个方面：①调节血量。②濡养肝、筋及眼睛。③为经血之源。④防止出血。肝主升发，在体合筋，其华在爪，在窍为目，在志为怒，在液为泪。

依据肝的生理功能，伏病因子在足厥阴肝经络脉时，影响泪腺分泌，可能出现眼泪分泌异常，多见迎风流泪或眼睛干涩；影响肌腱、韧带，出现韧带钙化、肌腱损伤，颈椎、关节酸楚不适；影响指甲，出现指甲纹路异常、斑点等；影响情绪，出现烦躁等；影响血液输布和调节，出现疲劳症状。

依据肝的生理功能，伏病因子在足厥阴肝经经脉时，影响藏血，可能出现紫癜、鼻衄、子宫出血，甚至胃出血等；影响疏泄功能，出现干燥综合征、焦虑症、输卵管阻塞、精子数量或质量异常等；影响藏血功能，出现月经不调；影响胆汁分泌，出现胆囊炎或胆结石；影响前列腺，出现前列腺增生；影响血液，出现凝血机制异常。

依据肝的生理功能，伏病因子在足厥阴肝经脏腑时，影响藏血，可能出现相关的血液病；影响胆，出现胆囊癌；影响肝，出现肝硬化，甚至肝癌；影响前列腺，出现前列腺癌。

肿瘤中焦病变，气轮之变，尽在伏毒致病因子，脉弦或壅滞牢涩。

《素问·五常政大论》："根于中者，命曰神机，神去则机息。"《素问·六微旨大论》："出入废则神机化灭，升降息则气立孤危。"神，指生命活动；机，指不停运转之气机。这里神机的调控中枢就是肝。肝与肺共掌人体气机的升降出入，肝主升，肺主降。因此"故非出入，则无以生长壮老已；非升降，则无以生长化收藏"。肝肺通过调控"气轮"，进一步调控人体气机和神机，从而调控"津轮"的生成和输布。"气轮"循环不仅涵盖了人体的淋巴循环，更重要的是其调控直接影响第二道免疫屏障与第三道免疫屏障的运行。

湿火致病因子自中焦进入机体，破坏中焦气轮功能，阻碍气轮循环，湿毒蕴藉中焦，侵袭肝经。第二道免疫屏障与第三道免疫屏障启动，湿毒转化成痰湿、痰毒、痰瘀留滞中焦，这些病理产物或自胆经，或自大肠，或自淋巴循环出体外。出现咳数日不解是肝气不升之咳；出现腹胀数日不解是肝气瘀滞之胀；出现胁肋痛是气滞血瘀肝经之痛；出现肠道敏感，冷、热、辛辣刺激则腹痛、腹泻是肝气下陷之故。日久气轮损坏，正不胜邪，火毒夹瘀入里化积，从而破坏线粒体－肾上腺轴，遂成肿瘤中焦病变。

肿瘤中焦病变，治之尽在肝、肺、脾、胃，以肝为核心，肝之相火不伤，生发之气不损，肿瘤无以传变，防传变以清肝养血饮加桂枝为总纲。

清肝养血饮：羚羊角 2g先煎，阿胶 6g烊化，白芍 15g，地骨皮 15g，桂枝 12g。桂枝、白芍、地骨皮水煎 10 分钟，取汁 100mL，加清水再煎 20 分钟，取汁 100mL，2 次合汁。羚羊角煎 1 小时，取汁 100mL，烊化阿胶，兑如上汁，顿服，再煎，煎法同上，每日 2 剂。待体温正常，改羚羊角为水牛角 30g，每日 1 剂。

肿瘤中焦病变，必损肝而成。中焦伏病初成，多匿于胃肠或胆道，郁而不解，湿火成湿毒。肝为解毒之脏，最易感毒，湿毒侵淫肝经，则气轮循环为害，损伤淋巴循环及后天免疫系统，日久损伤元气。必以清肝解毒之品，扶助相火，羚羊角、水牛角之类最为适宜；佐以地骨皮清退虚火，阿胶、白芍养血扶正，血为气之母，源源不断化生肝气。桂枝温阳气化，最善化生肝气。

肝主疏泄，肝之相火伤，传变之兆，症见烦躁易怒，焦虑不安，失眠噩梦，汗出异常，或头汗，或胸前汗出，或腋下汗出如注，甚者胁痛腹胀。此焦虑治以四莲檀香散，不可当肝火治之。

肺主宣肃，宣肃失司，已然传变，症见痰多而黏，胸闷气短，多有乏力，稍劳则乏，多便秘，小便艰涩不畅，甚者白日尿少，夜尿多。若低热者，或消瘦者，一证便是，不必悉俱，黑甲汤截断病势。

肿瘤中焦络病，腹胀，不欲食，乏力，不耐劳，或烦躁，或焦虑，但见紫癜，或肌衄（皮肤瘀斑），或鼻衄，或便血，见血症便是，火毒之征，治之以化湿解毒汤。

化湿解毒汤（湿毒解方）：党参 30g，苦参 12g，拳参 12g，茯苓 15g，猪苓 15g，薏苡仁 30g，杏仁 12g，白豆蔻 6g，白花蛇舌草 30g，半枝莲 15g。

方中党参、茯苓、白豆蔻健脾和胃为君药，苦参、拳参、白花蛇舌草、半枝莲解毒为臣药，茯苓、猪苓、薏苡仁淡渗利水为佐药，杏仁一味开壶揭盖，从水之上源通达，宣肃利水，更能预防小便过利，而大便坚实之弊端。

肿瘤中焦络病，无血证者，气轮未坏，当清透伏火，治脏以腑，总以清肝养血饮加桂枝清之。

肿瘤中焦络病，有血证者，气轮已坏，解毒以扶正，总以化湿解毒汤解之，或以复方赤蛇散治之，不可止血。

复方赤蛇散：赤灵芝 30g，乌梢蛇 12g，蛇莓 15g，蛇六谷 15g，白花蛇舌草 15g。

方中赤灵芝为君药，入肝经，解毒保肝，顾护肝脏元气；乌梢蛇最能通络解毒，走肝经；蛇莓、蛇六谷、白花蛇舌草协同，辅助解毒抗癌。

腹胀者，四逆散透发阳气可矣，不必以紫苏子、厚朴之类降气。

乏力者，酸甘化阴，生脉饮加之。

不欲饮食者，保和丸加之。

烦躁、焦虑者，四莲檀香散加之。

肿瘤中焦络病，解毒之后，当活血行气，不可一味泻之，治之以膈下逐瘀汤。

肿瘤中焦络病，见痛者，正不胜邪，肝气已伤，《圣济总录》补肝汤治之。

补肝汤：天冬 15g，酸枣仁 30g，柴胡 12g，当归 9g，羌活 12g，防风 12g，肉桂 3g，细辛 3g，赤茯苓 30g，升麻 12g，秦艽 12g，生黄芪 30g，杜仲 12g，醋鳖甲 12g，鹿茸 6g，牛膝 30g，天麻 12g，黄明胶 12g，山茱萸 30g。

肿瘤中焦络病痛者，多现四肢厥冷，火已经化毒，或见呃逆，或见情志异常，或见神疲乏力，或见噩梦惊醒，但见一症即可确诊。

慢性前列腺炎者，加王不留行、土茯苓、大红藤、鱼腥草。

慢性胆囊炎者，治宜伏胆汤。

伏胆汤：金钱草 30g，海金沙 12g包煎，郁金 12g，柴胡 12g，黄芩 12g，川芎 12g，茵陈 12g，栀子 12g，鸡内金 12g。上药九味，先煎 10 分钟，取汁 200mL，再煎 40 分钟，取汁 200mL，合汁，分次温服。

胆"主骨所生病"，金钱草走肝、胆、肾经，善清胆经湿热，又能"祛风湿，止骨痛"（《本草求原》），故为君药；海金沙、郁金、鸡内金联合使用，最善消胆中积石，为臣药；柴胡、黄芩、茵陈、栀子善清胆中湿热，为佐药；川芎一味活血行气，载诸药走胆经而直入胆中，为舟楫之使。

鼻炎，加辛夷、白芷、露蜂房、乌梢蛇。

咽炎者，加牛蒡子、旋覆花、金荞麦、金雀根、木蝴蝶。

迎风流泪或眼睛干涩，加青葙子、菟丝子、决明子、密蒙花。

颈椎病者，加葛根、威灵仙、补骨脂、五灵脂。

肿瘤中焦经病在络病之后，现紫癜、鼻衄、子宫出血，甚至胃出血，或干燥综合征，女子月经不调，或输卵管阻塞；男子列腺增生，或阳事不举，治之以南无汤合复方赤蛇散。

南无汤：炒黄芩 15g，炒黄柏 15g，炒栀子 15g，黄连 9g，山慈菇 9g，百合 30g，墨旱莲 30g，阿胶 9g烊化，巴戟天 15g，淫羊藿 15g，白芍 30g，赤芍 15g，紫草 15g，升麻 9g，仙鹤草 30g，浮小麦 30g。

方中炒黄芩、炒黄柏、炒栀子、黄连为君药，直折火势，泻火以止血；白芍、赤芍养肝行血；百合、墨旱莲、阿胶归肺、肾经，润肺下气；巴戟天、淫羊藿温肾，顾护元气；紫草、仙鹤草凉血散瘀，止血不留瘀；升麻则能除伏解毒，浮小麦敛心气，除伏热，以防进入血轮发生传变。

女子月经不调者，加路路通、益母草；输卵管阻塞者，加鬼箭羽、积雪草、土茯苓。

男子前列腺增生者，加三棱、莪术、鬼针草、浙贝母、夏枯草、土茯苓。

胃息肉、胆囊息肉、肠息肉者，加制大黄、姜黄、三棱、莪术、蜈蚣、猫爪草、积雪草。

肝硬化者，治宜新鳖甲煎。

新鳖甲煎：鳖甲酥 15g，阿胶 6g烊化，露蜂房 12g，蛴螬 12g，人参 6g另炖，柴胡 12g，地骨皮 15g。人参另炖 1 小时，取汁 100mL，柴胡、地骨皮先煎 10 分钟，取汁 100mL，纳鳖甲、露蜂房、蛴螬水煎 60 分钟，取汁 300mL，合上汁 200mL，烊化阿胶，分次温服，每日 1 剂。

时时胃酸，反流食道，烧灼不适，加白及、瓦楞子。

肿瘤中焦脏病在经病之后，诸中焦肿瘤出现，男子或见前列腺癌，女子或见宫颈癌，治之以新鳖甲煎合复方赤蛇散。

腹膜淋巴肿大者，加复方黄灵汤。

复方黄灵汤：黄药子 12g，生黄芪 30g，赤灵芝 12g。

方中黄药子为君药，最善消痰软坚散结。臣以生黄芪健脾补中，治理痰源。赤灵芝化痰补虚，解毒行血为使药。

肿瘤中焦脏络病在脏病之后，传变于下焦，或至大肠，或至膀胱，或至肾，或至子宫，或至卵巢等，多自淋巴传变。前列腺癌者，虽在下焦，但为中焦病，治以补肝汤合复方赤蛇散。

肿瘤中焦脏络病，多中焦诸脏器自坏，肝到胰，胰到胆，胆至胃，肿瘤传变必至胃下系膜淋巴，《黄帝内经》有"胃之大络，名曰虚里，贯鬲络肺，出于左乳下，其动应衣，脉宗气也"之说。《素问·缪刺论》载："夫邪客大络者，左注右，右注左，上下左右与经相干，而布于四末，其气无常处，不入于经俞。"此阶段四末刺络放血，以血行气，若元气能自复者，或有生机。

四、肿瘤中焦病变医案

案1　食道癌放疗后脏病案

虞某，女，81岁，初诊日期2017年4月5日。

主诉：进食梗阻1年余，加重1月余。

患者2016年出现饮食梗阻感，症状持续数月，未行治疗，上述症状可以自行好转。2017年年初患者进食梗塞感症状再次出现，于当地人民医院行食管镜并做活检后确诊为"食道癌"，给予放疗13次后食入通畅。因患者拒绝手术，欲中药保守治疗，求诊于我处。就诊时患者诉吞咽粗硬食物时有不适感觉，胸骨后有烧灼感，时有针刺疼痛，偶有咯黏液样痰，色白，晨起尤为明显。肝功能检查示：谷丙转氨酶118U/L。肿瘤标志物检查：糖类抗原199 44.7U/mL，糖类抗原724 24.2U/mL。舌淡紫，苔黄腻中部灰黑，脉细涩。

诊断：食道癌，湿毒夹瘀伏肾经。

处方：复方赤蛇散合消腻散、四君子散加减。

青蒿12g，鳖甲12g，百合12g，山慈菇12g，赤灵芝15g，炒白术15g，猪苓12g，茯苓12g，土茯苓12g，人参3g，参三七9g，炮山甲12g，蜈蚣3g，乌梢蛇12g，蛇六谷15g，白花蛇舌草15g，田基黄12g，龙葵12g，三棱12，莪术12g，鬼针草15g，生牡蛎12g，玄参15g，紫草12g，苍术12g，佩兰12g，丁香9g，竹茹12g，白及12g，制半夏12g，陈皮12g，黄连6g，砂仁9g。14剂，每日3次，餐后温服。

二诊（2017年4月19日）：患者服药后自觉饮食梗阻感好转，胸骨后灼热感消失，咯黏液痰症状好转，但寐差、梦多，夜尿3次，大便艰涩不畅。舌淡紫、苔黄腻好转，中部仍有灰黑。脉左寸脉紧，左关稍滑，左尺细；右寸关滑，右尺细滑。脉由涩转滑，为自身免疫激活，元气布施的表现，但考虑到患者年至耄耋，本身气血不足，急当益气固元、滋阴润燥，方不至于油枯灯灭。故处方如下：生黄芪60g，炒白术15g，茯苓15g，土茯苓12g，人参9g，赤灵芝15g，生地黄15g，玄参15g，麦冬12g，肉苁蓉15g，蛇莓15g，蛇六谷15g，白花蛇舌草15g，田基黄12g，制大黄12g，僵蚕12g，蝉蜕9g，姜黄12g，琥珀9g，珍珠母12g，酸枣仁15g，夜交藤12g，合欢皮12g，远志12g，火麻仁12g，苍术12g，薏苡仁12g，竹茹12g，枳壳12g，制半夏12g，陈皮12g。每日1剂，分3次温服。

三诊（2017年6月7日）：患者服药后睡眠好转，黏液痰基本消失，大便每日1~2次，进食正常，但出现心悸。舌暗红，苔根稍腻，舌中部无灰黑苔。左寸脉短，左关脉细，左尺脉细短；右寸短滑，右关脉滑，右尺脉濡滑。两寸脉短，是气血不足之象，需培土生金，顾护气血。处方如下：青蒿 12g，鳖甲 12g，百合 12g，山慈菇 12g，赤灵芝 15g，炒白术 15g，茯苓 12g，人参 3g，生甘草 3g，炙甘草 3g，南沙参 12g，北沙参 12g，炮山甲 12g，蜈蚣 3g，露蜂房 12g，乌蛇 12g，蛇六谷 15g，白花蛇舌草 15g，鬼针草 12g，玄参 15g，浙贝母 12g，芦根 12g，三棱 12，莪术 12g，焦山楂 12g，焦神曲 12g，鸡内金 12g。每日 1 剂，分 3 次温服。

四诊（2017 年 7 月 5 日）：患者服药后自诉仍有心悸，余无不适，寐安，二便正常，饮食正常。舌暗红苔薄白，脉弦。但见毒消需温阳跟进，处方如下：淫羊藿 12g，巴戟天 12g，生黄芪 30g，当归 15g，炒白术 12g，茯苓 12g，人参 3g，生甘草 3g，炙甘草 3g，赤灵芝 12g，制黄精 12g，玉竹 15g，南沙参 12g，北沙参 12g，青蒿 12g，鳖甲 12g，百合 12g，乌蛇 12g，三棱 12g，莪术 12g，鬼针草 12g，玄参 15g，浙贝母 12g，芦根 12g，蛇六谷 15g，制半夏 12g，紫苏子 12g，焦山楂 12，焦神曲 12g，鸡内金 12g。28 剂，每日 1 剂，分 3 次温服。

五诊（2017 年 8 月 2 日）：服药后患者诉无心悸，诸症好转。舌暗红苔稍腻，脉弦。复查肝功能恢复正常，癌胚抗原及糖类抗原 199、糖类抗原 724 复查恢复正常。为巩固疗效，治以温肾滋阴、益气活血，佐以解毒，调方如下：巴戟天 15g，肉苁蓉 15g，制何首乌 12g，桑椹 12g，制黄精 12g，玉竹 15g，南沙参 12g，北沙参 12g，生黄芪 30g，炒白术 12g，茯苓 12g，人参 3g，当归 15g，丹参 15g，三棱 12g，莪术 12g，乌蛇 12g，蛇六谷 15g，鬼针草 12g，玄参 15g，芦根 12g，白及 12g，制半夏 12g，莱菔子 12g，鸡内金 12g。28 剂，每日 1 剂，分 2 次温服。并嘱其服药后，不必再服用中药，以伏湿茶常饮，巩固疗效即可；至寒暑，可以膏方排毒、固元即可。笔者随访至今，患者仍健在，饮食、二便、睡眠均正常。

案 2　胃癌络病之慢性胃炎案

陈某，女，56 岁，初诊日期 2006 年 12 月 18 日。

主诉：胃脘胀痛 6 年余，加重伴呃逆 1 月。

患者因胃脘疼痛频发，于 2001 年 10 月在上海某医院行胃镜检查提示为"慢性胃炎、十二指肠溃疡"，腹部超声查肝、胆、脾无异常，常年服枸橼酸铋钾颗粒、奥美拉唑肠溶胶囊等，症状改善不明显。其间患者亦间断服用中药治疗未见明显好转，近 1 月来因天气渐冷，胃脘疼痛频发，胀痛明显，伴呃逆，腹胀痞满，纳差，四肢厥冷，胃部惧寒，得冷食上述症状加剧，经人介绍求治于余。诊查舌脉，舌暗红，苔黄腻，脉细濡。

诊断：慢性胃炎，湿火伏太阴经病。

病案分析：对于本案的湿火伏太阴经病，患者言其畏冷，诸医多见此以阳虚。笔者认为"阳与火不两立，阴与湿不相携"，湿火中阻，阳气无以输布，故有四肢厥冷；

寒食入胃，湿热相争，故见疼痛加重；呃逆、䐜胀乃浊气不降。舌脉均为明证。

胃炎之腹胀，但见四肢厥冷，是阳气不足，火已化毒，胃癌络病之兆，如见呃逆，即可确诊。

处方：复方黄龙汤加减。

炒白术 30g，太子参 15g，石斛 15g，黄连 6g，龙胆 12g，制半夏 10g，苍术 9g，佩兰 12g，茯苓 12g，槟榔 12g，佛手 12g，公丁香 6g，柿蒂 6g，乌药 6g，九香虫 6g，砂仁 6g，蒲公英 15g，神曲 15g。7 剂，水煎服。

二诊（2006 年 12 月 25 日）：患者服上方 7 剂，矢气频转，胃脘胀痛好转，呃逆间或有之，余症皆消。黄腻苔好转，此为湿热下走阳明经。方中蒲公英一味既能解太阴湿热，更能防其化湿毒。故在原方基础上，去柿蒂、神曲，加黄芪 30g，桂枝 9g。

三诊（2007 年 1 月 9 日）：患者服上方 14 剂，自诉诸症好转，手脚渐温，能少进冷食，腻苔净除，脉象转为弦细。湿热伏邪渐消，而显其病之根本，从而知其因上述症状的出现是由于肝气郁结，脾虚失纳，从而导致中焦太阴络脉蕴湿，久而湿热传至太阴经导致，故在原方基础上加强疏肝健脾，去苍术、佩兰、佛手、公丁香，加柴胡 12g，香附 6g，青皮 12g，白芍 12g，当归 12g。

按语：伏邪太阴经病与伏邪太阴络病皆可有胃脘痛，区别要点在于经病之痛，特点持久，甚至久治不变；络病之痛或呈游走，疼痛性质变化多端，时而胀痛，时而刺痛，时而酸痛，时而烧灼痛，每随天气、劳逸、情绪、饮食等改变而变化。伏邪经病之痛，又与伏邪脏腑病之痛有程度、特点的区别，邪在脏腑疼痛剧烈，痛处固定，甚则有积聚的情况出现。

本案患者其本质在于情绪抑郁而致湿邪留居太阴络脉，失治既久，太阴络虚，湿热侵入太阴经，而见胀痛、呃逆，腹胀痞满。注意到本案患者出现阳气损伤，气机上逆，这是湿热化毒损伤元气的端倪，巩固相对应脏腑阴阳，补其血气，自是祛邪正道。故而方中炒白术、太子参、石斛、九香虫，补脾之阴阳气血，以复方黄龙汤化其湿热，邪自出阳明，浊气转为矢气出。

案3　胃癌络病之十二指肠球部溃疡案

刘某，女，65 岁，初诊日期 2008 年 7 月 8 日。

主诉：胃脘疼痛 3 月余。

患者 3 个月前因丧偶出现情绪异常，胃脘疼痛，常每至凌晨 1~2 点痛醒，伴嗳气反酸，胸胁满闷，纳呆口干，行胃镜检查提示"十二指肠球部溃疡，幽门螺杆菌阴性"，给予奥美拉唑肠溶胶囊口服。治疗近 3 个月后患者疼痛较前好转，但是仍有胃痛、腹胀、纳呆、口干、口气较重，并出现沉默寡言、精神恍惚，伴神疲乏力、反酸、胸闷，患者为求中医治疗，遂来我处。查其舌脉，舌暗红苔黄腻，苔中部灰黑，脉濡细而躁。

诊断：十二指肠球部溃疡，湿毒伏太阴经。

病案分析：患者情绪异常，化为伏火，悲思伤脾，脾失运化产生伏湿，遂形成湿火蕴藉之证候，再以奥美拉唑肠溶胶囊之类的药物抑制胃酸分泌，更加重伏邪，导致湿火化湿毒，湿毒蕴藉脾太阴络，可导致胃痛，以及出现沉默寡言、精神恍惚等精神诸多症状。舌暗红，苔黄腻，苔中部灰黑，脉濡细而躁，显示湿热已经化湿毒。

处方：湿毒解方加减。

党参30g，玄参30g，苦参12g，猪苓15g，茯苓15g，薏苡仁30g，白豆蔻6g，砂仁6g，杏仁12g，蒲公英30g，败酱草30g，乌贼骨15g，煅瓦楞子15g，徐长卿30g，延胡索15g，生蒲黄15g，槟榔12g，柴胡12g，玫瑰花6g，甘松9g，佛手12g，制半夏12g，陈皮9g，甘草6g。7剂，水煎服。

二诊（2008年7月15日）：患者服药后自觉腹部胀痛明显好转，无呃逆，大便通畅，精神较前好转。舌暗红苔黄腻好转，脉濡细。鉴于患者毒邪减弱，故在加强清解湿毒基础上，稍佐温阳以扶正。原方加碧玉散30g，益智仁15g，肉苁蓉15g，去白豆蔻、苦参。

三诊（2008年7月29日）：患者服上方14剂后，自诉诸症好转，但仍自觉不开心，精神乏力，纳可，腻苔净除，濡脉好转。此是湿毒伏邪渐消，故在原方基础上加强养阴温阳力度，并注意补充宗气，故原方加生黄芪30g，当归15g，白术15g，白芍15g，巴戟天15g，石斛15g，生地黄15g，去杏仁、薏苡仁、乌贼骨、煅瓦楞子。

此后在此方基础上加减治疗2月余，患者诸症皆消。对于肿瘤中焦络病，见痛者，是正不胜邪，肝气已伤，故笔者又嘱其常服逍遥丸改善情志。

按语：本案患者其患病的本质在于情绪不畅而致湿热留居太阴络脉，失治既久，转化为湿毒伏太阴经，湿毒伏太阴经与湿热伏太阴经的重要区别点在于是否伴有情志改变，其次是舌苔但见灰黑，必化毒邪。对于湿毒侵入太阴经，解毒是关键，并在这个基础上，先淡渗利湿，一旦毒邪有减弱指证，立刻温阳、养阴并进。当湿毒治疗过半，正气来复，患者症状稳定，及时补益宗气。

案4　胃癌经病案

胡某，男，63岁，初诊日期2018年11月30日。

主诉：进食困难1月余，伴胃脘隐痛2年。

患者2年前因为体重突然下降20斤，于柳州市人民医院行胃镜检查提示"慢性非萎缩性胃炎伴3级糜烂、十二指肠球部霜斑样溃疡、胃多发性息肉"，后一直未予以正规治疗。患者近1月来出现进食困难，进食稍刺激或难消化的食物就会有胃脘疼痛、四肢畏寒、神疲倦怠的症状出现。再次行胃镜检查，检查结果提示："胃炎伴3级糜烂、多发性息肉，近十二指肠部有隆起型肿块，表面糜烂。"活检结果提示"低分化腺癌"。肿瘤标志物提示：癌胚抗原 12.4ng/mL，糖类抗原 125 74.32U/mL，糖类抗原 199 43.2U/mL，糖类抗原 724 244.1U/mL。就诊时患者诉进食困难，仅能进食流质，胃部隐隐胀痛，全身畏寒，遇冷流涕，口干口苦，睡眠尚可，大便每日 1 次，无夜尿。舌紫苔腻。左寸促滑，左关弦涩，左尺弦；右寸关弦涩，右尺濡。

病案分析：本案为胃癌络病突变成胃癌经病，患者因胃痛或进食梗阻，食道反流就诊。如伴明显乏力，或有盗汗，甚或消瘦，当为元气损伤，有出现胃癌经病的可能。

诊断：胃癌经病，痰毒厥阴肝经。

处方：新鳖甲煎合复方黄龙汤加减。

青蒿 12g，酥鳖甲 12g，柴胡 12g，当归 12g，炒白术 15g，茯苓 12g，人参 9g，黄连 6g，炮山甲 6g，蜈蚣 3g，露蜂房 12g，姜黄 30g，延胡索 15g，醋五灵脂 15g，三棱 12g，莪术 12g，酒大黄 12g，三七 12g，蒲黄 12g，山慈菇 12g，白花蛇舌草 30g，魔芋 30g，蛇莓 30g，蒲公英 15g，佛手 12g，香橼 12g，炒鸡内金 30g，炒川楝子 12g，焦山楂 15g，焦六神曲 15g。

炒白术、人参、焦山楂、焦六神曲健脾强胃，扶助脾胃之气；柴胡、佛手、香橼、川楝子、延胡索疏肝解郁止痛；山慈菇、白花蛇舌草、蛇莓、露蜂房抗癌解毒，改善胃部糜烂及机体内环境；三棱、莪术、蒲黄、五灵脂、三七、当归软坚散结，祛瘀生新，促进胃黏膜修复；鳖甲、炮山甲、蜈蚣加强通络散结之功。

二诊（2018 年 12 月 14 日）：服药后，患者胃脘稍胀，胃脘部隐痛消失，大便每日 3~5次，不成形；患者仍畏寒，遇冷则流清涕；口干口苦明显，睡眠尚可，夜尿 1~2 次，每日以鸡汤或骨头汤炖烂面条作为食物。舌紫苔腻好转。左寸滑，左关濡，左尺弦滑；右寸数濡，右关尺濡。脉由弦转濡，肝经湿毒好转，为截断肝克脾土之势，以脾胃之患成为主要矛盾，故减去柴胡、白花蛇舌草、佛手、香橼、延胡索、炒川楝子、五灵脂，加槟榔、刺五加、猫爪草。见湿退需养阴跟进，故加石斛。

三诊（2019 年 1 月 4 日）：患者服药后出现明显饥饿感，胃口渐佳，全身畏寒变为双脚怕冷，仍有口干口苦，眠安，夜尿变为 1 次，大便日 2 次，不成形。舌紫苔腻好转。脉诊同前。此为胃气恢复，故减去三七、焦山楂、焦六神曲，加新鳖甲煎加强散结力度。但见毒消温阳跟进，故加肉桂 9g 温煦胃脘。

四诊（2019 年 1 月 25 日）：患者服药后胃有轻微胀痛，一般在服药后半小时内出现，已经能进食较硬食物。2019 年 1 月 23 日复查胃镜示："十二指肠球部炎性息肉，胃窦部中度炎症，部分区腺上皮肠化伴轻度不典型增生。"肿瘤标志物检查：糖类抗原 724 为 74.14ng/mL，其他癌胚抗原恢复正常。考虑患者症状和理化指标均改善，守方不变，加强化湿，继续服药 45 天。

五诊（2019 年 3 月 25 日）：患者已经恢复正常饮食，但偶有胃脘隐痛，遇冷流涕，无畏寒，无夜尿，寐安，二便正常。舌苔腻进一步好转，脉仍濡。此虽然湿邪仍盛，但正气来复，宜将胜勇追穷寇，加强解毒抗癌力度，故加猕猴桃根 60g，石见穿 15g，石上柏 15g，加苍耳子、白芷改善鼻流清涕症状。笔者又嘱其再服 14 剂后，复查理化指标。

按语：本案有一个症状值得读者思考，患者常出现遇冷流涕，对于此症状往往会被误判为鼻炎，从而干扰治疗，其实是土不生金，脾胃元气俱损，元阳无法温煦化生肺气，从而导致遇冷流涕，但补脾胃元气即可，切不可解表散寒，孟浪耗损正气。一旦理化指标进一步好转，可加强温肾健脾、暖胃解毒，患者定能转危为安。

案 5　胃癌全切脏病案

何某，女，42 岁，初诊日期 2012 年 5 月 24 日。

主诉：胃癌术后乏力 6 个月。

患者于就诊前 6 个月出现胃脘疼痛，时有呕吐，至某医院行胃镜及活检检查后提示"低分化胃腺癌"，给予胃全切术，并化疗 6 个疗程后，患者乏力明显，动辄汗出，食欲差，仅能进流质，形体消瘦如柴，时有胃部隐隐胀痛，四肢畏寒，口干口苦，寐差，便秘，夜尿 3~5 次，遂求治中医进一步治疗。查其舌脉：舌紫遍布瘀斑无苔。左寸细促，左关细涩，左尺散；右寸短涩，右关细涩，右尺散。

诊断：胃癌脏病，积毒伏肾经。

处方：补胃汤合黑甲汤加减。

黄芪 60g，五味子 30g，麦冬 15g，人参 12g，桂枝 12g，生地黄 24g，茯苓 12g，厚朴 12g，桑白皮 12g，陈皮 12g，当归 12g，远志 12g，黑附子 12g，细辛 3g，干姜 3g，玄参 30g，牡蛎 30g，酥龟甲 12g，鳖甲 12g，三棱 15g，莪术 15g，青蒿 12g，连翘 12g，槟榔 15g，莱菔子 15g，乌药 3g，砂仁 3g，甘草 9g。每日 1 剂，分 3 次温服。

二诊（2012 年 12 月 21 日）：患者经过半年余的治疗脉证好转，故又逐渐强化抗癌治疗，诸证好转并趋于稳定，舌暗红有瘀斑苔薄白，脉细涩。调方如下：黄芪 60g，五味子 30g，麦冬 15g，人参 12g，玄参 30g，牡蛎 30g，青蒿 12g，鳖甲 12g，炮山甲 12g，露蜂房 12g，三棱 15g，莪术 15g，石上柏 30g，石见穿 30g，龙葵 30g，浙贝母 15g，蛇六谷 30g，白花蛇舌草 30g，猕猴桃根 30g，连翘 12g，槟榔 12g，炒谷芽 15g，炒麦芽 15g，甘草 9g。每日 1 剂，分 3 次温服。

三诊（2013 年 10 月 10 日）：患者服药后诉时有心悸，乏力明显，肩背沉重痛，伴有寐后抽筋，复查癌胚抗原 7.14ng/mL。舌红淡紫有瘀斑，瘀斑开始消退，苔薄白偏少，脉濡稍有弦象，左寸不足，左脉偏沉。调方如下：生黄芪 36g，制黄精 12g，制大黄 12g，田基黄 12g，青蒿 12g，鳖甲 12g，百合 12g，山慈菇 12g，蜈蚣 6g，露蜂房 9g，桂枝 9g，苦参 9g，三棱 12g，莪术 12g，蛇六谷 15g，白花蛇舌草 15g，石见穿 12g，石上柏 12g，石斛 12g，白英 12g，半枝莲 15g，半边莲 15g，莲子 12g，红藤 12g，玄参 12g，鬼针草 12g，龙葵 12g，牡蛎 12g，木香 9g，僵蚕 12g，蝉蜕 9g，炙甘草 6g。每日 1 剂，分 3 次温服。

四诊（2013 年 12 月 6 日）：患者此次就诊诉月经前白带如豆腐渣状，食入反胃明显，大便尚可，疲劳明显，夜寐抽筋。11 月 26 日行胸、腹、盆腔等部位增强 CT 提示："胃癌术后改变，胆囊炎，子宫肌瘤可能，盆腔积液，胸椎、腰椎和双侧髂骨、骶骨骨骼改变。"肿瘤标志物：糖类抗原 125 7.9U/mL，糖类抗原 153 7.2U/mL，糖类抗原 199 < 2U/mL。舌红淡紫有瘀斑，但瘀斑开始消退，苔薄白偏少；脉濡稍有弦象，左寸、尺不足，左脉偏沉。调方如下：生黄芪 36g，制黄精 12g，石斛 12g，莪术 12g，蛇六谷 15g，白花蛇舌草 15g，石见穿 12g，石上柏 12g，鬼针草 12g，田基黄 12g，红藤 12g，赤灵芝 12g，鳖甲 12g，僵蚕 12g，蜈蚣 6g，砂仁 6g，补骨脂 12g，骨碎补 12g，地龙 12g，炙甘草 6g。每日 1 剂，分 3 次温服。

五诊（2014 年 4 月 26 日）：患者服药后诉盗汗明显，左下肢疼痛，夜晚瘙痒明显，夜寐时有抽筋，影响睡眠。舌暗红有瘀斑，苔薄白，脉细涩。调方如下：青蒿 15g，鳖甲 12g，百合 15g，山慈菇 12g，猕猴桃根 15g，瘪桃根 15g，白蒺藜 15g，地肤子 15g，制黄精 15g，玄参 15g，石见穿 24g，石上柏 24g，蛇六谷 30g，白花蛇舌草 30g，蛇莓 30g，姜黄 12g，三棱 15g，莪术 15g，鬼针草 24g，九香虫 12g，制大黄 12g，干蟾皮 12g，僵蚕 12g，蜈蚣 6g，田基黄 24g，龙葵 15g，补骨脂 12g，莲子 24g，炮山甲 12g，砂仁 3g，木香 9g，生甘草 6g，炙甘草 6g。每日 1 剂，分 3 次温服。

六诊（2014 年 6 月 28 日）：患者诉两侧乳周围胀痛，压痛明显，左侧下肢疼痛好转，盗汗消失，仍有乏力。复查癌胚抗原 6.7ng/mL，血红蛋白 87g/L。舌暗红有瘀斑，左脉沉细涩。调方如下：鹿角 9g，玄参 15g，生黄芪 36g，当归 15g，补骨脂 15g，骨碎补 15g，透骨草 15g，延胡索 30g，徐长卿 30g，三棱 15，莪术 15g，炮附子 9g，蛇床子 12g，桔梗 12g，地骨皮 30g，白薇 30g，僵蚕 12g，石见穿 24g，石上柏 24g，蝉蜕 12g，姜黄 12g，生地黄 15，熟地黄 15g，山茱萸 15g，乌梅 6g，砂仁 3g。每日 1 剂，分 3 次温服。

七诊（2015 年 4 月 2 日）：患者已经停经半年，就诊当月月经复来，脱发明显，时有冷汗出，四肢冰冷，饮食如常，二便正常，寐尚可。复查癌胚抗原 5.88ng/mL。舌暗红有瘀斑，苔薄白，左脉细涩。调方如下：炮附子 12g，补骨脂 12g，桔梗 15g，蛇床子 12g，青蒿 15g，鳖甲 12g，百合 15g，山慈菇 12g，半枝莲 15g，半边莲 15g，徐长卿 12g，黄精 15g，玄参 15g，石见穿 24g，石上柏 24g，蛇六谷 30g，白花蛇舌草 30g，蛇莓 30g，五灵脂 30g，三棱 15g，莪术 15g，鬼针草 24g，瘪桃根 15g，干蟾皮 12g，僵蚕 12g，蜈蚣 6g，田基黄 24g，龙葵 15g，炮山甲 12g，人参 3g，砂仁 3g。每日 1 剂，分 3 次温服。

八诊（2015 年 8 月 6 日）：患者服药后诉时有乏力，仍脱发，无盗汗，无自汗，胁肋部时有疼痛，肝功能复查正常，癌胚抗原 7.1ng/mL，舌暗红有瘀斑，苔薄白。脉沉细，右盛左衰，左寸脉燥，左关脉滑，左尺脉散；右寸脉外斜，右关脉滑，右尺滑长。患者脉右盛左衰，虽有滑脉出现，也无济于事，此说明脏腑已衰。治疗以平衡气血，顾护元气，调方如下：青蒿 12g，鳖甲 12g，百合 12g，山慈菇 12g，人参 9g，蛇床子 12g，补骨脂 12g，炮附子 9g，桔梗 30g，猪苓 12g，茯苓 12g，赤灵芝 12g，半枝莲 15g，半边莲 15g，石见穿 12g，石上柏 12g，蛇六谷 30g，白花蛇舌草 30g，徐长卿 30g，制大黄 12g，生黄芪 30g，三棱 15g，莪术 15g，鬼针草 15g，僵蚕 12g，蜈蚣 6g，露蜂房 9g，制半夏 12g，陈皮 12g，地骨皮 30g，砂仁 6g。每日 1 剂，分 3 次温服。

按语： 癌症手术脏器被切除的患者，特别对于消化系统脏器的切除，由于营养成分主要在小肠吸收，当这类器官被切除以后，如果能够有效平衡好代谢系统、应激系统与微生物系统三者的关系，患者存活时间就可以延长，生命质量也可以提高。因此，解毒-扶助元气-激素调控-健脾和胃这四个元素就要在治疗过程中时时平衡，才能确保整体治疗策略的有效实施。

案 6　肝癌络病之脂肪肝案

任某，男，23 岁，初诊日期 2018 年 10 月 13 日。

主诉： 脂肪肝 1 年，伴疲劳、口臭月余。

患者于就诊前 1 年体检时发现肝功能异常，谷丙转氨酶 60U/L，腹部超声提示"脂肪肝"，未予特殊治疗。近 1 个月来患者出现神疲乏力，需要充分休息以后方能缓解，伴腹胀，口气秽浊，口苦，时有肩膀酸痛，颈部僵硬，头晕，于当地医院超声检查示："甲状腺弥漫性肿大，脂肪肝。"甲状腺球蛋白抗体 48.5U/mL，甲状腺过氧化物酶抗体 534U/mL，谷丙转氨酶 118U/L。查其舌脉：舌紫苔浊。左寸涩燥，左关燥，左尺沉弦；右寸涩，右关弦；右尺濡。

诊断： 脂肪肝，湿毒伏心经。

病案分析： 追问患者日常生活习惯可知，患者平素好食荤腥，嗜酒，形体偏胖，可导致湿毒邪伏脾太阴络。加之运动又少，可引起气血运行不畅，久则宗气缺乏，可使湿毒侵淫肝脏，导致脂肪肝，从而出现腹胀、口臭等症状。湿邪留于厥阴经，则见肩膀酸痛、颈部僵硬、乏力、头晕诸症。舌紫苔浊，脉燥可为佐证。

肝癌络病之脂肪肝，多伴甲胎蛋白轻度升高，常伴慢性淋巴细胞性甲状腺炎、溃疡性结肠炎等特异性自身免疫病，也可见到淋巴结炎、胶原病、结缔组织病等疾病。舌脉常表现为脉燥舌紫。

处方：肝络解合龙胆泻肝汤加减。

五味子 30g，沙苑子 24g，赤芍 15g，白芍 15g，龙胆 12g，车前草 30g，木通 6g，黄芩 12g，栀子 12g，当归 15g，泽泻 12g，柴胡 12g，垂盆草 30g，猪苓 30g，茯苓 30g，土茯苓 15g，草薢 12g，虎杖 12g，茵陈 12g，乌药 6g，桂枝 9g，酥鳖甲 15g，白僵蚕 12g，蝉蜕 12g，佛手 12g，槟榔 12g，香附 6g，甘草 6g。嘱其少进油腻，多吃含粗纤维食物。

二诊（2008 年 6 月 20 日）：服药 14 剂，患者仍感乏力，纳呆，夜寐差，舌淡红苔薄白，脉弦细。舌苔由浊转白表示湿邪较前好转，故在原方基础上加强养阴治疗手段，于原方后加玉竹 15g，制黄精 15g，墨旱莲 15g，酸枣仁 30g，去木通、黄芩、栀子、土茯苓。

三诊（2008 年 7 月 4 日）：患者药后乏力、夜寐差明显好转，食欲转佳，故又在原方基础上加炒谷芽 15g，炒麦芽 15g，继续服用 14 剂。

如此加减治疗 3 月余后复查腹部超声提示："肝脂肪轻度侵润，肝功能恢复正常。"并嘱患者继续多吃含粗纤维食物，少进食油腻，忌酒，加强运动，积极控制体重，定期复查肝功能及腹部超声，注意病情变化。

按语：脂肪肝发病率非常高，这与我们当前生活方式、工作方式密切相关。对于脂肪肝性质必须鉴别是元气受损之脂肪肝，还是宗气受损之脂肪肝，抑或清气受损之脂肪肝。

元气受损，当视之为肝癌络病，多伴甲胎蛋白轻度升高，常伴慢性淋巴细胞性甲状腺炎、溃疡性结肠炎等特异性自身免疫病，或可见淋巴结炎、胶原病、结缔组织病等疾病。舌脉表现为脉燥舌紫。

宗气受损之脂肪肝，必有气滞血瘀，伴疲乏，梅核气，痰多咽痒，或气短，或胁肋胀满不适，大便黏滞，大便散而不成形，小便无力。舌脉多表现为脉滑或细。

清气受损之脂肪肝，体型偏于肥胖，时有腹胀，每因食多诱发舌脉表现为脉濡或弦，舌多黏腻苔。

案7　肝癌经病案

倪某，男，77 岁，初诊日期 2008 年 1 月 22 日。

主诉：发现肝内占位病变 1 周，伴腹胀。

患者既往丙肝病史 10 余年，于就诊前 1 周无明显原因出现腹胀，遂到当地肿瘤医院行腹部超声检查提示"肝内占位"，腹部 CT 提示"肝硬化，脾脏略增大，门脉高压，左右内叶交界及肝右后下段小结节，肝癌可能，肝多发囊肿"，检查甲胎蛋白 64μg/L。因考虑年龄及体质，患者及家属不愿放化疗治疗，希望采用中药保守治疗，遂来就诊。来诊时患者自觉腹胀，便秘，烦躁易怒，食欲减退。舌暗红，苔黄厚腻，脉沉弦。

诊断：肝癌经病，湿毒伏厥阴肝脏。

病案分析：丙肝在前，毒邪伏肝已久，加之耄耋之年，元气损耗，使毒邪蕴积，阻于肝内，遂形成占位。因肝失正常生理功能，故见腹胀、便秘、烦躁易怒、食欲减退等症状。舌脉可为佐证。

处方：新鳖甲煎加减。

生黄芪45g，全当归30g，酥鳖甲15g，阿胶6g烊化，党参30g，露蜂房12g，柴胡12g，地骨皮30g，浙贝母15g，野葡萄藤30g，百合30g，山慈菇9g，田基黄15g，垂盆草30g，薏苡仁30g，茵陈12g，地龙12g，虎杖12g，金钱草15g，栀子12g，猪苓30g，赤灵芝18g，藿香梗9g，砂仁6g后下。

二诊（2008年2月1日）：药后患者自诉腹胀明显好转，无腹痛，无汗出，舌暗红，苔白稍腻，脉沉弦滑。此为湿邪减退，又少佐温阳活血之品，于原方加三棱15g，莪术15g，菟丝子15g，去地骨皮、栀子。

三诊（2008年2月15日）：腹部超声提示："肝硬化，脾稍大，肝内存在18mm×15mm，33mm×30mm占位。"药后患者诉已无腹胀腹痛，舌暗红，苔稍黄，脉大濡。故又在原方基础上以酸柔肝，以图恢复肝功能，故加五味子12g，白芍30g。

按语：湿毒伏肝脏导致的肝癌，不同于其他肿瘤治疗之处在于需要及时以酸柔肝，可以用五味子、白芍、乌梅、山茱萸等养肝柔肝，并在这个基础上适当温阳，对肝功能恢复有一定作用。

案8　胆管癌术后脏病案

徐某，女，63岁，初诊日期2017年10月14日。

主诉：身体黄染，伴胁肋疼痛6月余。

患者6个多月前出现食欲不振，身体黄染，伴胁肋疼痛，腹部超声提示"胆囊占位"，遂至笔者门诊治疗，笔者脉诊告知其恶性肿瘤可能性大，建议完善PET-CT以明确诊断，同时以中药保守治疗为上策，后处以7剂中药予以该患者。患者因畏惧中药之苦，又于复旦大学附属中山医院行手术及化疗，术后再次到笔者门诊就诊。就诊时因其术后留置引流管，引流管不畅，患者动辄大汗淋漓，伴盗汗，气短不足以吸，卧床不能起，面色不华。查其舌脉：舌紫有瘀斑，少苔白腐。左寸关细促，左尺散；右寸短促，右关细促，右尺散。

诊断：胆管癌脏病，积毒伏心经。

处方：茵陈蒿汤合复方赤蛇散加减。

茵陈60g，生栀子15g，酒大黄12g，五味子30g，僵蚕12g，蝉蜕12g，乌梢蛇12g，炮山甲12g，露蜂房12g，三七12g，赤灵芝15g，猪苓15g，茯苓15g，地耳草

30g，龙葵 30g，醋三棱 15g，醋莪术 15g，蛇莓 15g，玄参 30g，生牡蛎 24g，蛇六谷 30g，白花蛇舌草 30g，石斛 15g，焦山楂 15g，焦六神曲 15g，炒莱菔子 12g，姜半夏 12g，陈皮 12g，八月札 12g，每日 1 剂，分 3 次温服。

二诊（2017 年 11 月 16 日）：患者药后巩膜黄染好转，已经能下地活动，但仍乏力，动辄汗出，大便每日 1~3 次，需进半流质食物，寐差，伴皮肤瘙痒。舌暗红有瘀斑苔少，脉促。此为毒邪仍炽盛，故在原方基础上加猕猴桃根 30g，胡黄连 24g，加强清透虚热；同时加西洋参 9g，刺五加 15g，顾护元气；去八月札、生栀子、乌梢蛇、猪苓、茯苓。

三诊（2017 年 12 月 11 日）：患者就诊时乏力明显，诉咽痒咳嗽，咯白色黏痰，咳则肋间疼痛部可出现牵涉痛，肩背沉重，饮食恢复如常，大便每日 2~3 次，舌紫有瘀斑，苔薄白偏少，脉有滑象，两寸不足。调方如下：五味子 30g，麦冬 12g，人参 6g，西洋参 6g，生地黄 15g，地肤子 12g，炒蒺藜 30g，炒白芥子 9g，炒紫苏子 12g，炒莱菔子 12g，菟丝子 12g，葶苈子 12g，苦杏仁 12g，浙贝母 12g，桔梗 12g，鱼腥草 15g，蒲公英 15g，金银花 30g，金钱草 30g，金荞麦 30g，车前草 12g，姜半夏 12g，陈皮 12g，木香 12g，炒谷芽 12g，炒麦芽 12g，焦山楂 12g，焦六神曲 12g，砂仁 9g，干姜 6g，炙甘草 6g，生甘草 6g。每日 1 剂，分 3 次温服。

四诊（2018 年 1 月 19 日）：患者药后咳嗽好转，仍有咽痒、身痒等症状，大便秘，腹胀如鼓，食欲不振，下肢浮肿，时有心悸，仍有巩膜黄染，乏力。一方面笔者建议注射人血白蛋白提高胶体渗透压，改善水肿情况加强营养；另一方面，在原方基础上加玄明粉 3g，防己 12g，大腹皮 12g，茯苓 12g，猪苓 12g，通利二便，并减去炒白芥子、炒紫苏子、炒莱菔子、菟丝子、葶苈子、苦杏仁、浙贝母、桔梗、鱼腥草、蒲公英、金银花多味化痰止咳、消炎解毒之品。

五诊（2018 年 2 月 25 日）：患者仍有浮肿，乏力感较前好转，食欲较前好转，无明显咳痰、咽痒，巩膜无黄染，此患者时已经拔出胆道引流管，大便每日 1~2 次，小便量少。舌暗紫有瘀斑苔薄白，脉细涩。调方如下：黄芪 45g，茵陈 30g，炒白术 15g，生白术 18g，人参 9g，赤灵芝 15g，石斛 15g，肉苁蓉 15g，炮山甲 12g，莪术 12g，醋三棱 12g，鸡血藤 12g，茜草 12g，参三七 15g，炮附子 15g，桂枝 12g，生白芍 45g，金钱草 30g，大腹皮 18g，薏苡仁 30g，炒王不留行 12g，防己 15g，茯苓 30g，猪苓 15g，泽泻 15g，益母草 30g，槟榔 18g，生龙骨 30g，生牡蛎 30g，土茯苓 30g，蛇六谷 15g，白花蛇舌草 15g，蛇莓 15g，焦山楂 15g，焦六神曲 15g，炒谷芽 15g，炒麦芽 15g。每日 1 剂，分 3 次温服。

六诊（2018 年 3 月 24 日）：患者此次就诊诉就诊前两天的 14：30 到 19：30 之间出现全身寒战，间断发生 3 次，每次大约持续 30 分钟，并伴有 37.5~38℃ 低热，无汗出，自觉乏力，行走困难。而就诊前一天和当天未发生上述情况。大便每日 2~3 次，形状松散，偶有成形，小便量较前增多，色淡。腹部及手掌鱼际处仍有少量红疹，时有瘙痒，夜尿 1~2 次，脚肿减轻，时有头晕目眩。此为正气来复，邪盛正气不足，无力祛邪外达之候。此时不宜再盲目抗癌祛邪，宜扶助正气为主，以补肝汤为主治疗。调方如下：鹿角 6g，醋鳖甲 12g，生黄芪 30g，当归 9g，天冬 15g，山茱萸 30g，茵陈 30g，栀子 15g，赤灵芝 12g，赤茯苓 30g，羌活 12g，防风 12g，肉桂 3g，细辛 3g，升麻 12g，秦艽 12g，杜仲 12g，牛膝 30g，天麻 12g，酸枣仁 30g，炒谷芽 15g，炒麦芽 15g，焦山楂 15g，焦六神曲 15g。每日 1 剂，分 3 次温服。

按语：癌症致病因子入脏络，再遭受西医刀刃之损，元气大败，延年保命之法不在抗癌，而在于顾护正气，恢复先天，健脾和胃，恢复后天，希冀带瘤生存，提高生命质量。

案 9 胰腺癌术后脏病案

李某，女，65 岁，初诊日期 2018 年 8 月 23 日。

主诉：胰腺恶性肿瘤术后 5 月余。

患者就诊前 5 个多月出现腹痛、恶心、食欲不振，至当地三级甲等医院确诊为"胰腺癌"，予手术胰腺全切、脾切除，并联合化疗药物治疗 5 个疗程后于笔者处就诊，患者诉乏力，面色萎黄，时时冷汗，眠差，夜尿 2 次，左侧腰背部酸痛，空腹血糖在 7~9mmol/L 左右，以短效胰岛素早上 4 个单位，中午 4 个单位，下午 2 单位，晚餐前 2 个单位，睡前长效胰岛素 5 个单位皮下注射控制血糖，以及胰酶肠溶胶囊每天 3 次，每次 4 粒，阿司匹林睡前 1 片，口服替吉奥胶囊 2 周后停 1 周，并每周注射 2 次胸腺肽进行治疗。查其舌脉：舌淡紫苔薄白。左寸散，左关细涩，左尺细；右寸细紧，右关细滑，右脉细。

诊断：胰腺癌脏病，痰瘀伏少阴肾经。

病例分析：患者年过六旬，元气不足，追溯其生活习惯，平素脾气急躁易怒，又贪食动物性食物较多，如此使脾胃不能化生精微，而成痰浊凝聚中焦。痰浊日久，侵袭胰腺细胞，遂生成积结致病因子潜伏，伏邪久留不去而成癌症。虽给予手术切除肿瘤，但无法改善内在生态环境，尤其化疗后，更导致内在微生态环境及机体内环境恶化，故而出现诸症，舌脉亦为佐证。

处方：化湿解毒汤合复方赤蛇散加减。

五味子 30g，麦冬 15g，人参 6g，三七 12g，赤灵芝 15g，炒白术 15g，炮附子 12g，补骨脂 15g，金钱草 30g，鸡骨草 30g，桂枝 12g，龙骨 15g，青蒿 15g，醋鳖甲 12g，醋延胡索 15g，川楝子 12g，乌梢蛇 12g，积雪草 30g，紫草 30g，蛇六谷 30g，白花蛇舌草 30g，酸枣仁 30g，远志 12g，合欢皮 12g，珍珠母 12g，琥珀 6g，火麻仁 15g，生地黄

15g，焦山楂 12g。14 剂，水煎服。

二诊（2018 年 9 月 6 日）：患者服药后空腹血糖为 5~6mmol/L，腰背部疼痛好转，于原方去三七、珍珠母、远志、桂枝、龙骨、川楝子，加银杏叶 15g，全蝎 9g，金樱子 15g，覆盆子 15g，菟丝子 30g，玄参 30g，肉苁蓉 15g，生栀子 15g。14 剂，水煎服。

三诊（2018 年 9 月 20 日）：患者服药后排便 1~2 次/日，质偏软，睡眠较前改善，血糖亦控制较好，于原方去五味子、乌梢蛇、炮附子、焦山楂、积雪草、延胡索、银杏叶、金樱子、覆盆子、菟丝子、生栀子，加墨旱莲 30g，珍珠母 12g，苦参 12g，醋香附 9g，地骨皮 30g，黄连 9g，胡芦巴 15g，炒白术 15g，茯苓 12g，炒麦芽 15g，炒谷芽 15g。14 剂，水煎服。

四诊（2018 年 10 月 17 日）：患者诉晨起口苦，偶有口干，疲劳乏力感好转，胃纳可，后背酸痛好转，但后腹部隐痛，入睡时尤其明显，复查癌胚抗原 6.2ng/mL，余糖类抗原检查正常。调方如下：醋五味子 30g，人参 9g，阿胶 9g，紫河车 6g，三七 12g，赤灵芝 15g，金樱子 15g，覆盆子 15g，补骨脂 15g，酒黄精 30g，玄参 30g，延胡索 15g，川楝子 12g，赤芍 15g，牡丹皮 12g，醋五灵脂 15g，紫草 30g，蛇六谷 30g，白花蛇舌草 30g，蛇莓 15g，琥珀 9g，酸枣仁 30g，肉苁蓉 30g，青蒿 15g，醋鳖甲 12g，全蝎 9g，积雪草 15g，胡黄连 18g，焦山楂 12g，焦神曲 15g。每日 1 剂，水煎服。

五诊（2018 年 11 月 21 日）：患者药后空腹血糖波动在 4~9mmol/L，大便 1~2 次/日，寐差易醒，醒后汗出，仍有疲乏，口淡无味，食欲不振，后背酸痛。舌淡红有瘀斑，苔薄白。左寸脉滑燥，左关弦涩，左尺细涩；右寸细滑，右关洪，右尺滑。脉以滑为主，此为自身免疫启动之征兆。右脉滑而流畅，关脉洪，说明气分免疫亢进，邪出津轮。但左脉涩，尤其左寸脉燥，说明中焦手术后经脉瘀滞不通，瘀热化毒，血轮不畅，元气有耗散之忧。调方如下：生黄芪 60g，炒白术 15g，人参 9g，灵芝 15g，补骨脂 15g，女贞子 30g，醋香附 9g，桂枝 12g，白芍 15g，酒大黄 12g，僵蚕 12g，蝉蜕 12g，姜黄 12g，琥珀 6g，珍珠母 12g，全蝎 9g，酸枣仁 30g，首乌藤 12g，合欢皮 15g，蛇六谷 30g，白花蛇舌草 30g，紫草 30g，玄参 30g，积雪草 30g，地耳草 15g，龙葵 15g，黄连 30g，火麻仁 30g，鬼箭羽 12g，胡黄连 12g，焦神曲 15g。每日 1 剂，水煎服。

六诊（2019 年 1 月 2 日）：患者药后空腹血糖波动在 5~6mmol/L，糖化血红白蛋白为 6.7%，大便 1~2 次/日，寐差好转，仍有食欲不振，无后背及腰酸痛。舌淡红有瘀斑，苔黄黏腻。左寸脉燥，左关脉滑，左尺脉涩；右寸弦滑，右关弦，右尺弦滑。脉象进一步好转，细涩脉明显消失，说明元气恢复，气血开始正常运行，尤其右脉出现弦脉，说明自身应激调控机制开始恢复，调方如下：鹿角 6g，紫河车 6g，阿胶 9g，五味子 30g，人参 9g，补骨脂 15g，炮附子 6g，金樱子 15g，覆盆子 15g，赤灵芝 15g，三七 12g，肉苁蓉 30g，玄参 30g，苦参 12g，积雪草 15g，醋鳖甲 12g，琥珀 9g，酸枣仁 30g，合欢皮 15g，制远志 12g，黄连 12g，黄连 12g，焦山楂 12g，焦神曲 15g。每日1 剂，水煎服。

七诊（2019 年 2 月 13 日）：患者空腹血糖波动在 4~9mmol/L，除仍有寐差外，无明显不适，复查癌胚抗原 7.4ng/mL，神经元特异烯醇化酶 16.7ng/mL。舌淡红有瘀斑，苔薄白。左寸脉涩，左关尺脉弦涩；右寸涩长，右关弦，右尺弦涩。六脉以涩为主，此为自身免疫修复障碍，皆因手术损伤脏器，唯调通脏络以求进一步好转，加强虫类药物使用，在原方基础上加蜈蚣、露蜂房之类，去酸枣仁、合欢皮。

八诊（2019 年 5 月 8 日）：患者空腹时常有低血糖情况出现，最低可至 2.3mmol/L，笔者告知其减少胰岛素注射剂量。患者又诉近 3 天入睡困难，服用西药安眠药也无法入睡，盗汗，饱腹感明显，无食欲，两胁肋疼痛，大便每日 2~3 次。舌淡红，苔薄白。左寸尺短，左关脉弦滑；右寸短，右关紧，右尺紧散。此为元气在祛邪过程中耗损严重，主要原因仍为脏器为手术切除，人体无法自行修复，故而元气久则必然耗散，寐差虽服用西药也无法入眠也旁证元气损耗。唯顾护元气，安神解毒是务。处方如下：生黄芪 60g，酒黄精 45g，覆盆子 30g，紫河车 9g，人参 9g，赤灵芝 15g，桂枝 12g，炒白芍 15g，龙骨 15g，全蝎 9g，鬼箭羽 12g，虎杖 45g，黄连 30g，石见穿 30g，石上柏 30g，土茯苓 30g，积雪草 15g，醋鳖甲 12g，猫爪草 30g，蜈蚣 6g，酸枣仁 30g，肉豆蔻 12g，焦山楂 12g，焦神曲 15g。每日 1 剂，水煎服。

按语：此案患者仍在治疗中，需要说明的是对于手术切除肿瘤脏器的患者，由于中医药主要是恢复自身调控系统，因此一旦出现滑脉，表明自身修复开始启动，一旦出现弦脉，说明自身应激系统恢复。但是由于脏腑已切除，依赖药物补充的元气最终也会被消耗殆尽，故而注意主要脏器切除后的肿瘤患者，一方面要补充元气，另一方面注意调控应激机制，抑制免疫，平衡免疫和应激之间的关系，不使因无法修复的脏腑不停消耗元气才是治疗最佳策略。

五、肿瘤下焦病变证治路径

肿瘤下焦病变，在足少阴肾。肿瘤下焦病变有肾癌、膀胱癌、肠癌、子宫癌、卵巢癌、淋巴瘤、白血病等，其名各异，异病同治，治在足少阴肾经。

足少阴肾经经络循行部位与功能如下。

1. 足少阴肾经循行部位

肾经起于足小趾掌侧面，斜行于足心（涌泉穴），出于舟骨粗隆之下，沿内踝后缘，分出进入足跟，向上沿小腿内侧后缘，至腘内侧，上股内侧后缘入脊内（长强穴），穿过脊柱，进入肾，络结膀胱，继续直行，进入腹腔内，从肾上行，穿过肝和膈肌，进入肺，沿喉咙，到舌根两旁。本经脉的一分支，从肺中分出，联络心，注于胸中，交汇于手厥阴心包经。

依据足少阴肾经的循行，伏病因子在足少阴肾经络脉时，影响泌尿系统黏膜，表现为慢性尿道炎、慢性膀胱炎；影响生殖系统黏膜，表现为阴道炎、宫颈炎等；影响前列腺，出现慢性前列腺炎；影响脊柱后纵韧带，出现腰背酸痛；影响咽部黏膜，出现慢性咽炎；影响心脏功能，出现心律失常，或失眠多梦。

依据足少阴肾经的循行，伏病因子在足少阴肾经经脉时，影响泌尿系统及生殖系统，表现为肾盂肾炎、输尿管结石等；影响前列腺，出现前列腺增生；影响脊柱后纵韧带，表现为腰椎间盘脱出；影响到盆腔，出现输卵管阻塞、宫颈糜烂及盆腔炎性反应。

依据足少阴肾经的循行，伏病因子在足少阴肾经脏腑，影响泌尿系统及生殖系统，表现为子宫肌瘤、卵巢囊肿、前列腺肥大，甚至出现宫颈癌、卵巢癌、前列腺癌、膀胱癌等；其癌症转移路径是骨骼、膀胱、肝、腹腔淋巴及肺。

2. 肾的生理功能

肾主藏精，主蛰，主水，主纳气。其在体合骨，生髓，通脑。其华在发，在窍为耳及二阴，在志为恐，在液为唾。

依据肾的生理功能，伏病因子在足少阴肾经络脉时，影响唾液分泌，可能出现干燥综合征；影响骨骼，出现骨质增生及骨质疏松；影响到其华，出现白发，尤其是根部白发。肾是作强之官，通过力量和支撑运动训练能够作用于骨骼，可以反馈性地影响肾功能系统。伏病因子在肾的络脉，容易影响到椎体小关节，出现相应内科疾病。

依据肾的生理功能，伏病因子在足少阴肾经经脉时，影响藏精及生髓，可能出现遗精、早泄和阳痿，以及血管性痴呆、脑萎缩等；影响主水功能时，出现浮肿及关节肿胀；影响主纳气功能时，出现气短和喘；影响其在窍功能时，出现内庭水肿、眩晕、耳鸣甚至呕吐；影响二阴时，出现痔疮及勃起障碍；影响在志，出现焦虑倾向。

依据肾的生理功能，伏病因子在足少阴肾经脏腑时，影响生殖系统功能，出现不孕不育，甚至各种生殖系统肿瘤；影响骨骼，出现风湿性、类风湿关节炎及各种骨质增生；影响脑，出现痴呆；影响肾上腺，出现肾上腺异常表现相关疾病。

肿瘤下焦病变，血轮之变，尽在伏火，脉细，必兼躁。

心主动脉，肾主静脉，水火既济，动脉供给周身气血，经过肾阳气化，使静脉血回归动脉，补充动脉营血。肾通过肾上腺的激素分泌，调控影响微循环的交感神经和体液状态，最终实现血气交换，从而达到把水谷精微等营养物质注入血液，把血液营养输送到相应组织、器官，以及把细胞组织代谢废物清除体外。一旦伏火入血，最易伤肾上腺激素，也即元气，而元气受损最易导致瘀血内生，进一步由瘀化积。尤其下焦空腔脏器广泛，最易滋生湿火。湿火致病因子自下焦入，可以破坏"下焦如渎"的功能，损伤津轮循环，湿毒蕴藉下焦，第二道免疫屏障启动，气轮循环激活，从而阻断病势，防其传入中焦。当第三道免疫屏障启动，湿毒转化成痰湿、痰毒、痰瘀，留滞下焦，或自大便排出体外，或自小便排出体外，女子月经亦可排出致病因子。倘若这些致病因子不能及时排出体外，则会出现子宫肌瘤、前列腺增生、肠息肉、肾囊肿等疾病。而当第四道免疫屏障启动时，元气会阻击致病因子，使元气损伤，先天命门线粒体结构损害，能量代谢模式发生改变，出现肿瘤下焦病变络病阶段。

肿瘤下焦病变，首要防其传变。其传变多由下焦入中焦；进而入上焦；也常见随血轮上侵，直中心脉，使心脏衰竭。治之尽在少阴经，肾为核心，肾之命门火不伤，肿瘤无以传变，防传变以三味真火汤合四紫蛇床汤（三四汤）为总纲。

三四汤：鹿角胶 6g，紫河车 6g，淫羊藿 15g，菟丝子 15g，紫草 15g，紫花地丁 15g，紫石英 15g，莪术 15g，蛇床子 9g，地骨皮 30g。

肿瘤下焦病变，必由损元气而成，下焦元气之伤源在肾之命门。下焦伏病初成，多匿于盆腔，郁而不解，湿火成湿毒。肾之命门，最易感毒，湿毒侵淫肾经，则血轮循环为害，损伤元气，必以峻补命门、大补肾元之品，以扶助肾阴、肾阳。鹿角胶、紫河车滋阴补阳，顾护命门为君药；淫羊藿、菟丝子、紫石英助阳为臣药；紫草、紫花地丁、莪术、蛇床子解毒活血，清热燥湿为佐药；地骨皮一味防诸药太热，又能透下焦虚热，为使药。治下焦如权，非重不至，故要量大质厚，以石类药物引经。

肾主精神，肾之命门伤，传变之兆，症见倦怠乏力，精神不济，时时心中莫名恐惧感，自觉恍惚，夜尿多，多伴心悸。此乏力当命门火弱治，治以天仙散，不可当乏力治之。

天仙散：巴戟天 15g，淫羊藿 15g，黄柏 12g，升麻 9g。水煎 10 分钟，取汁 200mL，加清水再煎 30 分钟，取汁 200mL，分 2 次温服。

《素问·上古天真论》："恬惔虚无，真气从之，精神内守，病安从来。是以志闲而少欲，心安而不惧，形劳而不倦，气从以顺，各从其欲，皆得所愿。故美其食，任其服，乐其俗，高下不相慕，其民故曰朴。是以嗜欲不能劳其目，淫邪不能惑其心，愚智贤不肖，不惧于物，故合于道。"其提出"恬惔虚无"与"志闲而少欲"是调节精神的具体办法。"恬惔虚无"中"恬惔"为安静之意，"虚无"指不存杂念，即避免情志过激。"志闲而少欲"是指约束自身，减少各种不切合实际的欲望。《黄帝内经》还进一步举例，指导人们从具体的生活方式上来调摄精神，即"故美其食，任其服，乐其俗，高下不相慕，其民故曰朴"。上古时代会养生的人，心态平和，有吃的无论粗细都觉得很可口，有衣服穿无论美丑都觉得很合身，各种风俗习惯都让人舒坦，这样，大家没有人在乎地位高低，没有争权夺势，没有嫉妒心理，大家都过着纯朴无华的生活，在心无妄求妄欲的状态下，神气内藏于五脏之中，如此一来形神和睦，就不会受到外界刺激的侵扰，达到"不惧于物"的精神境界。而当下社会物欲横流，导致命门火常常无妄损伤，肾失"作强"之令，外则精神恍惚，内则湿热、湿毒侵淫，导致下焦病变。

心主血脉，血脉伤，已然传变，症见贫血，盗汗，心悸，抑郁，女子月经量少，有血块，男子小便量少，小便不畅，多伴水肿。若消瘦者，一证便是，不必悉俱，黑甲汤截断病势。

贫血者，加阿胶、紫河车，鹿角片易为鹿角胶。

盗汗者，加白薇、猕猴桃根、瘪桃干、生牡蛎。

抑郁者，亦可四莲檀香散治之。

肿瘤下焦络病，倦怠乏力，时有心悸，为伏火之征，多伴血象异常，治之以肾络解汤。不可用归脾丸之类治之，此中焦方。

肾络解汤：淫羊藿 15g，山茱萸 30g，地龙 12g，金蝉花 12g，米仁根 30g，玉米须 30g。上药六味，先煎 10 分钟，取汁 200mL，再煎 40 分钟，取汁 200mL，合汁，分次温服。

方中金蝉花、地龙为君药，通络化浊，清透下焦之火。其中金蝉花甘寒无毒，研究表明，蝉花具有抗肿瘤、提高免疫力、抗疲劳、保肾、改善睡眠、保肝、抗辐射和明目等多重作用；淫羊藿、山茱萸为臣药，一阴一阳，滋补肾脏；米仁根、玉米须化浊利湿为佐药。

下焦湿盛，但见舌苔白浊厚腻，加茯苓、猪苓、土茯苓。

毒伏下焦，出现尿少，尿浊，尿血，水肿，或头晕目眩，耳鸣，或见贫血，或皮肤斑疹，或关节游走疼痛，或纳差少食，大便溏秘。舌紫或淡紫，脉细燥或沉燥，加黑阳参、玄参、紫草、金雀根、黄芪、金蝉花、米仁根。

瘀伏下焦，出现颜面水肿，或下肢、阴囊水肿，腰痛或隐痛，头晕目眩，夜尿多或尿少，血尿，渴不欲饮，舌紫暗，苔水滑，脉沉或细涩，加少腹逐瘀汤。

肿瘤下焦络病，疼痛者，血轮已坏，解毒活血，扶正抗癌，治以大黄䗪虫丸。

肿瘤下焦络病，无痛症，乏力者，血轮未坏，当清透湿火，治脏以腑，总以肾络解汤。

眼干、鼻干、口干或干燥综合征诸症候，加增液承气汤通利。

骨质增生及骨质疏松者，加补骨脂、骨碎补、鸡骨草、透骨草。

白发，尤其根部白发者，精不化血，加墨旱莲、积雪草、川芎、银杏叶。

尿道炎、慢性膀胱炎、前列腺炎、阴道炎、宫颈炎等皆当以改善第一道免疫屏障为主，以黄芪、天花粉、败酱草、蒲公英、土茯苓、大红藤治之。

心悸者，加苦参、甘松、柏子仁。

失眠多梦者，加琥珀、珍珠母、合欢皮、夜交藤。

肿瘤下焦经病在络病之后，出现腰椎病，治之以复方肾着汤合化湿解毒汤。下焦易湿重，祛湿为要。

复方肾着汤：生白术 12g，炒白术 15g，益母草 30g，薏苡仁 30g，防己 12g，乌梢蛇 12g，地龙 12g，补骨脂 15g，狗脊 15g，怀牛膝 30g。上药十味，先煎 10 分钟，取汁 200mL，加水再煎 40 分钟，取汁 200mL，合汁，分次温服。

对于肾着病，就《金匮要略》言"肾著之病，其人身体重，腰中冷如冰状，反不渴，小便自利，食饮如故"，仲景治之以甘草干姜茯苓白术汤，此处用之力弱。故取其意立复方肾着汤治疗湿伏少阴肾经诸症。方中生白术、炒白术、益母草、薏苡仁、防己通经化湿，地龙祛伏湿，乌梢蛇最善祛肾经风冷湿邪。补骨脂、狗脊、怀牛膝补肾阴阳，防经中湿气内传于肾，又可温化水湿。

面色暗黑，加杜仲、土鳖虫。

饥不欲食，加九香虫、苍术、佩兰、砂仁。

咳、唾、痰、喘，痰中带血，加海蛤壳、青黛、五味子。

神疲乏力，加黄芪、绞股蓝。

视物昏花、模糊不清，加青葙子、蝉蜕、苍术、夜明砂。

自觉厥冷，腰中冷痛，骨头酸、冷、痛，加巴戟天、杜仲、菟丝子。

肿瘤下焦经病，出现遗精、早泄和阳痿，合天仙散。

脑萎缩、痴呆者，肾精不足，合伏肾汤。

浮肿及关节肿胀，肾气不行水，金匮肾气丸之类。

气短或喘，肾不纳气，合伏肾汤。

内庭水肿、眩晕、耳鸣甚至呕吐者，以肾开窍于耳，肾阳不足，肾络解汤合天麻、钩藤、益母草、泽兰。

肿瘤下焦脏病在经病之后，出现宫颈癌、卵巢癌、前列腺癌、膀胱癌、肠癌等；其下焦癌症转移路径以骨骼、膀胱、肝、腹腔淋巴及肺为主，治皆在肾，治以新鳖甲煎合四紫蛇床汤、白积丸。

转移至骨骼者，加补骨脂、骨碎补、透骨草、鸡骨草。

转移至膀胱者，加膀胱伏邪汤。

膀胱伏邪汤：怀牛膝 30g，黄柏 15g，苦参 15g，羌活 9g。上药四味，先煎 10 分钟，取汁 200mL，再煎 40 分钟，取汁 200mL，合汁，分次温服。

足太阳膀胱经"主筋所生病"，故而重用怀牛膝为君，《本草逢原》谓"其性下行走筋"，《本草正》说其"主手足血热瘫痪，血燥拘挛，通膀胱涩秘，大肠干结，补髓填精，益阴活血"；黄柏走膀胱经，《神农本草经》谓之"主五脏肠胃中结热，黄疸，肠痔；止泄痢，女子漏下赤白，阴伤蚀疮"，故用作臣药；苦参《名医别录》谓之"除伏热肠澼，止渴，醒酒，小便黄，亦疗恶疮下部匿，平胃气，令人嗜食"，用作佐药；羌活为膀胱引经药，气味浓烈，善胜湿止痛，为使药。

淋巴转移者，加升降散，疏浚淋巴循环。

肿瘤下焦脏络病在脏病之后，传变于骨，或至脑海，或至肝，或至肠，或至膀胱，或至前列腺，或至肺，由下焦传至中焦，再由中焦传至上焦，或通过血轮循环，或通过气轮循环，或通过津轮循环进行传遍，命门火微，治以黑甲汤合三味真火汤。

六、肿瘤下焦病变医案

案 1　淋巴结肿大之淋巴癌络病案

茅某，女，16 岁，初诊日期 2009 年 12 月 20 日。

主诉：颈部、下颌多发淋巴结肿大 1 个月，伴发热。

患者于就诊前 1 个月无明显诱因出现颈部、下颌淋巴结肿大，无明显疼痛，伴发热，最高温度 38.9℃，无咳嗽，无咯痰，无恶寒，就诊于当地中心医院，给予头孢他定、清开灵等药物静脉滴注，效果不佳。其又于上海复旦大学附属肿瘤医院就诊，给予淋巴结活检，确诊为"组织细胞性坏死性淋巴炎"，拟给予糖皮质激素配合抗感染治疗。患者及其家属担忧激素副作用，求治于中医。就诊时患者体温 37.0℃，颈部、下颌多处淋巴结肿大，其体积如黄豆、花生米大小不等，局部有轻压痛，伴有情绪低落。舌质红，苔黄腻，脉弦濡。

诊断：淋巴癌络病，积伏太阴络病。

病案分析：患者系高二学生，素性格内向，加之学习压力较大，思虑过度，脾失运化，水湿停于中焦，蕴化湿毒，湿毒聚结成积，伏于太阴络脉。《灵枢·经脉》："脾足太阴之脉，起于大指之端，循指内侧白肉际，过核骨后，上内踝前廉，上踹内，循胫骨后，交出厥阴之前，上膝股内前廉，入腹，属脾，络胃，上膈，挟咽，连舌本，散舌下。"太阴终于咽，连舌本，散舌下，颈部、下颌皆散有太阴络，伏积发于中焦，成于上焦，故见颈部、下颌湿毒积聚成块，而见淋巴结肿大。湿毒郁蒸可见发热，舌质红，苔黄腻。中焦湿毒阻滞，肝气输布失司，则见脉弦濡。

处方：湿毒络方合消瘰丸加减。

生黄芪 60g，玉竹 15g，鱼腥草 30g，地龙 12g，浙贝母 12g，夏枯草 12g，三棱

15g，莪术 15g，海藻 15g，生牡蛎 30g，玄参 15g，柴胡 12g，连翘 12g，野菊花 12g，蝉蜕 12g，升麻 9g，莱菔子 15g，甘草 6g。水煎服，7 剂。

二诊（2009 年 12 月 27 日）：患者服上方后淋巴结肿大明显消退，体温恢复正常，二便通畅，仍有情绪不畅，黄腻苔好转，脉弦。此为湿毒积聚消散，毒湿自阳明消解。此时必须注意微小残留湿毒留滞络脉，唯加大健脾运化之功，方能痊愈。故加炒白术 30g，炒白芍 30g，茯苓 12g，土茯苓 12g，党参 12g，玫瑰花 6g，八月札 12g，去连翘、野菊花、海藻、生牡蛎。

三诊（2010 年 1 月 2 日）：患者此次再诊时已无发热，淋巴结明显变小，软硬适度，精神好转，无明显不适。舌红苔薄白，脉细弦。于在原有基础上加大疏肝理气作用，减地龙、浙贝母、夏枯草、三棱、莪术，加郁金 12g，香附 9g，荔枝核 9g，九香虫 6g。

四诊（2010 年 1 月 8 日）：患者药后发热未见反复，各部位肿大的淋巴结已消失。脉象较前和缓，舌质红润，苔薄白，临床症状均已经消除，体征已恢复正常，嘱其停药，随访观察。

按语：组织细胞性坏死性淋巴结炎属中医的"痈疽""痰核"等范畴。其临床主要表现是淋巴结肿大，伴发热、淋巴结疼痛，此病抗生素治疗效果不大，西医多采用激素治疗。

本例患者年轻，正值肾气渐隆发育之最佳时机，但课赋太过，思虑太多，脾失生化，水湿凝聚，化为湿热，进而转化为湿毒，其病程短，又较早使用了抗生素，故脾虽运化而阴津未伤，火虽盛不能煎熬阴津为痰浊，所以虽形成有形积聚，而无窠白之忧。因此在清除太阴络湿毒基础上，佐以软坚散结之品，如浙贝母、夏枯草、三棱、莪术、海藻、生牡蛎、玄参之类，肿块很快消散。

对于此病例需要鉴别淋巴结肿大是元气受损，还是宗气受损，亦或清气受损。这三者虽都有淋巴结肿大，但兼症各异。

元气受损之淋巴结节肿大，为一处淋巴结区域有癌细胞侵犯，其位置孤立于颈部、下颌、下腭、前颈部、锁骨上、腋下、鼠蹊部、腹股沟、纵隔、腹主动脉旁等浅表或深部淋巴结处，随着时间推移继续肿大，大小约从黄豆大到枣大，中等硬度、无痛性、表面光滑、活动，扪之质韧、饱满、均匀，经抗炎、抗结核治疗无法缩小。

宗气受损之淋巴结节肿大，可局部孤立于颈部、下颌、下腭、前颈部、锁骨上、腋下、鼠蹊部、腹股沟等处，脉滑而弦细，舌多黄腻，局部皮肤可有红、肿、热及明显压痛，可伴发热及白细胞增高，给予清热解毒、化痰散结治疗后淋巴结可缩小。

清气受损之淋巴结节肿大，多单个孤立于颈部、下颌、下腭、前颈部、锁骨上等处，时隐时现，有自愈倾向，彼此不粘连，质软有压痛。

案 2　淋巴细胞增多之淋巴癌络病案

陈某，女，56 岁，初诊日期 2009 年 6 月 16 日。

主诉：淋巴细胞增多 2 周，伴胃脘嘈杂不适。

患者既往有慢性胃炎病史，近 2 周出现胃脘嘈杂不适，时有隐痛，纳差，恶心，稀便，伴乏力，四肢酸软。无恶寒发热，无头痛，无呕吐。无浅表淋巴结肿大。进行进一步检查发现该患者淋巴细胞增多，血常规示：白细胞 $10.6×10^9$/L，中性粒细胞百分比 31.0%，淋巴细胞 64.0%，单核细胞 4.0%。当地医生建议其行骨髓穿刺检查以明确病情，因患者拒绝，欲求中医治疗，经人介绍求治于笔者。查其舌脉：舌质红，苔黄腻，脉濡细。

诊断：淋巴细胞增多，虚邪伏脾太阴络。

病案分析：患者素有胃病，使中焦湿热，久则中焦空虚，"脾与胃以膜相连"，脾络空虚，膜原之湿热，欲出脾太阴经，湿热熏蒸脾经营气，阴津化生失常，而致淋巴细胞增多。清气受损则乏力，清气夹湿热布于四肢则酸软，湿热与清气相争则胃脘嘈杂隐痛、纳差恶心，湿热流注下焦则便溏，舌质红、苔黄腻，脉濡细也说明脾络空虚，为湿热内扰营气之象。

处方：太阴络虚方合湿毒解方加减。

生黄芪 60g，太子参 15g，龙胆 12g，黄芩 15g，黄连 9g，苍术 12g，白术 15g，陈皮 12g，白豆蔻 6g，砂仁 6g，茯苓 15g，槟榔 12g，土茯苓 15g，红藤 15g，蛇莓 15g，蛇六谷 15g，木香 9g，苦参 15g，玄参 30g，蚕茧 30g，九香虫 9g，益智仁 15g，山楂 15g，神曲 15g，炒麦芽 15g，炒谷芽 15g。7 剂，水煎服。

二诊（2009 年 6 月 23 日）：患者服上方 7 剂后，胃脘嘈杂不适感好转，仍时有隐痛，乏力，四肢酸软，无纳差，恶心，大便恢复正常。舌质红，苔黄稍腻，脉濡细。血常规：白细胞 $6.8×10^9$/L，中性粒细胞百分比 36.0%，淋巴细胞 57.0%，单核细胞 6.0%。于在原方基础上加巴戟天 15g，女贞子 15g，山豆根 9g，去山楂、神曲、炒麦芽、炒谷芽。

三诊（2009 年 6 月 30 日）：患者药后诉乏力、四肢酸软感明显好转，无明显胃脘不适。舌红有裂纹，苔薄白，脉细。血常规：白细胞 $7.9×10^9$/L，中性粒细胞百分比 40.1%，淋巴细胞 52.5%。于原有基础上加强清除湿热作用，加碧玉散 30g，去龙胆、黄芩、苍术、陈皮。

四诊（2009 年 7 月 7 日）：患者自诉无明显不适症状，复查血常规：白细胞 $5.4×10^9$/L，中性粒细胞百分比 41.6%，淋巴细胞 53.2%。在原方基础上加强扶阳养阴力度，少佐清血通络之品，加虎杖 15g，狗脊 15g，制黄精 15g，去九香虫、益智仁。

之后门诊随访中，患者淋巴细胞基本接近正常，无不适。

按语：本案为络虚邪伏所致的淋巴细胞增多，与邪伏脾太阴经导致的急、慢性淋巴细胞性白血病有本质区别，前者淋巴细胞数量对中药治疗敏感，后者单纯依靠中药很难取效。但是预防湿热化湿毒，入脾太阴经形成急、慢性淋巴细胞性白血病一直是治疗的关键，因此从开始治疗就着重使用了土茯苓、蛇六谷、蛇莓等。

络虚邪伏可以导致白细胞减少，亦可导致淋巴细胞增多，形成两个看似不同的方向。其实两者本质是一致的，即太阴络虚，伏邪内扰引起，之所以有差异，关键在于湿邪。以湿邪为主的，因湿邪缠绵，与清气混杂，多形成淋巴细胞增多之类。以火邪为主的，与清气相争，消耗营血，就往往导致白细胞减少之类的疾病。但是兼湿的伏邪治疗都较之单纯的伏火治疗更为困难，转归也不好。所以对于络虚伏邪病，需时刻注意化湿、利湿。

这里有个很重要的鉴别要点，也就是乏力症状的鉴别。元气受损之乏力，虽休息不得解，寐后仍乏；宗气受损之乏力，不劳而自觉疲乏，休息后不得解，寐后得片刻缓解；清气受损之乏力，不劳则不乏，劳则乏，休息后缓解。根据这个鉴别要点，往往很容易鉴别是癌之络病，抑或非癌。

案3　淋巴瘤经病案

郭某，女，36岁，初诊日期2007年1月3日。

主诉：发现恶性淋巴瘤2月余，乏力、盗汗3月。

患者于就诊前3个月无明显诱因出现乏力、盗汗，遂至上海瑞金医院检查。血常规示：白细胞 $3.3×10^9$/L，血红蛋白88g/L，血小板 $98×10^9$/L。腹腔CT示"后腹膜淋巴结肿大"，穿刺活检病理明确诊断为非霍奇金淋巴瘤（NHLB细胞型），予CHOP方案化疗后，查血常规示：白细胞 $1.4×10^9$/L，血红蛋白63g/L，血小板 $46×10^9$/L。患者自觉乏力、盗汗加重，因无法耐受化疗，为求进一步治疗就诊于中医。就诊时患者面色苍白，口唇淡红，低热，全身乏力，头晕沉，自汗盗汗，腹胀纳差，口渴不欲饮，口苦咽干，二便调，舌淡暗胖有齿痕，苔焦黄厚腻，脉沉细数。查体：神志清楚，贫血貌，全身皮肤无黄染及出血点，睑结膜、指甲苍白，无鼻、牙龈出血，浅表淋巴结无肿大，双肺未闻及干、湿性啰音，心腹未见异常。血常规示：白细胞 $1.3×10^9$/L，血红蛋白60g/L，血小板 $44×10^9$/L。

诊断：淋巴瘤经病，积伏脾脏。

病案分析：患者主因恶性淋巴瘤确诊2月余，乏力、盗汗3月，兼见低热，全身乏力，头晕沉，腹胀纳差，口渴不欲饮，口苦咽干。结合舌脉可诊断为积聚血病，证在太阴脾经。由心悸动不安，气喘气促，可见其传变端倪，口渴不欲饮，舌淡暗为瘀血之征。针对患者的病情处以如下的治疗方式：①透热生血，健脾和胃，改善症状，为能继续配合化疗打下基础，时间大概1月余。②中西医结合完成6个疗程化疗，时间大概 6 月余。③健脾和营，透热解毒，同时疏通经脉，防其复发，时间大概 1 年余。

处方：化湿解毒汤配以消腻散加减。

生黄芪 30g，全当归 15g，白芍 15g，赤芍 15g，白术 15g，赤灵芝 15g，玄参 20g，党参 30g，制何首乌 30g，茯苓 15g，猪苓 15g，白豆蔻 6g后下，白花舌蛇草 30g，半枝莲 15g，黄连 6g，吴茱萸 3g，竹茹 12g，制半夏 12g，陈皮 12g，焦山楂 15g，六神曲 15g，薏苡仁 30g，佩兰 12g，苍术 12g，砂仁 6g后下。每日 1 剂。

二诊（2007 年 2 月 1 日）：在上方加减基础上服药月余，患者自觉倦怠乏力、头昏沉、口干盗汗好转，无心悸气短，无低热，胃口转佳，舌胖有齿痕，色紫暗，苔黄腻，脉细滑。血常规：白细胞 4.5×10⁹/L，血红蛋白 97g/L，血小板 55×10⁹/L。因患者拟准备开始化疗，中药予以辅助治疗，治以化湿解毒，芳香透邪。处方如下：生黄芪 30g，全当归 15g，白芍 30g，赤芍 15g，赤灵芝 15g，党参 30g，制何首乌 30g，茯苓 15g，猪苓 15g，白豆蔻 6g后下，玉米须 15g，菟丝子 15g，补骨脂 15g，黄连 9g，升麻 6g，薏苡仁 30g，砂仁 6g后下。每日 1 剂。

三诊（2007 年 2 月 14 日）：患者服药后诸症好转，无明显不适，舌胖有齿痕，色暗红，苔黄腻，脉细滑。血常规：白细胞 6.5×10⁹/L，血红蛋白 101g/L，血小板 84×10⁹/L。鉴于血常规结果好转，故按计划配合外院化疗，中药调整如下：生黄芪 30g，全当归 15g，白芍 30g，赤芍 15g，赤灵芝 15g，太子参 20g，石斛 15g，生地黄 15g，制何首乌 30g，茯苓 15g，猪苓 15g，白豆蔻 6g后下，玉米须 15g，黄连 6g，吴茱萸 3g，竹茹 12g，制半夏 12g，陈皮 12g，焦山楂 15g，六神曲 15g，薏苡仁 30g，砂仁 6g后下。每日 1 剂。

四诊（2007 年 2 月 21 日）：患者化疗结束后自觉稍乏力，无盗汗，无明显心悸气短，纳可，眠稍差，舌暗红苔腻，脉象细稍涩。血常规：白细胞 3.3×10⁹/L，血红蛋白 109g/L，血小板 45×10⁹/L。中药采用化湿解毒汤加减调整如下：生黄芪 30g，全当归 15g，赤灵芝 15g，白芍 30g，赤芍 15g，党参 30g，制何首乌 30g，苦参 12g，茯苓 15g，猪苓 15g，石见穿 15g，石上柏 15g，生牡蛎 15g，浙贝母 15g，干蟾皮 15g，山慈菇 12g，百合 30g，茜草 15g，仙鹤草 30g，巴戟天 15g，淫羊藿 15g，虎杖 15g，薏苡仁 30g，砂仁 6g后下，甘草 6g。每日 1 剂。

该患者又在上述整体方案基础上，先后完成 6 次化疗，间断加减用药近 8 年，血常规结果基本保持正常，目前仍在服用中药中。笔者又嘱其注意避寒暑，畅情志，调饮食。随访至今，患者身体健康。

按语：淋巴癌经病阶段，体内环境已严重恶化，基因已发生突变，线粒体结构已损坏，若非从根本原因着手，改善机体内部环境，癌细胞仍然拥有利于其生生不息的条件，那么所做的各种放、化疗的治疗方式，只能够延长生命长度，并不能提高生命质量，更遑论治愈机会。唯有通过改善机体内部环境，再根据疾病的传变规律，有效地动态治疗，不断地祛除病邪，扶助正气，才能取得满意疗效，甚至临床痊愈。

案4　红细胞增多症案

刘某，女，47岁，初诊日期2007年5月18日。

主诉：发现真性红细胞增多症1月余，双下肢胀、麻木，伴乏力1年。

患者于就诊前1年，无明显诱因出现双下肢胀、麻木，伴乏力，四肢酸软，未引起重视，近期自觉症状加重，遂至当地某三级医院检查。血常规：白细胞 $9.7 \times 10^9/L$，血红蛋白 199g/L，血小板 $374 \times 10^9/L$。骨髓象示：增生明显活跃或活跃，粒、红与巨核细胞系均增生，尤以红系细胞为显著。诊断为"真性红细胞增多症（PV）"，给予 MP 方案治疗，患者自觉服药后乏力明显，双下肢胀、麻木无好转，为提高疗效，改善症状而寻求中医治疗。就诊时患者面赤，双下肢胀、麻木，时有皮肤瘙痒、头痛、头胀、耳鸣、神疲乏力、烦躁易怒，食欲尚可，口渴不欲饮，二便调，舌紫暗胖有齿痕，苔薄白，脉弦细涩。查体：神志清楚，多血貌，全身皮肤无黄染及瘀点，浅表淋巴结无肿大，双肺未闻及干、湿性啰音，心腹未见异常。血常规示：白细胞 $10.4 \times 10^9/L$，血红蛋白 194g/L，血小板 $295 \times 10^9/L$。

诊断：红细胞增多症，湿毒伏心络。

病案分析：患者采用 MP 方案化疗导致伏邪被遏，使真元更伤，故而神疲乏力，口渴。双下肢胀、麻木，时有皮肤瘙痒，头痛，头胀，耳鸣，烦躁易怒，不欲饮，诸症是伏邪在脏络的外在表现。舌紫暗胖有齿痕，苔薄白，脉弦细涩，可为佐证。

处方：心络解汤和清心伏火汤加减。

五味子12g，丹参24g，全蝎3g，干蟾皮12g，生黄芪30g，潞党参30g，麦冬15g，生地黄15g，连翘30g，桂枝6g，通草6g，甘草12g，栀子12g，白花蛇舌草30g，半枝莲30g，蛇莓30g，地龙12g，砂仁6g后下。14剂，每日1剂，水煎服。加服中成药血府逐瘀胶囊，每次3粒，每日3次。

二诊（2007年6月1日）：患者服药后神疲好转，仍有双下肢胀、麻木，纳可，口干、舌紫红，苔薄，脉细涩。血常规：白细胞 $7.1 \times 10^9/L$，血红蛋白 177g/L 血小板 $309 \times 10^9/L$。在原方基础上，改连翘为朱砂5g，改通草为木通6g，加水蛭6g，桑寄生30g，怀牛膝20g，再进14剂。

三诊（2007年7月15日）：患者药后双下肢胀、麻木好转，舌脉同前。血常规：白细胞 $4.1 \times 10^9/L$，血红蛋白 155g/L，血小板 $247 \times 10^9/L$。调整处方，加强扶正作用。方中用清心伏火汤去阿胶合天王补心丹加减。

该患者随后加减治疗1年余，患者血常规结果一直比较稳定，血红蛋白保持在正常水平。

按语：血液肿瘤传变符合三阴辨证体系，但是化疗后多使元真更伤，残毒伏脏络，导致容易复发。如何针对脏络清除余毒是我们最为关切的。

中药对于伏邪脏病的治疗，关键在于扶正，尤其值得一提的是，邪伏脏络久必积热，以耗脏中真元，故非清脏中积热，不能消弱邪气；脏中真元皆和温煦之气，非温不能行药，非温不能化邪，非温不能入藏，故治伏邪脏络病非温不治。

案5　真性红细胞增多症案

蒋某，男，53岁，初诊日期2010年3月9日。

主诉：发现真性红细胞增多症1月余，颜面红赤、双下肢麻木1年。

患者于就诊前1年因情志不畅出现颜面红赤，伴双下肢麻木，神疲乏力，四肢酸软，未引起重视，近期自觉症状加重，遂至当地某三级医院检查。血常规示：白细胞$9.4×10^9$/L，血红蛋白196g/L，血小板$346×10^9$/L。骨髓象示：增生明显活跃或活跃，粒、红与巨核细胞系均增生，尤以红系细胞为显著。诊断为PV，当地医院建议放血疗法或MP方案化疗。患者本人希望先通过中医治疗观察疗效，遂前来就诊。来诊时患者面赤，诉双下肢胀、麻木，时有皮肤瘙痒，头痛，头胀，耳鸣，神疲乏力，烦躁易怒，食欲尚可，口渴不欲饮，二便调。查其舌脉：舌紫暗胖有齿痕，苔薄白，脉弦细涩。血常规示：白细胞$12.4×10^9$/L，血红蛋白193g/L，血小板$315×10^9$/L。

诊断：真性红细胞增多症，毒伏少阴心。

病案分析：患者年近七八，阴气自衰，伏火内生，又因情志不畅，加重内火，使两火并发为伏毒。人过半百，元气自伤，心主神明，情绪不畅，心元真更亏，导致伏毒入心，少火造血紊乱，出现红细胞增多。伏毒攻心而见头痛，头胀，耳鸣，神疲乏力，烦躁易怒；心主血脉，火毒煎血，血行不畅，故见面赤，双下肢胀、麻木。舌紫暗胖有齿痕，苔薄白，脉弦细涩，均为佐证。遵照肿瘤下焦病变、血轮之变尽在伏火，脉细，必兼躁。

处方：清心伏火汤合泻心汤加减。

生黄芪30g，党参30g，麦冬15g，生地黄15g，连翘30g，桂枝6g，通草6g，甘草12g，黄芩15g，黄连9g，黄柏12g，栀子12g，白花蛇舌草30g，蛇六谷30g，蛇莓30g，蛇床子15g，地龙12g，乌梢蛇12g，鸡血藤24g，砂仁6g_{后下}。14剂，每日1剂，水煎服。加服中成药血府逐瘀胶囊，每次3粒，每日3次。

二诊（2010年3月23日）：患者自诉神疲好转，仍有双下肢胀、麻木，纳可，口干。舌紫红，苔薄，脉细涩。血常规：白细胞$6.1×10^9$/L，血红蛋白186g/L，血小板$300×10^9$/L。在原方基础上，改连翘为朱砂12g，加水蛭6g，桑寄生30g，怀牛膝20g，再进14剂。

三诊（2010年4月6日）：患者药后双下肢胀、麻木好转，舌脉同前。血常规：白细胞 4.2×10⁹/L，血红蛋白 163g/L，血小板 252×10⁹/L。考虑毒邪明显消退，遂跟进温阳辅助少火之品，于原方加淫羊藿 15g，巴戟天 15g，玄参 15g，灵芝 15g，去黄芩、栀子、地龙、水蛭、乌梢蛇。

按语： 血液病一般符合三阴辨证体系，良性血液病多属于经病，血液肿瘤多属于脏病，经过放化疗后多属于脏络病。其传变规律一般由少阴传至厥阴，再传到太阴。如果宗气受损，伏邪经病入脏，良性血液病导致恶性血液病。

阴经中伏邪可以从阳经解，对于在脏血液病，注意在解毒的基础上辅助各个脏器的真元，尤其当毒邪减退的时候要及时温阳，振奋脏器的元阳，这才是长期带瘤生存的关键。

案6 骨髓增生异常综合征案

张某，男，18 岁，无业，初诊日期 2003 年 9 月 3 日。

主诉： 发现骨髓增生异常综合征 RA 型（MDS-RA）3 月余，鼻衄反复发作 2 月。

患者于就诊前 2 个月无明显诱因出现鼻衄数次，伴周身乏力，遂至当地某三级医院检查，血常规示三系减少；骨髓象提示粒系减少明显，有核增生明显，粒红增生，粒红见巨幼变，巨核增生减低；骨髓病理切片提示增生性病变。诊断为 MDS-RA，给予强的松以及刺激造血药物等对症治疗 3 个月，效果不明显。患者既往有"苯化物"接触史。患者就诊时面色苍白，口唇淡红，诉全身乏力，烦躁易怒，气短易汗，食欲尚可，口渴不欲饮，皮肤散在瘀点，二便调，舌淡暗，胖大有齿痕，苔薄白，脉弦细数。查体：神志清楚，贫血貌，全身皮肤可见散在瘀点，睑结膜、指甲苍白，无鼻、牙龈出血，淋巴结无肿大，双肺未闻及干、湿性啰音，心腹未见异常。查血常规示：白细胞 2.4×10⁹/L，血红蛋白 93g/L，血小板 46×10⁹/L。

诊断： MDS-RA，火伏少阴肾经。

病案分析： 患者年过二八，肾气未强，情绪失畅，内伏化火，又遇"苯化物"毒邪，诱发潜于肾少阴经之伏火外越，导致 MDS-RA，故出现面色苍白，口唇淡红，全身乏力。毒邪内伏则烦躁易怒，火迫气津则气短汗。舌淡暗，胖大有齿痕，苔薄白，脉弦细数，为火伏欲化毒之证候。

处方： 天仙饮合二芍汤加减。

巴戟天 15g，淫羊藿 15g，制何首乌 15g，全当归 12g，白芍 30g，赤芍 15g，黄柏 12g，升麻 6g，炒牡丹皮 15g，白茅根 15g，茜草 15g，三七 15g，浮小麦 30g，白豆蔻 3g_{后下}，生山楂 15g。14 剂，每日 1 剂，水煎服。

二诊（2003 年 10 月 8 日）：患者药后精神好转，无烦躁易怒，气短易汗好转，下肢发软，纳可，仍口干，舌淡有齿痕，苔薄白，脉细。血常规：白细胞 2.5×10⁹/L，血红蛋白 99g/L，血小板 58×10⁹/L。因患者烦躁易怒、气短易汗好转，症状初步改善，为伏热得以控制的表现，调方治以温肾透热、扶卫生血，三味真火汤合知柏地黄丸加减：鹿角胶 6g$_{烊化}$，巴戟天 15g，淫羊藿 15g，制何首乌 15g，全当归 12g，女贞子 20g，墨旱莲 20g，生地黄 20g，熟地黄 20g，地骨皮 30g，知母 15g，黄柏 12g，升麻 6g，炒牡丹皮 15g，白茅根 15g，茜草 15g，砂仁 3g$_{后下}$。14 剂，每日 1 剂，水煎服。

三诊（2003 年 11 月 5 日）：患者药后纳可口干，诸症好转，舌淡红，有齿痕，苔薄黄，脉细。血常规：白细胞 3.6×10^9/L，血红蛋白 104g/L，血小板 68×10^9/L。于上方加补骨脂 15g，菟丝子 15g，党参 30g。

四诊（2004 年 1 月 14 日）：患者诸症好转，无明显不适，舌淡红，有齿痕，苔薄黄，脉滑。血常规：白细胞 4.0×10^9/L，血红蛋白 123g/L，血小板 92×10^9/L。处方以上方改补骨脂 30g，菟丝子 30g，加怀山药 24g，去白茅根。

经过一段时间的治疗，患者三系基本恢复正常，其间根据临床表现，对症加减。

按语：火伏少阴肾经生 MDS-RA 还是再生障碍性贫血（AA）的重要区别点在于是否有"伏毒"参与，以及参与的程度。

对于 MDS 解毒不嫌早，但是必须在两个基础上，一个是清血，一个是透热。前者防毒入血，或者尽早清除离经之血，疏通经脉，为下一步温阳生血做准备。后者亦是防毒入血之意，只有透热外出，才能给正气恢复留出空间。

案 7 骨髓增生异常综合征案

贺某，男，60 岁，退休，初诊日期 2003 年 9 月 3 日。

主诉：发现 MDS-RA 3 月余，面色㿠白，乏力 1 年。

患者于就诊前 1 年无明显诱因出现面色㿠白，乏力，伴神疲，遂至当地医院检查，血常规示三系减少，未予特殊处理。患者又于 2003 年 5 月 29 日至上海市第六人民医院行骨髓活检提示"骨髓增生异常综合征 RCMD 样变"给予对症治疗（具体不详）3 月余，症状无明显好转，为求进一步诊治前来就诊。就诊时患者神疲乏力，面色苍白，口唇淡红，气短易汗，纳可口干，二便调，舌淡红，苔腻，脉弦细。查体：神志清楚，贫血貌，全身皮肤可见散在瘀点，睑结膜、指甲苍白，无鼻、牙龈出血，淋巴结无肿大，双肺未闻及干、湿性啰音，心腹未见异常。查血常规示：白细胞 3.0×10^9/L，血红蛋白 100g/L，血小板 35×10^9/L。

诊断：MDS-RA，火伏少阴心经。

病案分析：患者年过花甲，气阴过半，少火乏力，加之平素情绪波动较大，内火渐生，损耗宗气，发于心少阴经，出现诸如神疲乏力、面色苍白、口唇淡红、气短易汗、口干、皮肤散在瘀点等症状。舌淡红，苔腻，脉弦细，有火伏恋湿之象。

处方：清心伏火汤合消腻散加减。

生黄芪 30g，全当归 15g，白芍 15g，潞党参 30g，麦冬 15g，生地黄 15g，连翘

30g，桂枝 6g，通草 6g，甘草 12g，苦参 12g，仙鹤草 30g，佩兰 12g，苍术 9g，黄连 9g，砂仁 6g后下。14 剂，每日 1 剂，水煎服。加服中成药天王补心丹，每次 8 粒，每日 3 次。

二诊（2003 年 9 月 17 日）：患者服药后神疲好转，仍有气短易汗，纳可，口干，皮肤散在瘀点，舌淡红，苔薄，脉弦细。血常规：白细胞 4.1×10^9/L，血红蛋白 107g/L，血小板 30×10^9/L。处方以清心伏火汤合二芍汤、天仙散加减，药物如下：阿胶 6g烊化，白芍 30g，生黄芪 30g，全当归 15g，赤芍 15g，潞党参 30g，麦冬 15g，生地黄 15g，连翘 30g，桂枝 6g，关木通 6g，甘草 12g，茜草 15g，仙鹤草 30g，巴戟天 15g，淫羊藿 15g，黄柏 12g，升麻 6g。加服中成药天王补心丹，每次 8 粒，每日 3 次。

三诊（2003 年 12 月 17 日）：患者服药后诸症好转，无明显不适主诉，舌脉同前。血常规：白细胞 4.2×10^9/L，血红蛋白 113g/L，血小板 52×10^9/L。中药于上方基础上加干姜 5g，桑寄生 30g，怀牛膝 20g。中成药服用如上法。

四诊（2004 年 6 月 1 日）：患者服药后诸症好转，口角生疮，纳可口干，舌脉同前。血常规：白细胞 4.1×10^9/L，血红蛋白 122g/L，血小板 105×10^9/L。中药处方仍在二诊处方基础上加减，中成药加服杞菊地黄丸 8 粒，每日 3 次。

之后在原方基础上，对症加减，血液中的三系细胞趋于正常，患者无明显不适自觉症状而暂停汤药。笔者嘱其常服天王补心丹、杞菊地黄丸，巩固疗效，同时注意避寒暑，畅情志，调饮食。

按语：MDS-RA 的发生是由"火伏少阴心经"还是"火伏少阴肾经"引起的重要区别点在于兼症的差异：心经以紫癜上重下轻、失眠多梦等表现为主；肾经以紫癜下重上轻，多伴腰膝酸软、口干、耳鸣等症状为主。

伏火选择潜伏于心经还是肾经的关键在于肾经是否虚损。肾精亏虚，肾虚火旺，同气相求，伏火潜于肾；若没有肾精亏虚，火性炎上，则伏于心经。

案 8　急性白血病案

顾某，女，62 岁，初诊日期 2008 年 6 月 10 日。

主诉：乏力、头晕、胸闷 2 月。

患者于就诊前 2 月出现乏力、头晕、胸闷，于复旦大学附属中山医院就诊。血常规：白细胞 5.3×10^9/L，中性粒细胞百分比 39.2%，血红蛋白 60g/L，血小板 9×10^9/L。骨髓穿刺涂片示，"骨髓增生活跃，以原幼细胞增生为主，占 39.5%"，经流式、基因等综合检查明确诊断为急性白血病 M4 型（AML-M4）。5 月 10 日予 IA 方案化疗，之后患者肺部出现曲霉菌感染，给伏立康唑抗真菌治疗后，因无法开始第二次化疗，为求中医配合治疗前来门诊就诊。就诊时查血常规：白细胞 8.4×10^9/L，中性粒细胞百分比 39.2%，血红蛋白 105g/L，血小板 49.1×10^9/L，患者诉神疲乏力，寐差纳差，伴盗汗，失眠，噩梦纷扰。舌暗红，苔灰黑，脉濡细。

诊断：急性白血病，湿毒伏太阴脾脏。

病案分析：患者老年女性，阴气先衰，后天之本先伤，湿火伏络渐而发展到湿毒伏经，进而元气亏损，发展到湿毒伏脾，出现湿毒在营气中的过度表现，进一步引起白血病。化疗必须权衡利弊，如元气亏虚明显，攻邪不及反而元气更伤，毒邪更盛。舌暗红，苔灰黑，脉濡细，是正元气虚衰，湿毒邪炽盛的表现。

处方：化湿解毒汤加减。

黄芪45g，当归15g，党参15g，苦参15g，玄参30g，半枝莲30g，白花蛇舌草30g，砂仁6g，薏苡仁30g，蛇莓15g，干蟾皮15g，半夏15g，陈皮12g，黄连6g，肉桂3g，珍珠母30g，酸枣仁15g。水煎服，7剂。

二诊（2008年6月17日）：患者服药后盗汗好转，梦多，脉弦，舌暗红，苔黄腻。原方去制半夏、陈皮、苦参，加水牛角15g，青蒿15g，鳖甲15g，白薇12g。

三诊（2008年6月24日）：患者乏力好转，时有手足心热，呃逆，舌淡暗，苔白腻，脉左沉细右弦。血常规：白细胞5.7×10⁹/L，血红蛋白103g/L。血小板21.8×10⁹/L。因患者要求单独中药治疗，不再化疗，并签字承担由此导致一切后果，笔者调方如下：黄芪30g，当归15g，青蒿15g，鳖甲15g，水牛角15g，地骨皮30g，菟丝子15g，补骨脂15，牡丹皮12g，赤芍15g，白芍15g，蛇莓30g，白花蛇舌草30g，野葡萄藤30g，百合15g，山慈菇12g，八月札12g，薏苡仁30g，砂仁6g。

四诊（2008年7月1日）：患者此次就诊血常规白细胞5.4×10⁹/L，血红蛋白107g/L，血小板26.8×10⁹/L，外周血涂片未找到异常细胞。患者诉手足心热好转，无呃逆，寐可。舌暗淡苔黄腻，左濡细，右弦细。原方去鳖甲、水牛角，加生何首乌30g，制何首乌30g，露蜂房15g，菟丝子15g，牡丹皮12g，赤芍15g。

五诊（2008年7月15日）：患者未诉明显不适，大便干，每日1次，舌淡紫暗红，脉左沉细弦。原方去苍术，加火麻仁30g，肉苁蓉15g。

六诊（2008年8月26日）：患者诉夜尿1次，无手足心热感，原方加金樱子15g，覆盆子15g，干蟾皮9g，浙贝母12g。

七诊（2008年9月9日）：此次患者就诊血常规：白细胞4.5×10⁹/L，血红蛋白132g/L，血小板16.2×10⁹/L，外周血涂片未找到异常细胞。患者未诉明显不适症状，舌红苔薄白，脉细。于原方基础上加女贞子15g。

患者在此基础上加减治疗年余，笔者建议其进行骨髓检查，患者未予采纳。

按语：急性白血病单独中药治疗案例很少，本案例遗憾之处在于患者没有深入复查，且笔者因诊务繁忙没有过多干预，不能深入了解中药发挥作用的具体环节。

血液肿瘤根源在于伏邪脏病，传播符合三阴辨证体系。一般红系多考虑伏邪在心，粒系多考虑伏邪在脾，浆细胞多考虑伏邪在肾。

案9　多发性骨髓瘤案

张某，男，73岁，初诊日期2008年1月8日。

主诉：发现多发性骨髓瘤1个月。

患者于就诊前1个月出现骨痛，就诊于风湿科，对症止痛治疗无效，行骨髓穿刺提示"浆细胞系统增生活跃，可见双核细胞，淋巴系统增生减低"，遂以"多发性骨髓瘤"转入血液科治疗。当地医院鉴于患者年龄偏大，体质很差，建议保守治疗，其家属遂于笔者门诊就诊，并由其儿代述其病情。患者其儿诉其父周身骨痛，痛时呻吟不已，不能独立行走，神疲乏力，自汗盗汗，睡眠差。

诊断：多发性骨髓瘤，湿毒伏少阴肾脏。

病案分析：患者素有湿火蕴藉，又因不加养护，老年真元衰弱，湿火化湿毒入脏，遂形成肿瘤之症。骨髓瘤多系湿毒伏少阴肾脏所致。

处方：生黄芪45g，全当归15g，太子参24g，白术15g，白芍15g，巴戟天15g，淫羊藿15g，黄柏12g，升麻6g，百合30g，山慈菇9g，灵芝18g，透骨草30g，寻骨风24g，补骨脂15g，徐长卿30g，黄连9g，砂仁6g。

二诊（2008年1月15日）：患者其儿代述疼痛较前好转，故于原方基础上加海风藤15g，延胡索30g，怀牛膝30g。笔者又嘱其下次带父亲诊，以把脉看舌。

三诊（2008年1月29日）：患者本人坐轮椅前来就诊，诉周身酸楚，梦多，骨痛明显。舌紫暗苔薄黄，脉弦躁。调方如下：水牛角30g，阿胶9g烊化，青蒿30g，鳖甲15g，生黄芪45g，全当归15g，白术15g，白芍15g，党参15g，透骨草30g，补骨脂30g，桑寄生24g，百合30g，山慈菇12g，砂仁6g，白豆蔻6g，薏苡仁30g，徐长卿30g，炙甘草9g。

四诊（2008年2月26日）：患者服药后诉仍有周身酸痛，梦多。舌紫暗，苔薄白，脉弦躁。调方如下：生黄芪45g，全当归15g，青蒿30g，鳖甲15g，延胡索30g，透骨草30g，补骨脂30g，徐长卿30g，桑寄生24g，党参15g，百合30g，山慈菇12g，白术15g，白芍15g，赤芍15g，砂仁6g，白豆蔻6g，薏苡仁30g，酸枣仁30g，夜交藤24g，焦山楂15g，焦六神曲15g，炙甘草9g。

五诊（2008年7月1日）：患者诉周身乏力酸楚，梦多寐差，关节酸痛明显，纳可，二便可，时有痔疮出血。舌紫淡苔薄白，脉细濡。调方如下：生黄芪30g，桂枝6g，党参30g，阿胶9g，地黄15g，麦冬15g，连翘20g，木瓜15g，羌活9g，独活9g，秦艽12g，薏苡仁30g，桑寄生30g，徐长卿15g，透骨草15g，鸡骨草15g，骨碎补15g，补骨脂15g，佛手12g，通草9g，合欢皮30g，夜交藤30g，茯神15g，珍珠母30g，丹参30g，黄连9g，肉桂3g，知母15g，砂仁6g，甘草9g。

六诊（2008 年 7 月 22 日）：患者乏力、疼痛较前好转，活动时上述症状比较明显。舌红苔白稍腻，有裂纹，脉细躁。原方加碧玉散 30g，防风 12g。

七诊（2008 年 8 月 26 日）：患者诉乏力好转，但不耐持久用力，患者中药治疗前躺在床上不能动，现生活已能自理。舌紫暗，苔薄白，脉稍弦。查白介素-2 为 0.5pg/mL，白介素-6 为 18.6pg/mL。于原方减阿胶、黄连、砂仁、木瓜，加水牛角 15g，绞股蓝 15g，灵芝 15g。

患者到目前治疗已经持续 2 年余，已经能够生活自理，目前仍在治疗中，整个治疗期间未用过任何治疗骨髓瘤的相关西药，且很少发生感冒。

按语：对于老年多发性骨髓瘤的治疗是个棘手问题，上述案例的患者采用中药治疗取得满意疗效，不仅症状好转明显，且患者血液学指标也得到改善，值得我们针对中药治疗血液肿瘤进行深入研究。

案 10 宫颈癌络病之人乳头瘤病毒（HPV）感染案

范某，女，31 岁，初诊日期 2017 年 4 月 26 日。

主诉：发现 HPV58 阳性约 4 月，伴白带异常。

患者 2016 年 11 月 24 日于张家港市第一人民医院行 HPV 检查发现"HPV58 阳性"，2017 年 3 月 19 日于同家医院复检仍显示"HPV58 阳性"，又行 DNA 定量细胞学检查报告显示"可见少数 DNA 倍体异常细胞"。该患者妇科检查发现宫颈糜烂，拟采用中药保守治疗，遂来笔者门诊就诊。就诊时患者诉寐差，常需要起夜 1~2 次，盗汗，白带异常，量多呈水状，色黄，气味腥臭。查其舌脉：舌红，舌侧边青紫，苔薄白。左寸短滑稍躁，左关弦稍细，左尺弦；右寸滑稍弦，右关稍弦，右尺弦躁。

诊断：宫颈癌络病，瘀毒内伏足少阴肾经。

病案分析：患者宫颈糜烂数月，宫颈细胞元气衰弱，瘀毒久蕴于胞门，化生癌毒致病因子，故见白带色黄腥臭，量多呈水状，盗汗、寐差。舌红、舌两边青紫、苔薄白，显示火极生毒，血滞成瘀之象。处方如下：紫草 12g，紫花地丁 12g，紫河车 6g，紫石英 12g，败酱草 15g，土茯苓 15g，蒲黄 12g，蒲公英 15g，白头翁 12g，蛇床子 9g，醋莪术 12g，砂仁 6g，炒谷芽 15g，炒麦芽 15g，炒白术 15g，茯苓 12g，人参 3g。14 剂，水煎服，温服日 2 次。方中用紫草、紫花地丁、紫河车、紫石英共起清热解毒、凉血消肿、温肾补精、养血益气之效果；败酱草、土茯苓、蒲黄、蒲公英、白头翁清热解毒，利湿清解；蛇床子温肾壮阳，杀虫止痒；莪术破血行气，消积止痛；炒谷芽、炒麦芽、炒白术、茯苓、人参合用益气健脾，消食和中。

二诊（2017 年 5 月 27 日）：患者药后诉白带质干，无味，色黄。于在原方基础上去炒白术和人参。但见毒消，温阳跟进，加巴戟天 12g，淫羊藿 12g，黄柏 12g，升麻 12g，薏苡仁 12g，益母草 15g，白芷 15，猪苓 12g。

三诊（2017年6月24日）：患者自诉前2周因感冒后输液，咽炎复发，伴左手麻木。考虑患者接受抗炎治疗，需用化痰药物以防痰结伏于体内，遂在上方基础上去炒谷芽、炒麦芽，加胆南星12g，苦参12g，柏子仁12g，生牡蛎12g，竹茹12g，浙贝母12g。其中胆南星、苦参、竹茹、浙贝母燥湿化痰；柏子仁、牡蛎安神益阴。

四诊（2017年7月20日）：患者诉胃口好转，体重增加2斤。在上方基础上去竹茹、浙贝母、紫河车，加巴戟天12g，淫羊藿12g，蝉花12g，菟丝子12g，金樱子12g，薏苡仁15g，牛膝15g，三七12g。

五诊（2017年8月11日）：患者诉白带呈清稀水状，无异味，胃口佳，近4个月体重增加4斤。于在上方基础上去黄柏、升麻、胆南星、柏子仁、牡蛎，加茯苓12g，猪苓12g，泽泻12g，玉米须12g，煅牡蛎12g。

六诊（2017年8月19日）：患者自诉乳房疼痛，此疼痛不随月经改变，遂在上方基础上去白头翁、益母草、苦参、金樱子，加炒谷芽12g，炒麦芽12g，车前草12g，乌梅12g，白及12g，延胡索12g，醋五灵脂12g，薏苡仁15g，黄柏12g，苍术30g，炒白术15g，人参3g。

七诊（2017年9月7日）：患者诉掉发较严重，胳膊处起皮疹，乳房胀痛明显，自觉有结块，阴道分泌物较多，下身常感潮湿，时有异味，患者以阴道纳药改善症状。在上方基础上去炒白术、人参、炒谷芽、炒麦芽、延胡索、五灵脂、薏苡仁、黄柏、苍术、牛膝、乌梅、白及、茯苓，加鳖甲12g，槟榔12g，醋三棱15g，炙甘草3g，大血藤12g，醋龟甲12g，黑附子12g，连翘12g，玄参30g，细辛3g，莱菔子15g，桂枝9g，青蒿12g，乌药3g。

八诊（2017年10月21日）：患者月经来潮，色淡量尚可。在上方基础上去土茯苓、黄连、龙胆，加鱼腥草12g，山慈菇12g，百合30g，炒防风12g，玄参30g，生牡蛎30g，茯苓15g，大血藤12g。

经过上述治疗，2017年11月23日患者复查HPV58转阴性。

按语：人乳头瘤病毒（HPV）感染通常是经由性接触传染。目前确定的人乳头瘤病毒有110多型，这110多型又分低危险型及高危险型。低危险型病毒如HPV6、11、42、43、44多引起如外生殖器湿疣等良性病变；高危险型病毒如HPV16、18、31、33、35、39、45、51、52、56、58、59、68等，与宫颈癌及宫颈癌前病变有关。

研究显示，如果高危险型HPV-DNA检测结果为阴性，那么3年之内发生高级别宫颈病变（即宫颈上皮内瘤变CIN3及以上病变）的可能性仅为0.33%；如果检测结果为阳性，则发生CIN3及以上病变的可能性增加到9.63%；如果是HPV16检测结果为阳性，则发生CIN3及以上病变的可能性增加到25.63%；如果是HPV18检测结果为阳性，则发生病变的可能性增加到10.66%。目前HPV的疫苗都是预防性的，治疗性疫苗尚处在研发阶段。大多数认为 HPV 疫苗的试用人群为 9~26 岁无性生活的女性。目前认为，其免疫效力至少可维持 5 年。一旦有性生活后，免疫力会下降。因此，疫苗绝不能取代宫颈癌前病变的筛查与处理。

中医药对抗病毒所引发的疾病，如西药抗生素治疗细菌感染，一直存在相对的优势。从此案例中亦可以看出，中医药在治疗 HPV 所感染的宫颈癌及宫颈癌前病变方面，具有一定疗效。

案 11　肠癌脏病案

向某，女，73 岁，初诊日期 2017 年 12 月 6 日。

主诉：小腹酸楚，大便艰涩伴有便血数月。

患者因常感小腹酸楚，便难便血，小便不适伴盗汗，肛门处有结块前来就诊，笔者建议其完善直肠镜检查。患者于 2017 年 10 月 24 日行直肠镜检查及局部组织活检，确诊"直肠腺癌"，给予肛管恶性肿瘤切除，以及子宫切除手术治疗。术后患者便血，化疗术后又伴盗汗，极度怕冷，疲劳，胃疼，反胃酸，小腹酸痛明显等不适。查其舌脉：舌红，苔薄白，脉濡弦。

诊断：直肠癌脏病，湿毒伏少阴心经。

病例分析：患者便秘日久，肠道内微生态环境恶化，出现湿热内伏，日久化为湿毒，导致肠道淋巴循环障碍，毒素清除不利，进而出现痰瘀伏肠，出现肠道病变。瘀毒伤津耗气，损伤下焦阴津，久而损伤元气，内生直肠腺癌伏病因子，出现盗汗、疲劳、乏力等不适。

处方：化湿解毒汤合增液汤加减。

生地黄 30g，天冬 15g，麦冬 15g，玄参 15g，肉苁蓉 15g，地龙 30g，土茯苓 12g，火麻仁 12g，蒲黄 12g，厚朴 12g，枳实 12g，半枝莲 15g，半边莲 15g，白花蛇舌草 15g，蛇六谷 15g，浙贝母 12g，山慈菇 12g，三棱 12g，莪术 15g，露蜂房 12g，乌蛇 12g，鬼针草 15g，红藤 12g，乌药 9g，金蝉花 12g，柏子仁 15g，甘松 12g，砂仁 9g，参三七 12g，升麻 9g，延胡索 15g，川楝子 12g，五灵脂 24g。14 剂，水煎服。

上方以土茯苓、半枝莲、鬼针草、红藤、山慈菇、半边莲、白花蛇舌草、升麻清热解毒，活血利湿；地龙、露蜂房、乌梢蛇通络攻毒；三棱、莪术破血行气，消积止痛；蒲黄、五灵脂活血止痛，化瘀止血；浙贝母、蛇六谷清热化痰，散肿消痈；生地黄、天冬、麦冬、玄参滋阴增液，润燥通便；火麻仁、肉苁蓉、柏子仁润肠通便；参三七活血止血；厚朴、枳实行气通便；延胡索、川楝子、乌药、甘松、砂仁行气止痛；金蝉花补虚抗癌。

二诊（2018 年 1 月 3 日）：患者服药后盗汗改善明显，余症不变，以升降散改善肠道淋巴循环，加强软坚散结、解毒止血，调方如下：制大黄 12g，姜黄 12g，僵蚕 12g，蝉蜕 12g，淫羊藿 12g，巴戟天 12g，升麻 12g，黄柏 12g，青蒿 15g，鳖甲 12g，百合 12g，山慈菇 15g，生地黄 15g，玄参 15g，地龙 24g，土茯苓 30g，蒲黄 12g，蒲公英 12g，白花蛇舌草 15g，蛇六谷 15g，三棱 15g，莪术 15g，露蜂房 12g，乌梢蛇 12g，金蝉花 12g，炮山甲 12g，赤灵芝 15g，五味子 12g，玉米须 12g，鬼针草 12g，参三七 15g，地榆炭 12g，玄明粉 9g，仙鹤草 15g，苎麻根 15g，砂仁 6g。14 剂，水煎服。

上方以升麻、山慈菇、土茯苓、白花蛇舌草、蛇六谷、鬼针草、蒲公英清热解毒活血消痈；制大黄、姜黄、僵蚕、蝉蜕、玉米须、砂仁调畅气机；生地黄、玄参、百合、玄明粉滋阴通便；三棱、莪术破血行气消积止痛；炮山甲、地龙、露蜂房、乌梢蛇通络攻毒；青蒿、鳖甲、黄柏清透虚热；参三七活血止血；地榆炭、仙鹤草、苎麻根、蒲黄止血解毒；淫羊藿、巴戟天补益肾阳；金蝉花、赤灵芝补虚抗癌。

三诊（2018 年 3 月 7 日）：患者服药后排便较前轻松，便血消失。但见毒消，温阳跟进，调方如下，炮附子 12g，巴戟天 12g，蛇床子 12，土茯苓 30g，制大黄 12g，怀牛膝 60g，僵蚕 12g，蝉蜕 12g，炒白术 15g，白花蛇舌草 15g，蛇六谷 30g，紫石英 30g，三棱 15g，莪术 15g，参三七 15g，玄明粉 9g，香附 9g，蒲黄 12g，蒲公英 15g，生地黄 15g，熟地黄 15g，玄参 15g，地龙 24g，金蝉花 12g，赤石脂 30g，禹余粮 30g，地榆炭 12g，仙鹤草 15g，山慈菇 15g，炮山甲 9g，赤灵芝 15g，鬼针草 12g，乌蛇 12g，砂仁 9g。14 剂，水煎服。

四诊（2018 年 4 月 2 日）：患者药后乏力感明显，胃纳差，易反酸，以复方黄龙汤加减，调方如下：黄连 6g，黄芩 12g，龙胆 9g，苍术 15g，白及 12g，乌贼骨 12g，参三七 12g，仙鹤草 15g，金蝉花 15g，金樱子 15g，覆盆子 15g，菟丝子 30g，炒白术 15g，茯苓 12g，人参 9g，石斛 15g，蛇六谷 30g，白花蛇舌草 30g，红藤 12g，土茯苓 12g，炒谷芽 12g，炒麦芽 12g，焦山楂 12g，焦神曲 12g，半枝莲 15g，半边莲 15g，砂仁 9g，鸡内金 12g，赤灵芝 15g。14 剂，水煎服。

五诊：患者服药后，精神状态及胃部不适改善明显，在上方基础上去黄连、黄芩、龙胆、苍术，加田基黄、蛇莓清热解毒、散瘀消痈，南沙参、北沙参、生地黄滋阴润燥，但见湿退，养阴跟进。14 剂，水煎服。

六诊（2018 年 9 月 5 日）：患者症状均好转，查癌胚抗原 7.12ng/mL。但见湿退，加强养阴，调方如下：制大黄 12g，僵蚕 12g，玄参 30g，冬凌草 30g，三七 12g，吴茱萸 3g，姜黄 15g，法半夏 12g，炒白术 15g，炮山甲 12g，焦山楂 15g，红藤 15g，莪术 30g，薏苡仁 30g，蛇六谷 30g，蛇床子 9g，白花蛇舌草 30g，露蜂房 12g，蝉蜕 9g，补骨脂 15g，败酱草 30g，黄连 9g，玉竹 15g，石斛 15g。

2018 年 11 月 12 日复查癌胚抗原 5.39ng/mL；2018 年 12 月 14 日复查癌胚抗原 5.53ng/mL。诸症消失，在上方基础上加减，嘱其坚持服药，以求全功，目前仍然在治疗中。

案 12　结肠癌肺转移案

刘某，女，86 岁，初诊日期 2018 年 10 月 27 日。

主诉：发现结肠癌，肺转移 10 天。

患者因呕吐于 2018 年 10 月 14 日至山东省千佛山医院住院治疗。肠镜及病理检查示："结肠癌（腺癌），结肠多发息肉，结肠黑变病。"影像学检查示"肺占位"。胃镜检查示："慢性萎缩性胃炎，胃多发息肉，十二指肠炎。"癌胚抗原 10.82ng/mL，糖类抗原 724 14.39U/mL。患者就诊时诉无法进食，时呕吐，大便干燥，数日不解，伴乏力。查其舌脉：舌红苔少。左寸内斜短燥，左关滑滞，左尺散涩；右寸滑燥，右关滑，右尺细。

诊断：结肠癌脏络病，痰毒伏肾经。

处方：复方黄龙汤、泻心汤合增液承气汤加减。

人参 9g，玄参 30g，冬凌草 30g，参三七 12g，槟榔 12g，炒白术 12g，炮山甲 12g，炒六神曲 12g，焦山楂 12g，莪术 30g，红藤 15g，蒲公英 12g，蒲黄 12g，薏苡仁 30g，蛇六谷 30g，白花蛇舌草 30g，露蜂房 12g，补骨脂 15g，败酱草 30g，陈皮 12g，炒苍术 12g，黄芩 12g，黄连 9g，龙胆 12g，生大黄 9g，玄明粉 9g，厚朴 12g，炒枳壳 12g，生地黄 24g，麦冬 15g，肉苁蓉 12g。每日 1 剂，分 3 次温服。

上方以黄芩、黄连、龙胆、大黄清除三焦伏火因子；冬凌草、红藤、蛇六谷、白花蛇舌草、露蜂房解毒；苍术、薏苡仁清除"湿因子"；人参、玄参、麦冬、生地黄益气养阴；槟榔、炒白术、炒六神曲、焦山楂健脾强胃；蒲公英、蒲黄活血消炎；生大黄、玄明粉、炒枳壳、厚朴、肉苁蓉通便；炮山甲通经活络，软坚散结。

二诊（2018 年 11 月 14 日）：患者药后大便好转，每日 4~6 次，其间自行减量服用中药，饮食恢复正常，体力较前好转。查其舌脉：舌红苔少。左寸内斜短稍燥，左关滑，左尺散涩；右寸滑燥，右关滑，右尺细。但见毒消温阳跟进，加附子、蛇床子，又加石见穿 15g、石上柏 15g、干蟾皮 12g、山慈菇 12g 加强解毒，加桔梗 12g、浙贝母 12g 宣降肺气化痰，加石斛 15g 反佐，防制附子热性，去苍术、薏苡仁。

三诊（2018 年 11 月 30 日）：患者服药后恶心呕吐，吐后感觉轻松，眠可，晚上 10 点入睡，间隔 2 小时醒来 1 次，晨起眼皮肿，腹胀，排便困难，每日 1 次。查其舌脉：舌红苔少。左寸内斜短稍燥，左关滑，左尺散涩；右寸滑燥，右关滑，右尺细。调方如下：生黄芪 45g，炒白术 15g，人参 9g，刺五加 15g，熟地黄 15g，生地黄 24g，麦冬 15g，补骨脂 15g，肉苁蓉 12g，菟丝子 30g，参三七 12g，玄参 30g，冬凌草 30g，莪术 30g，蛇六谷 30g，白花蛇舌草 30g，蛇莓 30g，龙葵 30g，败酱草 30g，炮山甲 12g，露蜂房 12g，生大黄 9g，玄明粉 9g，厚朴 12g，枳壳 12g，焦六神曲 12g，佛手

12g，香橼 12g，每日 1 剂，分 2 次温服。

四诊（2019 年 1 月 25 日）：患者此次就诊诉每天早上 5~6 点排便，大便每天 1~2 次，腹胀改善，排气多，每天能慢走运动 1 小时，夜间睡眠醒来 2~3 次。1 月 4 日复查癌胚抗原 33.1ng/mL，糖类抗原 724 4U/mL。原方去生大黄、玄明粉、厚朴、枳壳、佛手、香橼，加酒大黄 12g，僵蚕 12g，蝉蜕 12g，姜黄 30g，火麻仁 30g，决明子 12g，加强中焦淋巴排毒作用。

五诊（2019 年 3 月 15 日）：患者就当日查随机血糖为 13mmol/L，大便每日 4 次，不成形，排便乏力艰涩，夜间醒来 3~4 次，眼睑及右腿水肿明显，胃口佳，入暮口干。3 月 6 日复查癌胚抗原 34.2ng/mL，糖类抗原 724 6.31U/mL。调方如下：生黄芪 45g，炒白术 15g，西洋参 9g，生地黄 30g，天冬 30g，怀牛膝 30g，补骨脂 15g，肉苁蓉 15g，金樱子 30g，菟丝子 30g，参三七 12g，玄参 30g，积雪草 30g，莪术 30g，蛇六谷 30g，白花蛇舌草 30g，蛇莓 30g，龙葵 30g，姜黄 30g，炮山甲 12g，露蜂房 12g，酒大黄 12g，玄明粉 12g，紫河车 6g，鬼箭羽 12g，虎杖 30g，焦山楂 15g，炒莱菔子 12g。每日 1 剂，分 2 次温服。

患者此后再次复查肠镜，肠息肉明显好转，升结肠隆起癌肿处糜烂好转。考虑患者耄耋之年，症状稳定，思乡心切，不宜久居上海治病，同意其回老家山东，持方续治，定期复查，适度运动，清淡饮食。随访至今，病情稳定，可带瘤生存。

案 13 前列腺癌术后脏病案

韩某，男，63 岁，初诊日期 2017 年 11 月 11 日。

主诉：前列腺癌术后 5 年，伴血糖升高。

患者既往糖尿病 15 年，采用胰岛素治疗 5 年余，目前以长效胰岛素早晨 28 单位，夜晚 14 单位，控制血糖，平时血糖控制不佳。空腹血糖 14~16mmol/L，1 个月前测空腹血糖在 12.13mmol/L。2014 年 12 月行前列腺癌手术。曾发现右肺数枚小结节，考虑为陈旧灶，前纵隔小结节，左肾模糊低密度，脊柱退行性改变，左侧上颌窦黏膜下囊肿。患者眠差，夜间醒来 2~3 次，大便可，每日 1 次。查其舌脉：舌紫苔黄腻，脉滑，右寸尺脉斜飞。

诊断：前列腺癌脏病，湿毒伏太阴经。

病例分析：患者糖尿病病史 15 年，已采用胰岛素治疗 5 年，长期西药治疗，影响气血运化，致使脏腑功能下降，脾为生痰之源，肺为储痰之器，痰郁久而化热，热灼肺津，影响肺之宣发肃降及行水的功能，久而成结节及前列腺炎症，终酿为癌。舌紫苔黄腻，脉滑，亦是一派湿毒之象。

处方：鹿马煎加减。

鹿角 9g，紫河车 9g，鳖甲 12g，虎杖 45g，酒黄精 45g，黄连 30g，薏苡仁 30g，生栀子 30g，土茯苓 30g，莪术 30g，王不留行 12g，三棱 12g，玉米须 12g，鬼针草 12g，蝉花 30g，蜈蚣 3g，炮山甲 12g，干姜 6g，肉桂 12g。每日 1 剂，分 3 次温服。

二诊（2017 年 12 月 10 日）：患者服药后起夜改善明显，空腹血糖有所好转，笔者建议其采用"伏病辟谷"配合治疗。于原方减生栀子、王不留行、玉米须、干姜，加浙贝母 15g，玄参 30g，紫花地丁 15g，炒苍术 12g，黄柏 12g，青蒿 12g，地骨皮 30g，百合 12g，山慈菇 12g，碧桃干 12g，生牡蛎 12g。

三诊（2018 年 3 月 15 日）：患者服药期间停用胰岛素注射，近几日血糖起伏较大，空腹血糖 8~11mmol/L，服药后夜间盗汗明显，夜尿时 1 次。根据"阴与湿不相携，但见湿去，养阴跟进"，调整处方如下：玄参 30g，土茯苓 15g，鬼针草 12g，蝉花 30g，炮山甲 12g，炒苍术 30g，黄连 60g，地骨皮 30g，绞股蓝 30g，鬼箭羽 12g，天花粉 15g，生地黄 36g，赤芍 15g，牡丹皮 15g，知母 12g，黄柏 12g，焦山楂 12g，玄明粉 6g，肉桂 9g，黄芩 15g，龙胆 12g，白薇 12g，姜黄 30g，虎杖 15g，碧桃干 15g，紫草 12g，紫花地丁 15g，每日 1 剂，分 3 次温服。笔者此后再次建议服药后行"伏病辟谷" 1 周，谷化 21 天。

四诊（2018 年 5 月 5 日）：患者服药后空腹血糖在 7mmol/L 上下波动，肿瘤指标恢复正常，睡眠较好，脉濡，此为毒去之象，根据"阳与火不两立，毒去则养阳"，跟进温阳以去伏火，原方去土茯苓、蝉花、绞股蓝、牡丹皮、焦山楂、玄明粉、黄芩、龙胆、白薇、紫花地丁，加巴戟天 15g，淫羊藿 12g，香附 9g，紫河车 9g。

五诊（2018 年 6 月 7 日）：患者已经停止胰岛素注射 6 个月，5 月 28 日复查空腹血糖 8.43mmol/L，糖化白蛋白 17.6%，铁蛋白 488.5μg/L，糖类抗原 199 42.52U/mL。大便每天 1 次，成形，手脚麻木，余无明显不适，体力尚可。笔者建议行第三次"伏病辟谷"7 天，谷化 21 天。调方如下：巴戟天 15g，淫羊藿 12g，蛇床子 9g，肉苁蓉 30g，紫河车 9g，玄参 30g，土茯苓 15g，鬼针草 12g，炮山甲 12g，露蜂房 12g，黄连 45g，地骨皮 30g，绞股蓝 30g，鬼箭羽 12g，赤灵芝 15g，赤芍 15g，生地黄 36g，牡丹皮 15g，知母 60g，黄柏 12g，焦山楂 12g，玄明粉 6g，肉桂 9g，黄芩 15g，制大黄 12g，僵蚕 12g，姜黄 30g，虎杖 30g，焦山楂 15g，焦神曲 15g。每日 1 剂，分 3 次温服。

六诊（208 年 9 月 29 日）：患者复查铁蛋白 446μg/L，糖类抗原 199 恢复正常，空腹血糖 7.35mmol/L，糖化白蛋白 17%。大便每日 1 次，便稀，寐安，偶尔脚麻，体重 73~74 千克。查其舌脉：舌紫苔根部黄腻。左寸脉滑，左关弦滑，左尺燥、濡、长；右寸短，右关燥，右尺细。此脉仍有燥象，体内仍有癌致病因子余毒未解，右寸脉短为元气已不足之象，当加强扶助元气。调方如下：生黄芪 5g，西洋参 9g，肉苁蓉 30g，紫河车 9g，参三七 12g，浙贝母 15g，桔梗 12g，玄参 30g，土茯苓 15g，鬼针草 12g，虎杖 30g，炮山甲 12g，露蜂房 12g，黄连 45g，蛇六谷 30g，白花蛇舌草 30g，鬼箭羽

12g，赤灵芝 15g，赤芍 15g，生地黄 36g，牡丹皮 15g，知母 60g，焦山楂 12g，玄明粉 6g，肉桂 9g，焦山楂 15g，焦神曲 15g。每日 1 剂，分 3 次温服。

七诊（2018 年 12 月 26 日）：患者胰岛素停止注射 1 年余，空腹血糖波动在 6.5～8mmol/L 之间。患者仍存在手脚发麻，寐安，二便正常，夜尿 2 次，自觉后背沉重。查其舌脉：舌紫苔根部黄腻。左寸脉弦，左关弦燥，左尺燥；右寸迟细，右关弦，右尺濡。此脉象代表血轮内伏湿毒致病因子，与舌根黄腻反应一致。阴病治阳，治脏以腑，以桂枝茯苓丸开通膀胱经，加强湿毒从膀胱经解。调方如下：鹿角 9g，紫河车 9g，玄参 30g，炮山甲 12g，黄连 30g，鬼箭羽 15g，天花粉 15g，生地黄 36g，赤芍 30g，姜黄 30g，虎杖 30g，莪术 30g，薏苡仁 30g，鬼针草 15g，知母 60g，桂枝 12g，牡丹皮 15g，茯苓 15g，贝母 15g，桔梗 15g，银柴胡 15g，胡黄连 18g，乌梢蛇 12g，石见穿 30g，石上柏 30g，土茯苓 15g，活血藤 15g，木香 12g，肉桂 12g，每日 1 剂，分 3 次温服。

八诊（2019 年 3 月 6 日）：患者空腹血糖波动在 5～8mmol/L 之间，偶有手脚发麻，寐安，二便正常，晚上喝水多则夜尿，能够参加 42 公里马拉松训练。舌脉：舌暗红苔黄稍腻，脉诊左寸脉弦，左关弦滑，左尺弦；右寸弦，右关弦滑，右尺弦。机体已经恢复正常应激状态，气血平和，余毒已净。建议再次伏病辟谷 7 天，谷化 21 天。在原方基础上，稍加温阳活血之品，去银柴胡、胡黄连，加补骨脂 15g，骨碎补 15g。

按语：患者仍在治疗中，此患者通过科学规范的伏病辟谷，配合中药治疗，不仅治愈了 15 年的糖尿病，更重要的是祛除了体内癌致病因子，获得临床痊愈，这在癌症术后患者中是比较少见的。这一方面得力于精准用药，五位一体治疗方案的科学制定，更重要的是患者能积极配合，遵从医嘱。

案 14　卵巢管癌术后案

魏某，女，46 岁，初诊日期 2017 年 7 月 5 日。

主诉：卵巢癌术后 6 个月，伴小腹疼痛不适。

患者 6 个月前出现下腹疼痛，伴倦怠乏力，月经不调，月经量少色暗，每次行经 2～3 天，遂至当地三级甲等医院行妇科检查、腹腔镜检及病理活检后明确诊断为"卵巢癌"，给予手术切除及辅助化疗 6 次后，患者出现随即出现乏力、小腹冷痛、坠胀等症状，寐差，时有盗汗，大便每日 2 次。患者就诊前近 1 周又出现牙龈肿而不痛。查舌脉：舌紫有芒刺苔薄白，脉滑。

诊断：卵巢癌经病，痰湿伏少阴肾经。

病例分析：患者初因思虑伤脾而产生伏湿，湿性重着，停滞下焦，"伏湿因子"长期异常聚集于少阴肾经输卵管处，导致清气受损，引发细胞质内环境发生改变，出现细胞内湿火环境，湿火伏病因子逐渐形成湿毒伏病因子，损伤宗气。宗气损伤日久，湿毒伏病因子逐渐形成"痰瘀伏病因子"，损伤元气。元气大损，导致先天命门之变，病变日久必有线粒体 DNA 突变，形成癌变伏病因子。癌变伏病因子借由三焦输布，再次潜伏于原本羸弱环境不佳的脾经路径上，造成牙龈肿而不痛。之所以不痛是因元气已大伤，正气无力与邪相争之故。此时，癌变伏病因子已有外传之势，需尽快改善机体内环境，截断伏病因子破坏第三道免疫屏障之危，防止传变形成癌变脏病。

处方：四紫蛇床汤合复方赤蛇散加减。

赤灵芝 15g，乌梢蛇 12g，白花蛇舌草 15g，蛇莓 15g，蛇六谷 15g，紫石英 12g，紫花地丁 30g，紫草 30g，莪术 30g，蛇床子 12g，炒白术 12g，茯苓 15g，人参 6g，三棱 15g，半枝莲 15g，半边莲 15g，土茯苓 15g，地耳草 30g，大血藤 12g，石见穿 15g，石上柏 15g，姜半夏 12g，白芥子 9g，白芷 12g，竹茹 12g，蜈蚣 3g，陈皮 12g，预知子 12g，炒紫苏子 12g，炒莱菔子 12g，每日 1 剂，分 3 次温服。

二诊（2017 年 12 月 6 日）：患者服药后诸症好转，偶有心悸，查肝功能异常，谷丙转氨酶 78U/L。舌淡紫苔水滑。左寸数短，左关数细紧，左尺细紧；右寸数短弦涩，右关脉濡、断点，右尺数弦涩。患者以脉数为主，说明元气已经活化，血轮循环启动，此时应当保护肝功能，控制心律，顾护培补元气，同时疏肝理气。调方如下：柴胡 12g，炒白术 15g，茯苓 12g，浙贝母 12g，党参 15g，玉竹 15g，天冬 15g，麦冬 12g，五味子 12g，玫瑰花 9g，八月札 12g，半枝莲 12g，三棱 12g，莪术 12g，蒲公英 12g，蒲黄 12g，生甘草 6g，炙甘草 6g，垂盆草 15g，青蒿 12g，鳖甲 12g，百合 12g，山慈菇 12g，蛇六谷 15g，白花蛇舌草 15g，姜黄 30g，虎杖 15g，鬼针草 12g，肉桂 6g。每日 1 剂，分 3 次温服。

三诊（2018 年 3 月 7 日）：患者诉时时自汗，背部明显，动辄汗出，无心悸，无盗汗，无乏力感，每日大便 3 次，成形，未诉余不适，复查肝功能恢复正常，空腹血糖升高，糖化血红白蛋白 6.3%。舌暗红，苔薄白。左寸脉数滑、微，左关数紧，左尺细濡；右寸数短，右关弦滑，右尺数涩、短。脉有滑象，此为正气祛邪之兆。右脉短，元气损耗明显。治以补益元气，调和营卫，加强解毒，调方如下：柴胡 12g，炒白术 15g，茯苓 12g，浙贝母 12g，黄精 15g，玉竹 15g，天冬 15g，麦冬 12g，五味子 12g，人参 9g，桂枝 12g，炒白芍 30g，生龙骨 15g，八月札 12g，半枝莲 15g，三棱 15g，莪术 15g，黄连 15g，龙胆 12g，车前草 15g，青蒿 12g，鳖甲 12g，百合 12g，山慈菇 12g，蛇六谷 15g，白花蛇舌草 15g，积雪草 30g，虎杖 15g，鬼针草 12g，焦山楂 15g。每日 1 剂，分 3 次温服。

四诊（2019 年 2 月 13 日）：患者诉时有心悸、气短，余无明显不适症状，可以正常工作，2019 年 2 月 11 复查结果，除糖类抗原 724 异常（8.42U/mL）外，肝功能、糖化血红白蛋白、空腹血糖等均在正常范围。舌暗红，苔薄白。左寸关数，左尺脉濡；

右寸关弦数，右尺脉燥濡长。脉有数，为火炽盛，与患者工作压力大有直接关系；右尺脉燥，为湿毒表现，恐有癌致病因子复燃；两尺濡象为下焦湿盛，盆腔内环境微湿毒再次侵淫所致。治疗当益气解毒，调方如下：青蒿12g，鳖甲12g，百合12g，山慈菇12g，生黄芪45g，当归15g，炒白术15g，茯苓12g，人参9g，灵芝12g，紫石英12g，紫花地丁30g，紫草30g，土茯苓30g，莪术30g，蛇床子12g，蜈蚣3g，蛇六谷15g，白花蛇舌草15g，积雪草30g，虎杖15g，鬼针草12g，黄连12g，黄芩12g，黄柏12g，生地黄24g，熟地黄12g，焦山楂15g。每日1剂，分3次温服。

五诊（2019年5月1日）：患者2019年3月23日复查空腹血糖6.5mmol/L，癌胚抗原2.9ng/mL，糖类抗原724 4.3U/mL，糖化血清白蛋白13%，糖化血红蛋白6.3%，无自汗盗汗，大便2~3次/日，寐可，无夜尿。舌暗红，苔薄白。左寸关弦，左尺脉濡；右寸关弦，右尺濡涩。脉弦提示体内应激机制恢复，神经-内分泌-免疫调控机制恢复，但两尺濡改善不明显，提示下焦湿热，当重点加强下焦湿热清除，在原方基础上加四妙散，同时加强中焦健脾益气，并减少抗癌药物，具体调方如下：青蒿12g，鳖甲12g，百合12g，山慈菇12g，生黄芪60g，炒白术15g，茯苓12g，猪苓12g，人参9g，菟丝子30g，紫石英12g，紫花地丁30g，紫草30g，土茯苓30g，益母草30g，蛇床子12g，蜈蚣3g，石见穿15g，石上柏15g，猕猴桃根30g，积雪草30g，黄连12g，黄柏12g，山茱萸60g，怀牛膝30g，薏苡仁30g，苍术15g，白头翁30g，赤石脂24g，焦山楂15g。每日1剂，分3次温服。

按语：此案患者目前仍在治疗中。该患者通过中医药规范、有序治疗，整体状况明显好转。肿瘤患者发病的根本原因在于内环境的恶化和基因突变，肿瘤只是外在表现，切除肿瘤并不能治愈肿瘤，化疗能遏制肿瘤，但可以加剧内环境恶化，更加破坏基因的稳定，因此单纯通过手术联合放化疗手段治疗肿瘤，复发是难以避免的。中药针对体内环境，优化内环境生态，不仅有效遏制肿瘤复发，更重要的在于基因长期处于良好的机体生态环境中，也会向好的方面突变，进而从根本上治愈肿瘤。

第二节　肿瘤临床路径

一、肺癌伏病论临床路径

原发性支气管肺癌（简称肺癌）是指原发于支气管黏膜、腺体和肺泡上皮的恶性肿瘤。本病属中医"肺积""肺痿"等范畴。

近50年来肺癌的发病率显著增高，在欧美工业发达国家和我国的一些工业大城市中，肺癌发病率在恶性肿瘤中已居首位。2010年，我国新发肺癌病例60.59万，居恶性肿瘤首位（男性首位，女性第2位），占恶性肿瘤新发病例的19.59%。肺癌发病率为35.23/10万。同期，我国肺癌死亡人数为48.66万，占恶性肿瘤死因的24.87%。肺癌死亡率为27.93/10万。在高危人群中开展肺癌筛查有益于早期发现早期肺癌，提高治愈率。低剂量CT（LDCT）发现早期肺癌的敏感度是常规胸片的4~10倍，可以检出早期周围型肺癌。

（一）伏病论对肺癌发病机制的认识

伏病论认为，肺癌是伏病因子突破人体元气防御机制，异常聚集在气道细胞内，引起气道细胞命门结构性损伤，导致局部积结增殖，内生肺癌伏病因子，并通过肺癌伏病因子介导的络—经—脏—脏络动态、连续发展的传变模式，直至引发机体阴阳衰竭的一组恶性病变。

这个新的认识，强调了肺癌的动态变化，以及它的传变规律。尤其是提出元气受损是形成肺癌的前置条件，这就为有效预防肺癌给出了方向。

肺癌作为一个疾病的阶段性表达，既不是该疾病的起点，更不是该疾病的终点。目前针对肺癌的治疗，往往忽略了导致肺癌的原因，更忽视了肺癌的发展路径。一味强调针对肺癌病灶的清除和治疗，其结果往往是无效，甚至加剧疾病发展，导致机体阴阳衰竭的提前出现。

针对肺癌的治疗首先是预防；其次要针对肺癌演化规律，针对性的精准施治截断病势，甚至扭转病势发展；再次才是针对原发病灶的清除和治疗，这既不是关键步骤，又不是最重要步骤；最后，只有持之以恒改善机体内生态环境，尤其改变细胞质内环境，才是解决肺癌的根本治疗手段。

（二）危险因素

1. "动物模式"饮食习惯

动物性食物里富含蛋白质、脂肪、胆固醇、甲硫氨酸（一种含硫的氨基酸）和可食用酸。这些营养成分在人体需要范围内是对人体是有益的。但是当我们摄入的上述物质的量超过我们新陈代谢的解毒和清除能力时，就会产生大量降解酶、自由基、内生毒素等内生有害物质。这些有害物质潜伏在我们的各个基本生理系统，作用于我们免疫系统黏膜屏障，形成慢性炎性反应或脂质代谢紊乱，从而改变细胞、组织、器官及体液等正常生理功能。

蛋白质摄入量超过需求，代谢产物是尿素、含硫化合物等有害物质，这些就是"湿因子"，脂肪代谢的胆固醇和三酰甘油，也是"湿因子"。"湿因子"可以作用于消化道、泌尿道等免疫黏膜屏障，主要是通过肝脏和肾脏清除。"湿因子"可以损害人体"清气"。异体蛋白的长期刺激可能会引起免疫紊乱，从而导致自身免疫病，甚至引起"宗气"损害，同时清除这些毒素会产生大量自由基，进而损坏我们自身组织和器官，导致机体"元气"受损。由此引发的机体免疫反应，可将"湿因子"转化为"痰因子"，"肺为贮痰之器"，痰湿致病因子聚集到气道细胞内，引起气道细胞命门结构性损伤，进而内生肺癌伏病因子。

2. 思虑太过

脾主运化水湿，思虑太过，损伤脾的运化功能导致水湿内停，痰湿集聚，随"脾气散精，上归于肺"，痰湿致病因子聚集到气道细胞内，久而耗损肺元气，内生肺癌伏病因子。

3. 运动缺乏，尤其是有氧运动缺失

肺主气，司呼吸，是体内外气体变换的场所。运动缺乏，呼吸吐纳不足，导致肺内伏病因子排出体外能力下降。尤其是有氧运动缺失，导致氧气摄入不足，元气后天失养，出现气道伏病因子侵袭气道细胞，诱发肺癌伏病因子产生。

4. 空气污染与吸烟

肺从自然界吸入清气和呼出体内浊气，实现体内外气体交换维持人体正常的新陈代谢。空气污染可吸入更多浊气，产生"痰致病因子"，潜伏气道；清气纳入不足，必然导致后天元气失养，元气不足，日久"痰致病因子"堆积气道细胞，出现恶性病变。这里特别强调，元气受损是肺癌伏病因子产生的根本原因。伏病因子内伏作为外因，必须积累到损伤元气才能发病。因此，空气污染引起肺癌发病率升高，其根本原因仍在人体自身机体元气受损。

5. 便秘

"肺与大肠相表里"，便秘由肺通调水道功能下降导致肠失濡润引起，而各种原因引起的长时间便秘更可以影响肺气通调水道，导致水湿凝聚于肺，侵袭气道细胞，内生肺癌伏病因子。

6. 冠心病

"肺朝百脉，主治节"，冠心病导致"瘀因子"潜伏，可使肺气输布不畅，肺气郁闭，久而化火蕴毒，导致瘀毒致病因子侵袭气道细胞，引发肺癌伏病因子。

7. 其他呼吸道器官炎症

鼻炎、咽炎、扁桃体炎等呼吸器道官炎症可以引发机体免疫反应，形成"伏痰致

病因子"，伏病因子坠积呼吸道，日久侵入气道细胞，产生肺癌伏病因子，引发肺癌。

8. 年龄因素

老年人元气不足是导致肿瘤的主要原因，这也是许多肿瘤发生的共性原因，自此在各节肿瘤中不再赘述。

（三）病理生理认识

1. 肺癌络病的病理生理认识

呼吸道相关器官炎症导致呼吸道黏膜免疫反应，诱发"痰湿致病因子"，甚至导致局部微循环障碍，出现"痰瘀致病因子"。这些伏病因子侵袭呼吸道细胞既久，可以使呼吸道细胞元气损伤，使"痰瘀伏病因子"形成"积节因子"，突破元气阻击，破坏先天命门，呼吸道相关器官细胞线粒体结构损害，线粒体 DNA 突变，能量代谢模式发生改变，出现器官局部局限性结节、增生、息肉等，或者癌胚抗原升高，或者铁蛋白升高，或者胸苷激酶（TK1）异常等，为肺癌络病阶段。

2. 肺癌经病的病理生理认识

肺癌络病迁延日久，元气损耗，突变成肺癌经病，此时必有基因损伤，肺脏出现积节。此阶段少则七八年之数，多则十四五年之多，肺癌络病经久不愈方能酿祸成肺癌经病。

肺癌经病之变，肺脏积节为主症，但随三焦所主而变。首先，上焦宣发、肃降气的功能出现病变，常有胸闷，或气短不足以息，或胁肋游走性疼痛，或便秘，或排便不爽，或小便无力，点滴而出等症状；其次，中焦升清降浊功能异常，常有腹胀、口气重、反酸、便秘或便溏等症状；最后，下焦气机失化，出现夜尿增多、膝以下冷、水肿、腰膝酸软、妇女月经量少，甚至停经等症状。上述种种皆因元气耗损，故而症状顽固，虽休息不能缓解。

肺癌经病随三焦的运行水谷路径而传变，常出现咯痰、痰黏，甚至痰中带血，或出现贫血、小便困难等。

肺癌经病随三焦的运化水液路径而传变，常出现盗汗、自汗，或口渴乏力，或畏寒、心悸、便秘等。

3. 肺癌脏病的病理生理认识

肺癌脏病，总以后天命门损伤为标志，首先出现肺癌少阴肾病变，表现为骨质的破坏，甚至出现肺癌骨转移；出现低蛋白血症，或尿酸升高；或出现少阴肾经路径脏腑增生、肌瘤等，诸如卵巢囊肿、肾囊肿、子宫肌瘤、肾囊肿、前列腺增生、乳腺小叶增生、甲状腺增生、骨质增生等，可称为"少阴肾病综合征"。

其次，由肺癌少阴肾病变转移至督脉，出现肺癌督脉病变，表现为焦虑症、躁狂症、失眠、注意力不足、多动症、抑郁症、倦怠、慢性疲劳综合征、纤维肌痛、过敏性肠道综合征等，甚至肺癌脑转移。

最后，肺癌督脉病变日久，导致元阳受损，进而引起心之少火（君火）损害，出现心功能衰竭。或呼吸衰竭。此阶段为肺癌少阴心病变，往往出现呼吸困难、水肿、乏力、汗出异常、消瘦等症状。此阶段也可引起贫血，尤其白细胞减少、血红蛋白减少，甚至血小板减少等。

4. 肺癌脏络病的病理生理认识

肺癌脏病之后，或有迁延，必元气衰竭，多脏腑功能衰竭，广泛转移，出现肺癌脏络病阶段。肺癌脏络病阶段虽弥留时日短暂，其传变仍有其规律。一般按照先上焦，后中焦，再下焦位置，以淋巴结转移为先导，使三焦相应位置各个脏腑受到肿瘤侵袭，出现各个脏腑肺癌转移瘤。

（四）肺癌辨治要点及防治路径

1. 肺癌络病的辨治要点及防治路径

肺癌络病，元气必损。元气不伤，则无癌症。

肺癌络病之结节，顽固难愈，虽药不解，忌刀割之，必伴乏力，或气机上逆，反酸腹胀，或便秘，或心悸。脉必兼燥，舌必兼紫。

宗气受损之肺结节，痰多而黏，有疲乏，寐后稍好转，大便黏滞，小便无力，脉滑而细，舌多黄腻。

清气受损之肺结节，时隐时现，有自愈倾向，或皮肤湿疹，多伴腹胀嗳酸之症，脉濡，或脉弦，不一而足。

肺癌络病之乏力，虽休憩不得解，寐后仍乏，此元气受损之乏力。

宗气受损之乏力，不劳而自觉疲乏，休息后不得解，寐后得片刻缓解。

清气受损之乏力，不劳则不乏，劳则乏，休息后缓解。

清气受损之反酸，往往伴头昏，手脚湿热，因清气不升，浊气上干。

宗气受损之反酸，往往伴痰浊，尤以进荤腥食厚味则痰生，咽痒，常有咽炎、鼻炎之类，因久浊气上行，凝聚上焦，宗气祛邪，痰湿停滞引起。

肺癌络病之反酸，反酸轻而大腹便便，腰膝酸软，常伴五心烦热，肠易激，大便黏滞，痛则便，便不畅。

清气受损之心悸，偶有之，悸动不安，休养则安。

宗气受损之心悸，节律不稳，心率多正常，常伴梦多，善惊易恐。

肺癌络病之心悸，元气受损之心悸，心率时常多于 90 次/分，自不觉，谓之怔忪，多伴有汗症、血糖异常。

肺癌络病治之以肺络解汤，必辅助元气，固护肾气，稳定肾上腺激素。

肺络解汤：生黄芪 60g，百合 15g，百部 15g，金荞麦 30g，紫菀 15g，全蝎 3g，蜈蚣 3g，白芥子 3g，菟丝子 15g，淫羊藿 15g，桔梗 9g。上药先煎 10 分钟，取汁 200mL，再煎 40 分钟，取汁 200mL，合汁，分次温服。

肺络解汤方中全蝎、蜈蚣为君药，通络散结，温通肺络；黄芪、百部、百合为臣药，温凉并济，化宗气而清郁热；金荞麦、紫菀化痰止咳，白芥子去肺络伏痰，菟丝子、淫羊藿温通肺络，共为佐药；桔梗为舟楫之品，载药入肺，为使药。

肺癌络病，伴心悸，宜合天王补心丹，养血安神。诸如伴有失眠、口舌生疮等上焦症状，皆可化裁用之。

天王补心丹：酸枣仁 30g，柏子仁 12g，当归 12g，天冬 15g，麦冬 15g，生地黄 24g，人参 9g，丹参 24g，玄参 15g，茯神 12g，五味子 12g，远志 12g，桔梗 9g。

天王补心丹重用生地黄，一滋肾水以补阴，水盛则能制火，一入血分以养血，血不燥则津自润，是为主药。玄参、天冬、麦冬有甘寒滋润以清虚火之效，丹参、当归有补血、养血之助。以上皆为滋阴、补血而设。方中人参、茯神益气宁心，酸枣仁、五味子酸以收敛心气而安心神，柏子仁、远志养心安神，方中桔便，一般为载药上行。

肺癌络病，伴反酸，宜合复方黄龙汤，升清降浊，顾护元气。诸如伴腹胀、嗳气等中焦症状，皆可化裁用之。

复方黄龙汤：黄连 6g，龙胆 12g，制半夏 12g，苍术 9g，炒白术 15g，太子参 15g，佛手 12g，砂仁 6g，焦山楂 15g，神曲 15g。上药先煎 10 分钟，取汁 200mL，再煎 40 分钟，取汁 200mL，合汁，分次温服。

方中黄连、龙胆、制半夏、苍术等诸药辛开苦降，使太阴经湿浊伏热自阳明经解；炒白术、太子参等性甘，健脾补中，以防传变。此处为“阴病治阳”之法。伏病论认为，疾病发生的根本原因在于机体内环境的不良刺激和改变。内在的病理变化无法通过单一药物有效控制，任何药物对内环境的干预都会成为新的干扰机体平衡的刺激源。依据中医学经脉表里匹配的原理，致病因子潜伏阴经，可以通过作用于阳经，而达到祛除阴经致病因子的目的。换句话说，通过调控机体空腔脏器内生态环境，以及机体表面的伏病投射点，从而达到改善、平衡机体内环境的目的，这种方法称为阴病治阳，又叫补脏泻经法。

肺癌络病，伴乏力，宜合附子理中丸，强元气以祛邪，顾护清气以截致病因子。诸如手脚冰冷、腰膝酸软、夜尿频数等下焦症状，皆可化裁用之。

《汤液本草》谓“附子入三焦、命门”，现代研究其具有兴奋垂体-肾上腺皮质系统的作用。方中稍佐附子强化命门，有利祛邪外出。

鼻炎、咽炎、气管炎之类，但伤元气，则当癌前病变视之，不得不防。

鼻炎，虽有鼻塞，必有诱因。诱而发之，素日无恙，为清气受损之鼻炎，治之以玉屏风散。

鼻炎，时时鼻塞，伴咽痒有痰，色白，鼻流清涕或黄涕，多伴头痛，时有乏力。此为宗气受损之鼻炎，治之以伏痰络饮方合玉屏风散。

伏痰络饮方：百部30g，百合30g，白芥子6g。

百部下肺气而除肺经脉络中伏痰，《滇南本草》载其可"润肺，治肺热咳嗽，消痰定喘，止虚痨咳嗽，杀虫"。《本草纲目拾遗》载百合"清痰火，补虚损"。白芥子善入络脉，既能化络中之痰，又能通络温经，促痰排出，《医学入门》谓其"利胸膈痰，止翻胃吐食，痰嗽上气，中风不语，面目色黄，安五脏，止夜多小便"。

鼻炎伴鼻息肉，呼吸不畅，时时鼻塞，或咽痒有痰，或便秘，或便溏，常伴腰膝酸软，或手脚冰冷，或腹胀嗳酸，或乏力等。此为元气受损之鼻炎，视之为癌前病变。治之以肺络解汤加减。

咽炎，虽有咽痒，或咽干，多食用刺激性食物或动物性食物后诱发，伴咽喉肿痛，或有便秘，素日无恙，为清气受损之咽炎，治之以黄氏响声丸。

黄氏响声丸：薄荷9g，浙贝母12g，连翘15g，蝉蜕9g，胖大海12g，酒大黄12g，川芎12g，儿茶12g，桔梗9g，诃子肉9g，甘草6g。

咽炎，咽部时常有异物感，咯不出，咽不下，咽痒有痰，痰白而黏，晨起尤重，为宗气受损之咽炎，治之以伏痰络饮方合《御药院方》之旋覆花汤。

《御药院方》之旋覆花汤：旋覆花9g，人参6g，赤茯苓12g，黄芩12g，柴胡12g，枳实9g，赤芍药12g，甘草6g。

本方以四逆散舒达肝气以降肺气，以人参顾护宗气，旋覆花利咽化痰，佐以黄芩、茯苓祛湿化痰。本方可合伏痰络饮方强化祛痰，共奏利咽开音之效。

咽炎，伴声带息肉，或咽部息肉，咽部异物感，时时咳嗽，每遇情志变化而加重，咽干、咽痒，甚者声音嘶哑，或便秘，或便溏，常伴腰膝酸软，或手脚冰冷，或腹胀嗳酸，或乏力等，为元气受损之咽炎，视之为癌前病变，治之以肺络解汤加减。

气管炎，虽有咳嗽，必有诱因。多在感冒后诱发，咳嗽连连，无分昼夜，自觉咽痒，不能自已，少则一两周，多则数周。痰少而黏，色白。久咳伤气，可有疲乏，便溏，或便秘。此为清气受损之气管炎，治之以复方白龙汤。

复方白龙汤：桑白皮12g，地龙12g，百合15g，党参15g，百部15g，杏仁12g，桔梗6g。上药七味，先煎10分钟，取汁200mL，再煎40分钟，取汁200mL，合汁，分次温服。

方中桑白皮入肺经，是治疗肺经伏热的君药，《药性论》谓其"治肺气喘满，水气浮肿，主伤绝，利水道，消水气，虚劳客热，头痛，内补不足"；地龙最善通调肺经，使肺气下而平肝木，上能引脾散之精济肺，《本草再新》言其"入肝、脾、肺三经"；百合、党参、百部三味补助肺脏而防肺经伏邪入内；杏仁、桔梗引肺太阴经伏邪出大肠经解。

咳嗽重者，为肺失宣肃，加浙贝母、芦根、紫菀。

咽痒干咳者，为伏热上扰，治之紫苏子、白芥子、牛蒡子、黄芩、百部。

剧咳，声重，痰少而黏，咳之不出者，为痰浊夹伏火胶着为害，或发热，或不发热，为难治，加射干、浙贝母、紫菀、款冬花、蒲公英。

胸闷加瓜蒌、薤白、半夏。

胀闷痞满加枳实、厚朴、瓜蒌。

气管炎，咳嗽、咳痰，甚至气短、喘息，每年持续 3 个月，连续 2 年或 2 年以上，为宗气受损之气管炎，治之以复方白龙汤合正宗解毒汤。

正宗解毒汤：黄芪 60g，天冬 30g，桑白皮 15g，升麻 9g。上药四味，先煎 10 分钟，取汁 200mL，再煎 40 分钟，取汁 200mL，合汁，分次温服。

方中黄芪大补宗气为君药；天冬归肺、肾经，以子济母，养阴清火；桑白皮善透肺中郁火，合升麻则能除伏解毒，共起正宗解毒之效。

气管炎，咳、痰、喘，劳作则加重，甚或气促，常伴喘息，甚或喘鸣，胸闷，神疲乏力，严重者呼吸困难等，为元气受损之慢性阻塞性肺疾病，视之为癌前病变，治之以肺络解汤合伏痰络方加减。

肺与脾同属太阴，脾太阴输精于肺，肺朝百脉，布精微于周身，灌气血于脏腑。湿火伏于太阴，脾脏运化水湿功能失常，化为痰湿；痰湿之邪随脾气上归于肺，影响肺脏通调水道、宣发肃降功能，痰湿潜伏于肺，壅塞气道，引起咳嗽、咳痰；久则宗气受损，清气不纳，出现气短、喘息症状，常在秋冬天发作明显。

咳喘为主症疾病治疗，需要注意几个要点：①注意肺为娇脏，用药宜柔。②注意伏邪下行大肠经是成功关键，治疗时注意利用肺的宣肃功能及时通畅大便，大便一通，湿气自散，肺气自降。③肺宗气是疾病转归的关键，时刻保护宗气是治疗宗旨，因此一旦湿火消退，养阴药跟进后，要注意温阳化气，补充宗气。

诸如此类，上焦病变，皆可犯肺，伤元化癌，不可枚举，以上为例，治亦同类。

癌胚抗原升高者，可对症给予石见穿、石上柏、龙葵等抗癌。

铁蛋白升高者，可对症给予桔梗、香附、九香虫等理气化痰之品。

胸苷激酶升高者，为致病因子侵入细胞质，需加强中焦升清降浊，亦可附子理中加减。

肺癌络病的防治才是治疗肺癌的关键阶段，也是最有效的阶段，但临床往往忽视癌前病变，未给予充分重视，从而错失了肺癌治疗的最佳窗口期。

肺癌络病阶段从改善致病的危险因素着手，改掉或戒除不良习惯，积极前瞻性用药，有效调整机体内环境，是能够防治肺癌进一步发展的关键步骤。此阶段治疗不仅能大幅度降低治疗费用，更可以有效地使用卫生资源，降低肺癌死亡率。

2. 肺癌经病的辨治要点及防治路径

肺癌络病迁延日久，元气损耗，突变成肺癌经病，此时必有基因损伤，肺脏出现积节。此阶段少则七八年之数，多则十四五年之多，肺癌络病经久不愈方能酿祸成肺癌经病。治之以石龙解毒汤合白积丸加减。

石龙解毒汤：黄芪 60g，麦冬 30g，桑白皮 15g，升麻 9g，石上柏 30g，石见穿 30g，龙葵 30g，浙贝母 15g。

方中黄芪大补宗气，又善培土生金，通调水道，一味功同四君子，故为君药，恢复肺的主气功能；桑白皮《药性论》谓其"治肺气喘满，水气浮肿，主伤绝，利水道，消水气，虚劳客热，头痛，内补不足"，善于恢复肺的通调水道功能；麦冬养阴生津，润肺清心；升麻、石上柏、龙葵清热解毒，抗肿瘤；石见穿、浙贝母软坚散结。

白积丸：白英 60g，积雪草 30g，桔梗 9g。

白英上部草质，具细毛，基部心脏形，与肺"主皮毛""朝百脉"形似，而入肺经，善于解毒化湿，最善消肺经疾病，为君药；积雪草《闽东本草》谓其可"入心、肺、脾、胃、大肠五经"，《四川中药志》载其"祛风散寒……治肺热咳嗽，消瘰疬，涂痈疮肿毒，消食积饱胀"，为臣药；桔梗为肺手太阴经舟楫，善化痰止咳，消脓毒，而为佐使。

肿瘤经病治疗一般分成四个主要过程。第一阶段以解毒化湿、益气养阴为主，这里强调解毒，因为伏毒较盛，解毒就是扶正。第二阶段仍以解毒为重点，但是开始需要跟进温阳之品，同时加强养阴，少佐活血散结之品。这阶段的原则就是温阳解毒，养阴散结。第三阶段，毒邪已经被有效控制，已经不是主要矛盾，此时要注意温阳的治疗，扶正就是祛邪，对于清除微小残留伏积十分必要，少佐活血、清血之品，效果更好。因此这个阶段的原则是温阳理血，养阴解毒。第四阶段以扶正为主，注重针对脏腑的功能，加强辅助阴阳，跟进养阴之品，强调温阳益阴、活血解毒。

一般完成这四个治疗阶段，大多数患者可能带瘤生存。其中在第二阶段开始温阳时建议利用五行生克制化原理，培母益子，不建议直接针对该脏腑温阳。到第四阶段，毒邪明显消退，就可以直接针对脏腑功能扶助其阴阳了。这四个阶段动态用药，"但见毒消温阳跟进""但见湿退养阴跟进"等，强调根据机体具体变化跟进用药，不可一味守方。另外，更不可一味变化，随症而变，被疾病牵着鼻子走。

肺癌经病之变，肺脏积节为主症，但随三焦所主而变。

胸闷，或气短不足以息，或胁肋游走性疼痛，或便秘，或排便不爽，或小便无力，点滴而出等，为上焦宣发、肃降气的功能出现病变，上方合伏肺汤。

伏肺汤：生黄芪 60g，桑白皮 15g，银杏叶 15g，杏仁 12g，桔梗 12g，制半夏 12g，陈皮 15g。

方中黄芪大补宗气，又善培土生金，通调水道，一味功同四君子，故为君药，恢复肺的主气功能；桑白皮《药性论》谓其"治肺气喘满，水气浮肿，主伤绝，利水道，消水气，虚劳客热，头痛，内补不足"，是治疗肺经伏热咳喘痰的良药，善于恢复肺的通调水道功能，为臣药；银杏叶擅长活血通脉，又能化痰平喘，恢复肺的朝百脉功能，为佐药；桔梗主宣，杏仁主肃，两者共用能恢复肺的宣肃功能。宣肃之间，调畅宗气，通调水道，共为使药。制半夏、陈皮化痰健脾，培土生金，亦能防生痰，阻于肺中，也为使药。

腹胀、口气重、反酸、便秘或便溏等症状，为中焦升清降浊功能异常，上方合化湿解毒汤。

化湿解毒汤：党参 30g，苦参 12g，拳参 12g，茯苓 15g，猪苓 15g，薏苡仁 30g，杏仁 12g，白豆蔻 6g，白花蛇舌草 30g，半枝莲 15g。

夜尿增多，膝以下冷，水肿，腰膝酸软，妇女月经量少，甚至停经等，为下焦气机失化的表现，上方合伏肾汤。

伏肾汤：山茱萸 60g，菟丝子 15g，附子 12g，紫苏子 12g。

山茱萸补肝肾，涩精气，固虚脱，又能不恋邪气，《日华子本草》谓其"暖腰膝，助水脏，除一切风，逐一切气，破癥结，治酒皶"，故而既能恢复肾主骨生髓、主精功能，更能祛肾中伏邪，因此为君药。菟丝子能温补肝肾，益精髓，明目，同时《药性论》又谓其"主消渴热中"，故而能温命门火，而除肾中伏热。附子、紫苏子温中，培土制水，共为佐药。

肺癌经病随三焦的运行水谷路径传变，出现咯痰、痰黏，甚至痰中带血，或出现贫血，或小便困难等，亦合化湿解毒汤加减。

肺癌经病随三焦的运化水液路径传变，出现盗汗、自汗，或口渴乏力，或畏寒、心悸、便秘等，亦合伏肾汤加减。

外部环境的有效改善是治疗肺癌经病的基础，肺癌经病阶段治疗不仅强调生活方式、工作方式与自然环境的优化，更注重长期用药。该阶段已经发生基因突变，只有机体内环境长时间的改善，才能预防肺癌经病的发展，促其向愈。

这一时期的用药特点一方面要强调动态治疗，根据疾病演化传变规律，积极有效使用"生、截、化、砭、清、透、调、补、变"处方技法，更要注重"阴病治阳"，运用中医理论五行生克制化，调整五脏六腑、十二经脉与肺癌经病的关系，还要强调艾灸、针灸、伏病辟谷等理疗手段的合理使用及其临床价值。

3. 肺癌脏病的辨治要点及防治路径

肺癌少阴肾病变，可出现肺癌骨转移，低蛋白血症，或尿酸升高，或出现少阴肾经循行部位的脏腑增生、肌瘤等，诸如卵巢囊肿、肾囊肿、子宫肌瘤、宫颈增生、肾囊肿、前列腺增生、乳腺小叶增生、甲状腺增生、骨质增生等，称为"少阴肾病综合征"，治之以鹿龟煎合石龙解毒汤、白积丸。

鹿龟煎：鹿角霜 12g，龟甲 12g，鳖甲 12g，生牡蛎 30g，生地黄 30g，牡丹皮 15g，知母 15g，黄柏 15g，怀牛膝 15g，地骨皮 15g，白薇 15g，白豆蔻 6g。

肺癌督脉病变，出现焦虑症、躁狂症、失眠、注意力不足、多动症、抑郁症、倦怠、慢性疲劳综合征、纤维肌痛、过敏性肠道综合征等，甚至肺癌脑转移，治之以鹿马煎合石龙解毒汤、白积丸。

鹿马煎：鹿角片 12g，三棱 15g，莪术 15g，乳香 12g，没药 12g，制半夏 12g，制南星 12g，九香虫 6g，蜈蚣 3g，制马前子 1g_{研粉另吞}。

肺癌少阴心病变，出现呼吸困难、水肿、乏力、汗出异常、消瘦等症状，也可引起贫血，尤其白细胞减少、血红蛋白减少，甚至血小板减少等，治之以黑甲汤合石龙解毒汤、白积丸。

黑甲汤：黑附子 12g，细辛 3g，桂枝 9g，玄参 30g，牡蛎 30g，龟甲 12g，鳖甲 12g，三棱 15g，莪术 15g，青蒿 12g，连翘 12g，槟榔 15g，莱菔子 15g，乌药 3g，砂仁 3g。

《黄帝内经》"治五脏者，半死半生也"，疾病到了肺癌脏病阶段，临床治愈希望渺茫，希冀带瘤生存，在这个基础上，积极培补元气，调整心理状态，改变生存方式，或有一线生机。

这个阶段医患的密切配合、相互信任非常重要，因为这个阶段用药彪悍，常在临界状态用药，用药过则毒副作用损伤人体，用药不及则无以遏制病势。为医者，不可畏手畏脚，养患害人，耽误治疗时机；亦不可冒失莽撞，一味强攻，用药害人，给患者带来医源性损伤。

4. 肺癌脏络病的辨治要点及防治路径

肺癌脏络病，弥留之际，以扶正为主。虽其传变依上焦，后中焦，再下焦，侵袭流注脏腑，从而出现各个脏腑肺癌转移瘤，总以扶助命门、补肺益气为主、治以补肺汤合黑甲汤。

补肺汤：黄芪60g，甘草9g，钟乳石30g，人参12g，桂枝12g，生地黄24g，茯苓12g，白石英30g，厚朴12g，桑白皮12g，干姜12g，紫菀15g，陈皮12g，当归12g，五味子30g，远志12g，麦冬15g。

此阶段苟活延年，以减轻患者痛苦为目标，延长生存时日为目的，不必奢望奇迹。故而治病强调扶正，强调扶助命门。

（五）肺癌传统辨证论治

1. 分型论治

（1）阴虚内热证：症见咳嗽不畅，胸胁胀满，咳痰不爽，胸痛彻背，痛有定处，有时痰中带血，气急，口干，便秘，舌有瘀斑或瘀点，脉弦或细弦。治以养阴清热。方选百合固金汤合清骨散加减（熟地黄15g，生地黄15g，麦冬15g，贝母6g，百合30g，当归15g，桔梗10g，地骨皮15g，秦艽15g，知母15g，银柴胡10g，甘草10g）。

（2）气阴两虚证：症见干咳，或咳嗽少痰，气短乏力，自汗盗汗，口干，舌质淡红，脉细弱。治以养阴益气。方选沙参麦冬汤合增液汤加减（沙参30g，天冬15g，麦冬15g，五味子10g，生地黄15g，玉竹15g，扁豆15g，薏苡仁15g，贝母6g，牡蛎15g，生黄芪30g，夏枯草15g，猪苓15g，茯苓15g，鱼腥草30g，甘草10g）。

（3）气滞血瘀证：症见咳嗽不畅，胸胁胀满，咳痰不爽，胸痛彻背，痛有定处，有时痰中带血，气急，口干，便秘，舌有瘀斑或瘀点，脉弦或细弦。治以行气化瘀。方选血府逐瘀汤加减（桃仁10g，红花10g，当归15g，赤芍15g，白芍15g，柴胡15g，枳壳6g，桔梗10g，川芎10g，酒大黄6g，鳖甲10g，干蟾皮6g，山慈菇10g，鱼腥草30g，甘草10g）。

（4）脾虚痰湿证：症见咳嗽痰多，纳少腹胀，大便溏泄，舌质淡或淡胖，可伴有齿印，苔白腻，脉滑或弦滑。治以健脾燥湿，化痰。方选二陈汤合四君子汤加减（党参15g，白术15g，猪苓15g，茯苓15g，陈皮15g，清半夏10g，白僵蚕15g，紫苏子10g，白芥子10g，莱菔子15g，贝母6g，硇砂0.1g，甘草10g）。

（5）阴阳两虚证：症见咳嗽气急，动则喘促，腰脊冷，夜间尿频，口干，舌质淡红，脉沉细弱。治以温肾滋阴。方选右归丸合左归丸加减（熟地黄15g，山药30g，山茱萸15g，肉桂10g，当归15g，女贞子15g，黄精15g，鹿角胶6g，杜仲10g，枸杞子15g，仙鹤草30g，甘草10g）。

2. 手术前后、放化疗期间的中医辨证治疗

（1）术前治疗以扶正培本、清热解毒、调整阴阳为主，药物组成：生黄芪15g，炙黄芪15g，沙参10g，金银花10g，枇杷叶10g，桔梗10g，竹茹10g，茯苓15g，猪苓

15g，鱼腥草 30g，白花舌蛇草 30g，乌梅 15g，川贝母 9g，紫菀 9g。水煎服，每日 1 剂。

（2）术后以益气养阴，润肺化痰为主，药物组成：生黄芪 15g，炙黄芪 15g，猪苓 15g，茯苓 15g，沙参 30g，鸡血藤 30g，党参 15g，代赭石 30g，芡实 40g，生龙骨 30g，生牡蛎 30g，紫苏子 10g，川贝母 10g，杏仁 10g，百部 10g，金银花 30g，丹参 10g，砂仁 6g。

（3）放疗期间多表现为燥热伤阴之证，应以益气养阴润燥为主，首选沙参、麦冬、石斛、枇杷叶、百部、百合、玉竹、猪苓、茯苓、鱼腥草等。

（4）化疗期间血象下降明显，宜补气血、益肝肾、化瘀血，方选四物汤加二至丸，或当归补血汤加二仙汤。恶逆呕吐明显者，可选温胆汤、旋覆代赭汤。

二、肝癌伏病论临床路径

原发性肝脏恶性肿瘤起源于肝脏的上皮或间叶组织，是我国高发的、危害极大的恶性肿瘤。原发性肝癌的病因及确切分子机制尚不完全清楚，目前认为其发病是多因素、多环节的复杂过程，受环境和个体的双重因素影响。流行病学及实验研究资料表明，乙型肝炎病毒（HBV）和丙型肝炎病毒（HCV）感染、黄曲霉素、饮水污染、酒精、肝硬化、性激素、亚硝胺类物质、微量元素等都与肝癌发病相关。

据统计，我国每年新增肝癌人数 30 万人，而每年肝癌死亡人数 11 万，是全球肝癌发病率、死亡率最高的国家。肝癌起病隐匿，从 1~2cm 肝癌到出现临床症状，平均间隔 26 个月，手术切除仍然是治疗的首选方法。由于其恶性程度高，发展变化快，早期即有肝内播散的情况出现，就诊时往往已进入中晚期，加之患者多合并有肝硬化，因此能获得手术治疗的病例仅占 20% 左右。半个世纪以来，肝癌的治疗方法虽然有了显著进步，然而肝癌总体的相对 5 年生存率仍然较低。本病可发生于任何年龄，以 40~49 岁为最多，男女之比为 2.5∶1。

肝癌在中医古代文献中无系统论述，但多种病证如"癥瘕""积聚""痞满""肥气""臌胀""黄疸""癖黄""伏梁"等都有类似于肝癌的描述，目前多以"肝积"名之。

（一）伏病论对肝癌发病机制的认识

伏病论认为，肝癌是伏病因子突破人体元气防御机制，异常聚集在肝细胞或肝内胆管细胞内，引起该细胞命门结构性损伤，导致局部积结增殖，内生肝癌伏病因子，并经由肝癌伏病因子介导的络—经—脏—脏络动态、连续发展的传变模式，直至引发机体阴阳衰竭的一组恶性病变。

这个新的认识，强调了肝癌的动态变化，以及它的传变规律，强调了元气受损是形成肝癌的前置条件，这就为有效预防肝癌提供了具体靶位。

（二）危险因素

1. 情志不畅

《格致余论·阳有余阴不足论》说："司疏泄者，肝也。"情志不畅，肝气郁结，郁而化火，肝火损伤肝阴（细胞），导致肝细胞线粒体损伤。中医所谓"火"因子，也就是由于现在饮食、运动、生活及工作方式等因素导致的异常应激，所引起的"神经-免疫-内分泌"紊乱而形成的致病因素，能够影响到"蓝斑-交感-肾上腺髓质系统"和"下丘脑-垂体-肾上腺皮质激素系统"。所以肝火致病因子最容易突破"线粒体-肾上腺轴"，破坏肝元气防御，产生肝癌。

现代人工作压力大，工作节奏快，情绪过激，七情（喜、怒、忧、思、悲、恐、惊）化火，皆能伤肝。

2. 饮酒太过

饮酒太过，化生湿热，郁结肝经，导致肝失疏泄，肝火内生，肝阳损伤，解毒功能下降，湿毒致病因子伤肝，破坏肝元气防御体系，内生肝癌伏病因子。

3. 熬夜

胆经所主时段为夜间 11 点到次日凌晨 1 点，肝经所主时段为凌晨 1 点到凌晨 3 点，因此夜里 11 点前仍不能入睡，可以引起肝胆功能得不到修复，尤其会使肝胆解毒受到影响，湿毒瘀积于肝。久而久之，湿毒伏肝，突破肝元气防御，出现肝癌伏病因子。从内分泌角度上说，熬夜直接干扰生长激素和肾上腺激素代谢，影响胰岛素分泌，损伤人体"线粒体-肾上腺轴"。

4. 化学损伤

现代人每天接触的化学性毒物约 1180 种，目前营养品、保健品和化学药品等泛滥。这些物品经过长期不正确摄入或接触，可以导致体内生态环境破坏，毒素蓄积，损伤肝细胞，突破肝元气防御，内生肝癌伏病因子，引起肝癌。

5. 黄曲霉

越来越多证据表明黄曲霉可以引起肝癌。

6. 乙肝病毒和（或）丙肝病毒感染

在中国，95%肝癌患者具有乙肝病毒感染背景，10%有丙肝病毒感染背景，还有部分患者乙肝和丙肝重叠感染。值得一提的是，肝炎患者不论平时肝功能是否正常，都属于此高危人群范畴。病毒伏病归属中医"湿毒"范畴，湿毒致病因子，潜伏肝细胞，久而久之，损伤人体"线粒体-肾上腺轴"，突破肝元气防御体系，内生肝癌伏病因子。

（三）病理生理认识

1. 肝癌络病的病理生理认识

胆道及中焦消化系统相关器官炎症，失治日久，导致湿毒潜伏中焦。肝为解毒器官，最易成为靶器官。湿毒失治既久，痰瘀出现肝经，出现甲状腺炎、乳腺小叶增生等。痰瘀胶结肝脏，形成脂肪肝、肝囊肿、肝血管瘤等。

肝脏局部微循环障碍，肝细胞失养，肝元气受损，"痰瘀伏病因子"形成"积节因子"，突破元气阻击，肝脏细胞线粒体结构损害，此时必有线粒体 DNA 突变，使能量代谢模式发生改变，出现肝硬化，或者铁蛋白升高，或者甲胎蛋白升高，或者 γ-谷氨酰转肽酶、碱性磷酸酶和乳酸脱氢酶升高等，此为肝癌络病阶段。

2. 肝癌经病的病理生理认识

肝癌络病迁延日久，元气损耗，"线粒体-肾上腺轴"损伤，突变成肝癌经病，此时必有肝细胞基因损伤，肝脏出现积节，多伴肝硬化。肝癌经病之变，肝脏积节为主症，但随三焦所主而传变。

首先，肝气郁滞，中焦消化不良，厌食乏力，腹胀，胁肋胀痛，嗳酸；甚或胆道瘀滞，出现目黄、身黄、小便黄；脾主四肢，肝不疏脾，血滞四末而现肝掌；肝肺主气轮，肝主升，肺主降，气机升降出入，主要依赖这两个气机的枢纽。肝气郁滞不升，必致肺气不降，痰气郁结，形成梅核气，咽中如有物，吐之不出，吞之不下。痰重者痒；气滞重者，堵塞感显著，甚至痰气胶结，导致肺结节。肝主疏泄，肝气郁滞则下焦气机郁滞，男性可出现前列腺增生，小便不畅；女性可出现月经不调，量少时短，或可出现子宫肌瘤，甚或卵巢囊肿。至于中焦气机失常可出现便秘，下焦气机失化出现夜尿增多等，均为三焦主气功能损伤之共性病变，以后不过多赘述，只言本病引起三焦传变的特有变化。

肝癌经病随三焦的运行水谷路径而传变，当出现胃底淋巴肿大，胃络脉瘀滞时，可引起腹胀、呃逆、嗳酸等，顽固迁延，少食则发。

肝癌经病随三焦的运化水液路径而传变，男性常出现前列腺增生，小便点滴而出，便出不畅；女性常出现白带异常，或清稀，或黄浊，或宫颈炎，或阴道干涩等。

3. 肝癌脏病的病理生理认识

肝癌脏病，总以后天命门损伤为标志，首先出现肝癌少阴肾病变，男性出现前列腺增生，甚至出现癌细胞前列腺转移；女性出现子宫肌瘤、宫颈糜烂等，甚至出现癌细胞子宫转移、癌细胞卵巢转移等。

其次，由肝癌少阴肾病变转移至督脉，出现肝癌督脉病变，甚至出现肝癌脑转移、肝癌肺转移。

肝癌督脉病变日久，元阳衰竭，进则心功能衰竭，或呼吸衰竭，此阶段为肝癌少阴心病变。

4. 肝癌脏络病的病理生理认识

肝癌脏病之后，或有迁延不愈，元气必衰竭，使多脏腑功能衰竭，致广泛转移，出现肝癌脏络病阶段。肝癌脏络病其传变规律一般按照先中焦，后下焦，再上焦位置，以淋巴结广泛转移为先导，出现三焦相应位置各个脏腑的肿瘤侵袭，形成各个脏腑肝癌转移瘤。

（四）肝癌辨治要点及防治路径

1. 肝癌络病的辨治要点及防治路径

肝癌络病，元气必损。肝癌络病之脂肪肝，多伴甲胎蛋白轻度升高，常伴慢性淋巴细胞性甲状腺炎、溃疡性结肠炎等器官自身特异性免疫病，或淋巴结炎，或胶原病或结缔组织病，脉燥舌紫。

宗气受损之脂肪肝，必有气滞血瘀，伴疲乏，梅核气，痰多咽痒，或气短，或胁肋胀满不适，大便黏滞，散而不成形，小便无力，脉滑，或细。

清气受损之脂肪肝，体型肥胖，时有腹胀，每因食多诱发，脉濡，或弦，舌多黏腻苔。

肝囊肿、肝血管瘤亦与脂肪肝类似。清气受损者，诱而发之，平素无状；宗气受损，痰气互结，湿毒不解，无诱发因素，也多症状，可出现腹胀嗳酸、咽痒有痰等；元气受损，自身免疫损伤，必兼器官炎症。自身免疫之器官炎症多责之于肝元气受损。

肝癌络病之乏力，虽休憩不得解，寐后仍乏，喜寐懒动，此元气受损之乏力。

肝癌络病治之以肝络解汤，辅助元气，保肝解毒。

肝络解汤：五味子12g，沙苑子24g，赤芍15g，白芍15g，龟甲15g，全蝎3g，白僵蚕12g，蝉蜕12g。上药八味，先煎10分钟，取汁200mL，再煎60分钟，取汁200mL，合汁，分次温服。

方中全蝎、白僵蚕、蝉蜕为君药，通络解毒，温通肝脉；五味子、沙苑子、赤芍、白芍为臣药，温凉并济，收敛与辛通兼顾，温肝络而清郁热；龟甲一味为使，携诸药入肝络。

肝癌络病，黄疸，身黄，目黄，小便黄，口苦，目眩，脉沉濡，加茵陈、制大黄、栀子、金钱草。

肝癌络病，头晕目眩，烦躁易怒，大便干结，或现紫癜，或伴心悸，时有噩梦，加青蒿、水牛角、地骨皮、紫草。

肝癌络病，乏力，食欲不振，腹胀，肝区疼痛，或有恶心呕吐，或头昏头痛，或有发热，或有脾肿大，或有黄疸，加田基黄、六月雪、垂盆草、猪苓。乏力为主症者，重用生脉饮。

肝癌络病，腹痛剧烈，疼痛欲死，腹水，腹胀满，气短喘促，新鳖甲煎加附子。

新鳖甲煎：酥鳖甲 15g，阿胶 6g烊化，露蜂房 12g，蜣螂 12g，人参 6g另炖，柴胡 12g，地骨皮 15g。人参另炖 1 小时，取汁 100mL，柴胡、地骨皮先煎 10 分钟，取汁 100mL，纳鳖甲、露蜂房、蜣螂水煎 60 分钟，取汁 300mL，合上汁 200mL，烊化阿胶，分次温服，每日 1 剂。

伴发热者，治同上法。

五心烦热，少气，肝阴已虚，当以合一贯煎治之。

但虚热不寒，消瘦者，伏邪横出阳明经，为传变之候，当护中祛毒，加石斛、沙参、黄连、制半夏、制大黄。

口渴，逆气于上，饥而不欲食，为肝气与伏火争也，治之乌梅、当归、黄连、姜半夏。

晕眩者，动风也，加天麻、钩藤、桑寄生、杜仲、牛膝。

至于脂肪肝、肝囊肿、肝血管瘤之类，如伤元气，则当癌前病变视之，不可忽视。

肝硬化皆当肝癌络病视之，治同上法。

脂肪肝，素无症状，偶有腹胀胁满，损伤清气之脂肪肝，治以复方青龙汤合茵陈蒿汤加减。

复方青龙汤：龙胆 12g，车前草 15g，地龙 12g，当归 15g，桂枝 9g。上药五味，先煎 10 分钟，取汁 200mL，再煎 40 分钟，取汁 200mL，合汁，分次温服。

方中龙胆燥湿，车前草利湿，桂枝通经化湿，地龙祛伏湿，当归一味补肝阴血，补而不恋邪，巩固脏气，"阴与湿不相携"，补肝阴血以防肝经湿气内传于肝。

损伤清气之脂肪肝，但见肝功能异常，湿郁火盛，为阳气受损之兆，对症给予茵陈、鸡骨草、垂盆草、灵芝、五味子等化湿清火、温补肝阳、改善肝功能之品。

脂肪肝，时时胁胁胀满，偶有胁痛，腹胀嗳酸，时有浊气上干，食物反流，大便黏腻，舌暗红苔腻，脉或濡，或弦，脂肪肝之损伤宗气者，治以龙胆泻肝汤合黄芪桂枝五物汤加减。

脂肪肝，时有胁痛，腹胀嗳酸，或甲状腺炎，或甲状腺结节，或乳腺小叶增生，或子宫肌瘤，或前列腺炎，或胃糜烂等，但见肝经湿毒侵淫留滞脏腑组织之后，当作肝癌络病视之，治同其法。治以新鳖甲煎合正宗解毒汤为主方，需要注意辅助宗气，清肃肺气，恢复肝升肺降功能，调畅气轮。

正宗解毒汤方中黄芪大补宗气为君药，天冬归肺、肾经，以子济母，养阴清火，桑白皮善透肺中郁火，升麻则能除伏解毒。

热毒伤阴津，而成痰毒。伏于肝经，则见流注痰核结于体表，或甲状腺炎，或甲状腺结节，或乳腺小叶增生，或子宫肌瘤，或前列腺炎，或胃糜烂等。或见咳喘，痰黏，虚烦满闷，或有低热，治宜合白慈丸。

白慈丸：白百合 30g，山慈菇 9g，胆南星 12g。

方中百合为君药，入肺经，最善养阴化痰，清解火毒，《本草纲目拾遗》谓："清痰火，补虚损。"山慈菇散结，消痰瘀于经脉，为臣药。佐胆南星加强消化窠痰，《本经逢原》谓"南星专走经络"，《神农本草经》谓之善治积聚、伏梁。

中焦诸症，皆可犯肝，伤元化癌，不可枚举，治亦同法。

甲胎蛋白升高者，可对症给予田基黄、垂盆草、龙葵、积雪草、鸡骨草等抗癌。

肝癌络病铁蛋白升高者，可对症给予僵蚕、蝉蜕、九香虫等化痰通络之品。

胸苷激酶升高者，为细胞质侵入致病因子，需要加强中焦升清降浊，亦可采用复方黄龙汤加减。

肝癌络病的防治是治疗肝癌的关键阶段，但临床往往忽视癌前病变，尤其不知道肝经病变与肝脏之间关系，孤立看待包括甲状腺、乳腺、胃、胆囊、前列腺、子宫、卵巢等脏器问题，因为未给予充分重视，错失肝癌防治的最佳时机。

肝癌络病阶段从改善致病的危险因素着手，改掉或戒除不良习惯，积极前瞻性用药，有效调整机体内环境，是能够防止肝癌进一步发展的。此阶段治疗不仅能大幅度降低治疗费用，更可有效利用卫生资源，降低肝癌死亡率。

2. 肝癌经病的辨治要点及防治路径

肝癌络病迁延日久，元气损耗，肝细胞基因突变，形成肝癌经病，肝脏出现积节，或肝肿大，或脾肿大。治之以新鳖甲煎合复方赤蛇散加减。

复方赤蛇散：赤灵芝 30g，乌梢蛇 12g，蛇莓 15g，蛇六谷 15g，白花蛇舌草 15g。

方中赤灵芝为君药，入肝经，解毒保肝，顾护肝脏元气；乌梢蛇最能通络解毒，走肝经；蛇莓、蛇六谷、白花蛇舌草协同，辅助解毒抗癌。

发热，加水牛角、赤芍、玄参、连翘。

纳差，或消瘦加鸡内金、槟榔、苍术、砂仁。

盗汗，加青蒿、鳖甲、银柴胡、瘪桃干。

夜尿多者，加金樱子、覆盆子、菟丝子。

便秘者，加麻子仁丸。

乏力重者，加生脉饮。

肝气郁滞，中焦消化不良，厌食乏力，腹胀，胁肋胀痛，嗳酸者，加保和丸。

胆道瘀滞，出现目黄、身黄、小便黄者，加茵陈蒿汤。

肝癌经病之梅核气，时时咽痒，痰少而黏，咯之不停，多伴焦虑，治以合四莲檀香散。

肝癌经病之肺结节，治同肺癌经病之结节。

肝癌经病之腹水或伴四肢水肿，为三焦无以运化水液所致，多兼有肝硬化，为肝不疏泄脾胃所致，不可一味利水，但通胃脉即可，可合伏胃汤。

伏胃汤：制何首乌 30g，生何首乌 30g，蒲公英 30g，厚朴 12g，枳实 12g，莱菔子 12g。上药六味，先煎 10 分钟，取汁 200mL，再煎 40 分钟，取汁 200mL，合汁，分次温服。

胃"主血所生病者"，故用制何首乌补血之品为君药；以生何首乌祛胃中伏邪为臣药；佐蒲公英加强祛胃中伏热，佐厚朴、枳实以行胃气；莱菔子帮助消化，为使药。

水肿剧者，加十枣汤；或以芫花、大戟、甘遂之属醋调贴脐外敷。

肝癌经病之前列腺增生，小便不畅，疏泄失司故，可合前列腺汤。

前列腺汤：丹参 12g，泽兰 12g，赤芍 12g，桃仁 12g，红花 12g，乳香 12g，没药 12g，王不留行 12g，青皮 12g，川楝子 12g，小茴香 12g，白芷 12g，败酱草 12g，蒲公英 12g。本方出自《中医外科学》，有活血化瘀、行气导滞之功效。

肝癌经病之子宫肌瘤，或卵巢囊肿，出现月经不调，月经量少时短，多有血块，可合少腹逐瘀汤。

肝癌经病出现腹胀，呃逆，嗳酸，顽固迁延，少食则发，多由胃络脉瘀滞引起，可合膈下逐瘀汤。

膈下逐瘀汤：炒五灵脂 12g，当归 12g，川芎 12g，桃仁 12g，牡丹皮 12g，赤芍 15g，乌药 6g，延胡索 12g，甘草 6g，香附 6g，红花 12g，枳壳 6g。

肝癌经病之宫颈炎，或阴道炎，出现白带异常，或清稀，或黄浊等，为三焦运化水液失司导致，可合完带汤。

完带汤：炒白术 12g，山药 30g，人参 6g，炒白芍 12g，车前子 12g，苍术 12g，甘草 6g，陈皮 6g，黑芥穗 9g，柴胡 12g。完带汤出自《傅青主女科》，具有补脾疏肝、化湿止带之功效。

肝癌经病出现盗汗、乏力，或畏寒，或心悸，或便秘等，亦可合伏肾汤加减。

肝癌经病之胁肋痛，加九香虫、干蟾皮、川楝子、延胡索等。

肝癌经病之咯血，治以黛蛤散。或有便血，治以十灰散。总以软肝之品配之。

肝癌经病阶段治疗除了药物以外，一定要强调"五位一体"防治理念，给予患者正确的观念引导，优化生活方式、工作方式与自然环境，强调科学运动，合理饮食，并配合理疗，也需要强调长期用药。该阶段已经发生基因突变，只有长时间肝细胞内环境的改良，才能预防肝癌经病的发展，促其向愈。

3. 肝癌脏病的辨治要点及防治路径

肝癌少阴肾病变，出现肝癌前列腺转移，低蛋白血症，或尿酸升高，或少尿、腹水、水肿，或少阴肾经循行脏腑处发生增生、肌瘤等形成"少阴肾病综合征"，或肝肾综合征，治之以鹿龟煎合复方赤蛇散。

肝肾综合征总以少尿、血尿素氮升高为要点，虽利尿而溺少，甚或不出，治以合伏肾汤。

伏肾汤：山茱萸 60g，菟丝子 15g，附子 12g$_{先煎}$，紫苏子 12g。上药附子先煎 1 小时，纳入余下三味，煎 10 分钟，取汁 200mL，加水再煎 40 分钟，取汁 200mL，合汁，分次温服。

山茱萸补肝肾，涩精气，固虚脱，又能不恋邪气，《日华子本草》谓其"暖腰膝，助水脏，除一切风，逐一切气，破癥结，治酒齄"，故而既能恢复肾主骨生髓、主精功能，更能祛肾中伏邪，因此为君药。菟丝子能温补肝肾，益精髓，明目，同时《药性论》又谓之"主消渴热中"，故而能温命门火，而除肾中伏热。附子、紫苏子温中，培土制水，共为佐药。

肝癌督脉病变，出现焦虑症、躁狂症、失眠、注意力不足、多动症、抑郁症、倦怠；或乱摸乱寻，随地便溺；或睡眠倒错；或体味如烂苹果、大蒜、鱼腥等；或上肢、舌、下腭、颌部的细微震颤及步态不稳；或视物不清，甚或失明；或吐字不清，颠三倒四，书写困难，或嗜睡；甚或昏迷，甚至肝癌脑转移，治之以鹿马煎合复方赤蛇散。

昏迷者，合服安宫牛黄丸。

肝癌少阴心病变，出现呼吸困难、水肿、乏力、汗出异常、消瘦等症状，也可引起贫血，尤其白细胞减少，血红蛋白减少，甚至凝血障碍等，治之以黑甲汤合复方赤蛇散。

黑甲汤：黑附子 12g，细辛 3g，桂枝 9g，玄参 30g，牡蛎 30g，龟甲 12g，鳖甲 12g，三棱 15g，莪术 15g，青蒿 12g，连翘 12g，槟榔 15g，莱菔子 15g，乌药 3g，砂仁 3g。

肝癌脏病可至肝衰竭，尤其合并肝硬化更易发生，多伴出血、发热、水肿、嗜睡等，甚或肝昏迷、肝肾综合征。出现肝衰竭时，很快能够造成死亡，治疗难度非常大，往往回天乏术。总以柔肝扶正，固护元气为主，可在黑甲汤基础上采用"生法"，疏肝利胆，保证二便通畅，清透伏邪。

肝癌脏病出血最为棘手，宜早早预防，一旦发生也宜早治。肝病出血，预后不佳。

4. 肝癌脏络病的辨治要点及防治路径

肝癌脏络病，中焦伏邪弥漫，其传变依上焦，后下焦，侵袭流注脏腑，出现各个脏腑肝癌转移瘤，或各个脏腑功能衰竭，总以扶助命门、补肺肝肾为主，治以《圣济总录》补肝汤合新鳖甲煎。

补肝汤：天冬 15g，酸枣仁 30g，柴胡 12g，当归 9g，羌活 12g，防风 12g，肉桂 3g，细辛 3g，赤茯苓 30g，升麻 12g，秦艽 12g，生黄芪 30g，杜仲 12g，醋鳖甲 12g，鹿茸 6g，牛膝 30g，天麻 12g，黄明胶 12g，山茱萸 30g。

本方扶正祛邪，柔肝息风，肝肾同治，深得补肝要旨。

（五）肝癌传统辨证论治

1. 分型论治

（1）气滞血瘀证：症见两胁胀满作痛，或胁下有癥块，脘腹胀满，嗳气反酸，恶心纳呆，大便失调，舌质暗或舌质红有瘀斑，苔薄白，脉弦或涩。治以疏肝理气，活血化瘀。方选逍遥散合膈下逐瘀汤加减（柴胡 15g，当归 15g，赤芍 15g，白芍 15g，桃仁 10g，郁金 15g，香附 10g，夏枯草 30g，焦白术 15g，猪苓 30g，茯苓 30g，干蟾皮 8g）。

（2）热瘀毒证：症见胁下癥块，痛如锥刺，脘腹胀满或腹大如鼓，肌肤黄疸，口苦咽干，大便不调，舌质红有瘀斑，苔黄腻，脉弦滑而数。治以清热利湿，活血解毒。方选龙胆泻肝汤合膈下逐瘀汤加减（龙胆 6g，栀子 12g，当归 15g，生地黄 15g，车前子 30g，泽泻 15g，柴胡 10g，赤芍 15g，白芍 15g，郁金 15g，五灵脂 9g，延胡索 12g，土鳖虫 10g，半枝莲 30g，地龙 15g）。

（3）脾虚肝郁证：症见形体消瘦，腹大如鼓，腹胀纳差，大便溏泄，神疲乏力，胁下癥块，疼痛，舌淡暗边有齿痕，苔薄白，脉濡。治以健脾益气，舒肝解郁。方选参苓白术散合逍遥散加减（党参 30g，炒白术 15g，猪苓 30g，茯苓 30g，山药 15g，生薏苡仁 30g，砂仁 6g，柴胡 9g，当归 9g，莪术 15g，夏枯草 30g，炙甘草 10g）。

（4）肝肾阴亏证：症见癥块膨隆，形体羸瘦，腹大如鼓，潮热盗汗或高热烦渴，鼻衄，头晕耳鸣，纳差呃逆，舌红少津，苔花剥或光亮无苔，脉弦细数。治以滋阴清热解毒。方选知柏地黄汤合一贯煎加减（知母 15g，盐黄柏 10g，生地黄 15g，熟地黄 15g，山茱萸 30g，茯苓 30g，牡丹皮 15g，泽泻 15g，沙参 30g，当归 15g，川楝子 6g，女贞子 30g，墨旱莲 15g，赤芍 30g，白芍 30g，半枝莲 30g，炙鳖甲 30g，夏枯草 30g）。

2. 手术前后及化疗期间的中医辨证治疗

（1）术前治疗以健脾柔肝为则，选药如炒白术、生薏苡仁、茯苓、黄芪、当归、柴胡、白芍、郁金、炙甘草、鸡内金、焦三仙等。术后治疗主要为防复发，一方面以增强机体免疫功能为目的，采健脾益肾之法，选药如党参、白术、女贞子、枸杞子、菟丝子、生地黄、生黄芪、茯苓、猪苓等；另一方面从改善肝脏内环境入手，理气化瘀，健脾导滞，选药香附、莪术、生黄芪、生薏苡仁、柴胡、枳壳、女贞子、猪苓、茯苓、当归、鸡内金、焦四仙等。

（2）化疗期间人体气阴受损，血热盛，治当益气养阴、凉血活血，选药沙参、生地黄、黄精、生黄芪、女贞子、太子参、天冬、麦冬、紫草、牡丹皮、赤芍等。呕吐重者加和胃降逆之品，如白茅根、芦根、竹茹、代赭石等。骨髓抑制，血细胞降低，则以补肾养血活血为则，选药补骨脂、女贞子、丹参、夏枯草、地龙、当归、露蜂房、何首乌、仙鹤草、熟地黄等。

三、胃癌伏病论临床路径

胃癌是起源于胃黏膜上皮的恶性肿瘤，在我国各种恶性肿瘤中发病率居前列。胃癌可发生于胃的任何部位，其中半数以上发生于胃窦部，胃大弯、胃小弯及前后壁均可受累。绝大多数胃癌属于腺癌，早期无明显症状，或出现上腹不适、嗳气等非特异性症状，常与胃炎、胃溃疡等胃慢性疾病症状相似，易被忽略，因此，目前我国胃癌的早期诊断率仍较低。中医无胃癌的名称，根据其临床表现和古代医籍的描述可归属于"噎膈""反胃""积聚"的范畴。

胃癌发病有明显的地域性差别，在我国的西北与东部沿海地区胃癌发病率比南方地区明显为高。其好发年龄在 50 岁以上，男女发病率之比为 2∶1。由于饮食结构的改变、工作压力增大以及幽门螺杆菌感染等原因，使得胃癌呈现年轻化倾向。据世界卫生组织 2000 年的统计，42% 的胃癌患者在我国，其原因可能与饮食习惯、生活环境、幽门螺杆菌（Hp）感染等因素有关。据统计，2002 年世界范围内共发病 93.4 万（占癌症发病第四位），死亡 70 万（占癌症死亡第二位），其发病率与死亡率相近，说明治疗效果差，其 5 年生存率为 20%~30%，明显低于大肠癌。

（一）伏病论对胃癌发病机制的认识

伏病论认为，胃癌是伏病因子突破人体胃细胞元气防御机制，异常聚集在胃腑细胞内，引起胃腑细胞命门结构性损伤，导致胃腑局部积结增殖，内生胃癌伏病因子，并经由胃癌伏病因子介导的络—经—脏—脏络动态、连续发展的传变模式，直至引发机体阴阳衰竭的一组恶性病变。

这个新的认识强调了胃癌的动态变化，以及它的传变规律，强调了元气受损是形成胃癌的先决条件，为有效预防胃癌给出了方向。只有针对胃癌的动态演化规律，有策略地制定整体预防方案，针对性地精准用药，截断病势，改善机体内生态环境，改变细胞质内环境，才能达到最佳治疗效果。

（二）危险因素

1. "动物模式"饮食习惯

动物模式饮食习惯导致体内环境产生"湿火因子"。"湿火因子"作用于胃黏膜，导致炎症，损害人体"清气"。"湿火因子"蕴藉脾胃，日久不去，可损伤"宗气"，由"湿火因子"产生"痰瘀因子"，痰瘀致病因子聚集于胃腑细胞内，引起细胞命门结构性损伤，内生胃癌伏病因子。

2. 长期食用食物温度过高及熏烤、盐腌食品

熟食对人体健康有益，但食物温度过高，可直接损伤胃黏膜免疫，导致胃黏膜变性，出现痰瘀因子潜伏；熏烤、盐腌食品中亚硝酸盐、真菌毒素、多环芳烃化合物等致癌物或前致癌物含量高。这些因素都可进一步发展导致胃癌伏病因子的产生。

3. 思虑太过

脾主运化水湿，思虑太过，损伤脾的运化功能，导致水湿内停，痰湿集聚，侵淫胃腑，久而耗损元气，可内生胃癌伏病因子。

4. 幽门螺杆菌（Hp）感染

有研究证实，Hp 感染可以引起胃黏膜慢性炎；幽门螺杆菌能促使硝酸盐转化成亚硝酸盐及亚硝胺而致癌；幽门螺杆菌的毒性产物 CagA、VacA 可能具有促癌作用。

5. 吸烟

有研究证实，吸烟者的胃癌发病危险较不吸烟者高 50%。

6. 遗传和基因

遗传与分子生物学研究表明，与胃癌患者有血缘关系的亲属其胃癌发病率较正常人群高 4 倍。

（三）病理生理认识

1. 胃癌络病的病理生理认识

现代研究证实，胃疾病包括胃息肉、慢性萎缩性胃炎及胃部分切除后的残胃，这

些病变都可能伴有不同程度的慢性炎症、胃黏膜肠上皮化生或非典型增生的过程，这些胃部的损伤有可能转变为癌。胃癌络病，也就是胃癌前病变，系指容易发生癌变的胃黏膜病理组织学改变，是从良性上皮组织转变成癌过程中的交界性病理变化。胃黏膜上皮的异型增生属于癌前病变，根据细胞的异型程度，可分为轻、中、重三度，重度异型增生与分化较好的早期胃癌有时很难区分。

胃癌络病的形成，一般都是按照胃腑湿火—湿毒—痰瘀—积结这个病理过程演化，直至细胞元气损伤，突破胃腑元气阻击，破坏胃腑先天命门，胃腑细胞线粒体 DNA 突变，能量代谢模式发生改变，出现胃腑局部局限性结节、增生、息肉等，或者癌胚抗原升高，或者幽门螺杆菌抗体阳性，或者胃泌素异常分泌等，是胃癌络病阶段。

2. 胃癌经病的病理生理认识

胃癌经病由胃癌络病发展而来，多有消瘦、乏力、食欲减退，常随三焦所主而变。首先，上焦气机失司，气滞血瘀，常有胸骨后疼痛和进行性吞咽困难，甚或进食梗阻，锁骨上淋巴结肿大。其次，中焦升清降浊功能异常，常有腹胀、恶心、呕吐、上腹疼痛，甚至呕血、腰背部放射性疼痛、黄疸等；再次，下焦气机失化，出现黑便、夜尿增多、妇女月经量少，甚至停经等症状。上述种种，皆因元气耗损，故而症状顽固。

胃癌经病随三焦的运行水谷路径而传变，常出现食欲减退、腹胀、腹泻，或便秘，甚至水肿，或贫血，或小便困难等。

胃癌经病随三焦的运化水液路径传而变，常出现盗汗自汗，或口渴乏力，或便溏等。

3. 胃癌脏病的病理生理认识

胃癌脏病，既久失治，出现胃癌少阴肾病变，少阴肾经循行脏腑处的增生、肌瘤等，甚至出现癌细胞卵巢、直肠、膀胱转移等，称为"胃癌少阴肾病综合征"。由于肾主骨，也可引起癌细胞的骨骼转移。

其次，由胃癌少阴肾病变转移至督脉，出现胃癌督脉病变，可出现腰背疼痛。

最后，胃癌督脉病变日久，导致元阳受损，进而引起心之少火（君火）损害，出现心功能衰竭，或呼吸衰竭，此阶段为胃癌少阴心病变。

4. 胃癌脏络病的病理生理认识

胃癌脏病之后，元气大衰，多脏腑功能衰竭，可出现网膜、结肠、肝、胰腺、肺、骨骼等处转移，以肝转移为多，广发转移，出现胃癌脏络病阶段。该阶段一般仍然按照先上焦，后中焦，再下焦位置，以淋巴结广泛转移为先导，通过血行转移、腹膜种植转移、直接浸润等方式向三焦相应位置各个脏腑侵袭，形成胃癌转移瘤。

（四）胃癌辨治要点及防治路径

1. 胃癌络病的辨治要点及防治路径

萎缩性胃炎，胃癌络病之属。但见乏力之症，必当慎之。

胃癌络病之胃息肉，顽固难愈，虽药不解，忌刃割之，必伴乏力，或气机上逆，反酸腹胀，或便秘，或心悸。脉必兼燥，舌必兼紫。

宗气受损之胃息肉，痰多而黏，有疲乏，寐后稍好转，大便黏滞，小便无力，脉滑而细，舌多黄腻。

清气受损之胃息肉，时隐时现，有自愈倾向，或皮肤湿疹，多伴腹胀嗳酸之属，脉濡，或脉弦，不一而足。

清气受损之反酸，往往伴头昏，手脚湿热，因清气不升，浊气上干。

宗气受损之反酸，往往伴痰浊，尤以进荤腥食厚味则痰生，咽痒，常有咽炎、鼻炎之类，因久浊气上行，凝聚上焦，宗气祛邪，痰湿停滞引起。

胃癌络病之反酸，反酸轻，而大腹便便，腰膝酸软，常伴五心烦热，肠易激，大便黏滞，痛则便，便不畅。

清气受损之腹胀，偶有之，清淡饮食则安。

宗气受损之腹胀，多伴胃下垂之类，头晕头昏，大便艰涩。

胃癌络病之腹胀，元气受损，少食即胀，平素无饥饿感，食欲减退。

胃癌络病治之以伏胃汤合新鳖甲煎。

伏胃汤：制何首乌30g，生何首乌30g，蒲公英30g，厚朴12g，枳实12g，莱菔子12g。上药六味，先煎10分钟，取汁200mL，再煎40分钟，取汁200mL，合汁，分次温服。

胃"主血所生病者"，故用制何首乌补血之品为君药；以生何首乌祛胃中伏邪为臣药；佐蒲公英加强祛胃中伏热，佐厚朴、枳实以行胃气；莱菔子帮助消化，为使药。

胃癌络病，伴疼痛，宜合膈下逐瘀汤。不必因活血忧伏病因子传变，逐瘀即是抗癌，截断由瘀化积也。

膈下逐瘀汤：五灵脂30g，当归9g，川芎6g，桃仁9g，牡丹皮6g，赤芍6g，乌药6g，延胡索15g，甘草9g，香附6g，红花9g，枳壳6g。

方中五灵脂破血逐瘀，以消积块；当归、桃仁、红花、川芎、赤芍养血活血，与逐瘀药同用，可使瘀血祛而不伤阴血；牡丹皮清热凉血，活血化瘀；配香附、乌药、枳壳、延胡索行气止痛；川芎不仅养血活血，更能行血中之气，增强逐瘀之力；甘草调和诸药。全方以逐瘀活血和行气药物居多，使气率血行，更好地发挥其活血逐瘀、破癥消结之力。

胃癌络病之胃脘疼痛，但见四肢厥冷，火已经化毒，或见呃逆，或见情志异常，或见神疲乏力，或见噩梦惊醒，但见一证即可确诊。

宗气受损之胃脘疼痛，多伴腹胀，多与情志相关，便秘或溏，无呃逆，或有乏力，无四肢厥冷。

清气受损之胃脘疼痛，时轻时重，多与饮食相关，清淡饮食则安，进食辛辣厚味则重。

胃癌络病，伴反酸，或伴腹胀、嗳气等中焦症状，宜合复方黄龙汤。

胃癌络病，伴乏力，宜合生脉饮，甘酸化阴，益气柔肝，防肝木克制胃土，增强生化之气，自可消除乏力感。

胃癌络病，食道反流，皆因腹压太高，浊气不得降，合大肠伏邪汤。

大肠伏邪汤：葛根 30g，火麻仁 30g，制大黄 12g，羊蹄 12g，木香 9g。上药五味，先煎 10 分钟，取汁 200mL，再煎 40 分钟，取汁 200mL，合汁，分次温服。

大肠"主津所生病"，非润不行，非润不变，故而以葛根之润，佐火麻仁之润，配制大黄、羊蹄之苦泻下，木香之辛以行津。

胃癌络病，癌胚抗原升高者，可对症给予白花蛇舌草、猕猴桃根、半枝莲、威灵仙、八月札等。

胃癌络病，幽门螺杆菌抗体阳性者，当先西药抗生素等标准疗法治疗，之后中药调理。

胃癌络病，胃泌素异常分泌者，当温肾健脾，合健固汤治之。

健固汤：人参 9g，白茯苓 9g，炒白术 30g，巴戟天 15g，炒薏苡仁 30g。上药五味，先煎 10 分钟，取汁 200mL，再煎 40 分钟，取汁 200mL，合汁，分次温服。

幽门螺杆菌感染的西药三联治疗方案成熟有效，一旦发现，应该优先使用。但之后应当选用一些健脾益气、清胃祛痰的中药，及时清除痰湿。

胃癌的发生与饮食关系密切，改善饮食结构和饮食习惯往往是决定性因素，因此在胃癌络病阶段，尤其要强调饮食管理。

2. 胃癌经病的辨治要点及防治路径

胃癌络病突变成胃癌经病，常常因胃痛或进食梗阻，食道反流就诊。如伴明显乏力，或有盗汗，甚或消瘦，当思之为元气损伤，胃癌经病可能性大。

胃癌经病治之以新鳖甲煎合复方黄龙汤。

复方黄龙汤：黄连 6g，龙胆 12g，制半夏 12g，苍术 9g，炒白术 15g，太子参 15g，佛手 12g，砂仁 6g，焦山楂 15g，神曲 15g。上药先煎 10 分钟，取汁 200mL，再煎 40 分钟，取汁 200mL，合汁，分次温服。

方中黄连、龙胆、制半夏、苍术等诸药辛开苦降，使太阴经湿浊伏热自阳明经解；炒白术、太子参等性甘，健脾补中，以防传变。此处为"补脏泻经"之法。

胃癌经病，胸骨后疼痛和进行性吞咽困难，甚或进食梗阻，锁骨上淋巴结肿大，此上焦气机失司，气滞血瘀之故，合复方黄蛭汤。

复方黄蛭汤：制大黄 12g，水蛭 6g，延胡索 12g，生蒲黄 12g，甘草 6g。

胃癌经病，腹胀，气机上逆，恶心，呕吐，上腹疼痛，甚至呕血，腰背部放射性疼痛。黄疸者，中焦升清降浊失司，积伏太阴络也，合伏积络方。黄疸者，加茵陈蒿汤。

伏积络方：虎杖 30g，地龙 12g，鸡内金 12g，九香虫 9g。

《滇南本草》谓虎杖"攻诸肿毒，止咽喉疼痛，利小便，走经络"，《药性论》言其"治大热烦躁，止渴，利小便，压一切热毒"，《本草拾遗》言其"主风在骨节间及血瘀"。此品最善解湿毒所致郁结积聚，故为君药。地龙善走络脉，能活血攻瘀，又能祛痰热，故为臣药。鸡内金，《要药分剂》言其"入肝而除肝热，入脾而消脾积"，善走太阴络脉，能宽中消滞，化瘀消积，故为佐药。九香虫走脾肾，善补络中之阳虚，行络中之滞气，携虎杖、地龙之寒入伏积之热中，消积于无形，故为使药。

胃癌经病，黑便，夜尿增多，妇女月经量少，甚至停经，此下焦气机失化，合伏水络饮。

伏水络饮方：附子 12g，桑螵蛸 12g，细辛 3g。

方中附子入命门、足少阴，能祛足少脉络之水，李杲指出其能"除脏腑沉寒，三阴厥逆，湿淫腹痛，胃寒蛔动，治经闭，补虚散壅"。桑螵蛸补肾，固精，《药性论》谓其"主男子肾衰漏精，精自出，患虚冷者能止之"。细辛最善走少阴深处，散寒，行水，开络。《名医别录》载其"温中下气，破痰，利水道，开胸中，除喉痹，齆鼻，风痫癫疾，下乳结"。

黑便者，加地榆炭、棕榈炭。

妇女月经量少，甚至停经者，加路路通。

胃癌经病，必运行水谷障碍，治同前法。

胃癌经病，水液障碍者，同下焦传变治法。

3. 胃癌脏病的辨治要点及防治路径

胃癌尿酸升高，为胃癌少阴肾病变之端倪。胃癌骨转移，胃癌少阴肾病变形成，此时多有少阴肾经循行脏腑处增生、肌瘤等形成。治之以新鳖甲煎合湿毒解方。

湿毒解方（化湿解毒汤）：党参 30g，苦参 12g，拳参 12g，茯苓 15g，猪苓 15g，薏苡仁 30g，杏仁 12g，白豆蔻 6g，白花蛇舌草 30g，半枝莲 15g。

方中党参、茯苓、白豆蔻健脾和胃，苦参、拳参、白花蛇舌草、半枝莲解毒为臣药，茯苓、猪苓、薏苡仁淡渗利水为佐药，杏仁一味开壶揭盖，从水之上源通达，宣肃利水，更能预防利小便实大便之弊端。

情志之变，常为胃癌督脉病变之端倪，直至胃癌脑转移，皆为周身阳气衰竭之兆，治之以鹿马煎合湿毒解方。

端坐呼吸，呼多吸少，为胃癌少阴心病变，心脏衰竭之征兆，此阶段常有白细胞减少、血红蛋白减少甚至血小板减少等血细胞减少伴随之，治之以复方丹冲汤。

复方丹冲汤：五味子 12g，附子 12g，西洋参 6g，丹参 15g，白僵蚕 12g，全蝎 3g，蜈蚣 3g。西洋参另炖 60 分钟，取汁 100mL；余药六味，先煎 10 分钟，取汁 200mL，再煎 40 分钟，取汁 200mL，合三汁，分次温服。

到了胃癌脏病阶段，消极地采用放、化疗等临床治疗手段，或许能少许延长存活时间，但不可能治愈，且会导致存活期生命质量严重低下。胃癌之患多自饮食、情志而来，如果能更积极采用传统"伏病辟谷"疗法，主动采用"禁食"，激活人体应激系统，此举风险虽然很大，患者有可能生存时间缩短，但生存期生命质量会明显提高，有一小部分患者或许有临床治愈、脱胎换骨的可能，这些结果与患者本人的依从性以及对生命的认知密切相关！

4. 胃癌脏络病的辨治要点及防治路径

胃癌脏络病，应该对患者更多地进行临终关怀，使患者树立正确的死亡观。治疗上以扶正为主，改善患者生存期生命质量，让其更多地感受生命存在的幸福感。其传变依先上焦，后中焦，再下焦，侵袭流注脏腑，出现各个脏腑胃癌转移瘤，总以扶助命门、补胃益气为主，治以补胃汤合黑甲汤。

补胃汤：黄芪 60g，甘草 9g，钟乳石 30g，人参 12g，桂枝 12g，生地黄 24g，茯苓 12g，白石英 30g，厚朴 12g，桑白皮 12g，干姜 12g，紫菀 15g，陈皮 12g，当归 12g，五味子 30g，远志 12g，麦冬 15g。

此阶段以苟活延年为目标，以减轻患者痛苦，延长生存时日为目的，不必奢望奇迹。故而治病强调扶正，强调扶助命门。

（五）胃癌传统辨证论治

1. 分型论治

（1）肝气犯胃证：症见胃脘胀满，时时隐痛，窜及两胁，呃逆嗳气，吞酸嘈杂，舌淡红或暗红，苔薄白或薄黄，脉沉或弦。治以舒肝理气，和胃降逆。方选柴胡舒肝散加减（柴胡 12g，枳壳 6g，郁金 15g，半夏 10g，川芎 15g，丹参 20g，白芍 15g，甘草 6g，当归 10g，白英 15g，藤梨根 20g）。

（2）胃热伤阴证：症见胃内灼热，口干欲饮，胃脘嘈杂，食后脘痛，五心烦热，大便干燥，食欲不振，舌红少苔或苔黄少津，脉弦细数。治以清热养阴，润燥和胃。方选玉女煎加减（麦冬 15g，南沙参 15g，北沙参 15g，天花粉 15g，玉竹 12g，半夏 9g，陈皮 9g，淡竹叶 9g，生石膏 20g先煎，知母 9g，藤梨根 15g，白花舌蛇草 30g）。

（3）气滞血瘀证：症见胃脘刺痛，心下痞硬，腹胀满不欲食，呕吐宿食或如赤豆汁，便血，肌肤甲错，舌暗紫，脉沉细涩。治以理气活血，祛瘀止痛。方选失笑散或膈下逐瘀汤加减（桃仁 12g，红花 9g，甘草 6g，赤芍 12g，川芎 9g，柴胡 6g，枳壳 6g，川牛膝 12g，五灵脂 9g，蒲黄 9g包煎，干蟾皮 9g，石见穿 20g，藤梨根 15g，山楂 15g，乌药 15g）。

（4）痰湿凝结证：症见胸闷膈满，面黄虚胖，呕吐痰涎，腹胀便溏，痰核瘰疬，舌淡红苔滑腻，脉滑。治以健脾燥湿、化痰散结。方选二陈汤为主加减（法半夏 9g，陈皮 9g，茯苓 12g，白术 20g，枳壳 12g，郁金 12g，浙贝母 12g，全瓜蒌 10g，炒薏苡仁 30g，山慈菇 12g，白英 15g，白豆蔻 9g）。

（5）脾胃虚寒证：症见胃脘冷痛，喜按喜温，呕吐宿谷不化或泛吐清水，面色㿠白，肢冷神疲，便溏浮肿，苔白滑或白腐，脉沉无力。治以温中散寒，健脾和胃。方选附子理中汤加减（附子 15g，党参 12g，白术 12g，干姜 9g，炙甘草 6g，高良姜 9g，吴茱萸 6g，荜茇 9g，半夏 9g，陈皮 9g，龙葵 18g，白英 30g，茯苓 20g，炒薏苡仁 18g，焦山楂 15g，神曲 15g，丁香 3g，厚朴 10g）。

（6）气血亏虚证：症见全身乏力，心悸气短，头晕目眩，面色无华，脘腹肿块硬结，形体消瘦，虚烦不寐，自汗盗汗，舌淡苔白，脉细无力或虚大无力。治以补气养血，化瘀散结。方选十全大补汤加减（熟地黄 12g，白芍 12g，当归 12g，川芎 9g，人参 20g，黄芪 30g，白术 20g，茯苓 20g，炙甘草 10g，莪术 10g，丹参 18g，炒杏仁 12g，陈皮 9g，枸杞子 15g，菟丝子 15g）。

2. 手术前后、放化疗期间的中医辨证治疗

（1）术前治疗以健脾开胃为主，佐以理气化湿解毒之品，可选用炒白术、生黄芪、茯苓、党参、佛手、香橼、九香虫、生薏苡仁、半枝莲、苍术、焦三仙、半夏、鸡内金等。

（2）术后治疗以健脾补肾为主，佐以开胃化食、解毒抗癌之品。健脾补肾可增强机体免疫力，防止肿瘤的复发和转移，解毒抗癌之品能帮助清除机体残存的癌细胞。药物可选炒白术、生黄芪、猪苓、茯苓、冬虫夏草、女贞子、焦山楂、半枝莲、焦三

仙、补骨脂、藤梨根、白花蛇舌草、菟丝子等。中成药则以健脾益肾冲剂、犀黄丸为代表。有报道表明，六味地黄丸、补中益气汤长期服用亦有一定的防复发作用。

（3）化疗期间患者多表现为恶心纳差，呕吐频频，疲乏无力，面色晦暗，舌质暗红，苔黄或腻，脉细数，辨证多属气阴两伤、瘀热互结，治疗以活血解毒、益气养阴为则，选药如紫草、牡丹皮、赤芍、穿山甲、地龙、丹参、生黄芪、西洋参、黄精、女贞子、五味子、猪苓等。如呕吐重，可用温胆汤加白茅根、芦根、葛根、旋覆花、代赭石等。出现骨髓抑制，血细胞下降，则以补肾健脾、活血养血为原则，药用芍药、补骨脂、女贞子、夏枯草、地龙、当归、生黄芪、茜草、无名异等。

四、大肠癌伏病论临床路径

大肠癌是指原发于大肠黏膜上皮的恶性肿瘤，是结肠癌与直肠癌的总称，为消化道常见的恶性肿瘤，发病率仅次于胃癌与食管癌。其中医最早载于《黄帝内经》，在"肠覃""伏梁""积聚""脏毒"等记载中散见。

目前大肠癌的发病率呈逐年上升的趋势。在欧美经济发达国家，大肠癌居内脏恶性肿瘤的较前位置。在我国，其发病率与死亡率约占常见恶性肿瘤的第六位。本病的发病年龄以 40~60 岁居多，但 21~40 岁的中青年亦占相当比例，约 40%。男性较女性多，男女比例为 2∶1。大肠癌的发病率从高到低依次为直肠、乙状结肠、盲肠、升结肠、降结肠及横结肠，近年有向近端（右半结肠）发展的趋势。

（一）伏病论对大肠癌发病机制的认识

伏病论认为，大肠癌是肠道黏膜内环境发生改变，湿毒环境日久，痰瘀积聚，损伤肠道细胞元气防御机制，异常聚集在肠道上皮细胞内，引起细胞命门结构性损伤，肠道局部积结增殖，内生大肠癌伏病因子，并由大肠癌伏病因子介导的络—经—脏—脏络动态、连续发展的传变模式，直至引发机体阴阳衰竭，积结因子广泛传变的一组恶性病变。

这个新的认识，强调了大肠癌的动态形成以及它的传变特征。肠道黏膜内环境改变，既是大肠癌发生的早期现象，也与其他肿瘤发生密切关联，往往是其他肿瘤发生的早期原因，这与肠道菌群有关。人体肠道内寄生着约 10 万亿个细菌，它们能影响人体抵御感染和自体免疫疾病的患病风险，也与癌症发生直接关联。

中医学认为肺与大肠相表里，肠道黏膜内环境发生改变可能影响到肺，这种影响可能更直接的是通过淋巴循环实现的，因为淋巴液的形成主要在肠腔。肺对大肠的影响可能是呼吸，尤其是吸入肺的气体，通过血液循环影响肠道菌群的种类和结构，甚至导致肠道内环境的改变。这之间的关系值得深入研究。

（二）危险因素

1. "动物模式"饮食习惯

动物性食物摄入量超过我们新陈代谢的解毒和清除能力时，机体会内生大量有害的伏病致病因子，并潜伏在我们的各个基本生理系统，作用于我们免疫系统黏膜屏障，影响肠道微生态环境，形成慢性炎性反应或体内脂质代谢紊乱，改变肠道细胞、组织、器官及体液等正常生理功能，日久这些伏病致病因子引起肠道细胞命门结构性损伤，内生大肠癌伏病因子。一项荟萃分析汇总了 1966 年至 2011 年 3 月的所有前瞻性队列研究，研究表明红肉及肉制品可提升结直肠癌风险，且该作用存在剂量效应，即每增加 100g/d 的红肉摄入，将增加 29% 的结直肠癌发生风险，而每增加 50g/d 的肉制品摄入，将提升 21% 的患病概率，其中在男性中该相关性尤其显著。2015 年世界卫生组织（WHO）对食用红肉和加工肉类的致癌性做出了评价——加工肉类被列为Ⅰ类"致癌物"，红肉被列为ⅡA类"致癌物"。每天食用 50g 加工肉制品，患结肠直肠癌的风险将增加 18%。

2. 久坐，运动缺乏

久坐气血瘀滞下焦，日久化热，肠道内环境可发生改变，产生湿毒内环境；另一方面下焦淋巴和血液微循环障碍，导致肠道内伏病因子排出体外能力下降；尤其有氧运动缺失，导致氧气摄入不足，元气后天失养，出现肠道伏病因子侵袭肠道细胞，诱导大肠癌伏病因子产生。

3. 思虑太过

脾主运化水湿，思虑太过，损伤脾的运化功能，导致水湿内停，痰湿集聚，痰湿驱下聚集下焦，潜伏肠道，久而耗损肠道元气，内生大肠癌伏病因子。

4. 空气污染与吸烟

空气污染，机体容易吸入更多浊气，产生"痰致病因子"，肺与大肠相表里，"痰致病因子"居于机体日久，可因表里关系，影响大肠气机循环，津停气滞，导致肠道痰湿内生，损伤肠道元气，引起大肠癌伏病因子产生。2010 年，加拿大纽芬兰纪念大学的研究人员在《加拿大公共卫生期刊》上报告："与不吸烟者相比，吸烟会使一个人患大肠癌的风险增加 13%。这种影响对男性尤为显著。"

5. 便秘

便秘既可能是肠道菌群生态异常的结果，也会反过来影响肠道生态菌群，导致肠道菌群结构、数量、质量、分布等异常，进而引起肠道菌群异常凋亡，出现湿毒蕴藉肠道，日久侵袭肠道细胞，损伤元气，内生大肠癌伏病因子。

6. 肥胖

肥胖导致腹部脂肪堆积，腹压升高，淋巴循环及淋巴形成障碍，排毒异常，内生瘀毒致病因子，侵袭肠道细胞，引发大肠癌伏病因子。一项研究表明，在肥胖患者中罹患结直肠癌的风险相比较瘦的人增长 50%。最近，一项大型队列研究则显示，超重青少年男性到中年发展为结直肠癌的风险较非超重者高 2 倍。

7. 饮酒

大量摄入酒精，导致湿热下注，肠道内环境改变，诱发湿毒蕴藉下焦，日久引发痰瘀内伏肠道，损伤元气，侵扰肠道细胞，引发大肠癌伏病因子。有荟萃分析显示，中度饮酒（>1~4 杯/日）和大量饮酒（>4 杯/日）相对于非饮酒者或是偶尔饮酒者，将分别提高结直肠癌发生率 21% 和 52%；在女性中，中度饮酒增加 8% 的结直肠癌发病率。一项针对 87000 多名女性和 47000 多名男性的研究表明，有饮酒家族史的人每日摄入酒精量多于 30g 将大大增加罹患结直肠癌的风险。

（三）病理生理认识

1. 大肠癌络病的病理生理认识

肠道相关器官炎症，引起肠道黏膜免疫反应，诱发"痰湿致病因子"，甚至导致局部微循环障碍，出现"痰瘀致病因子"并侵袭肠道细胞，既久，肠道细胞元气损伤，"痰瘀伏病因子"形成"积节因子"，突破元气阻击，破坏先天命门，肠道相关器官细胞线粒体结构损害，线粒体 DNA 突变，能量代谢模式发生改变，出现器官局部局限性息肉、结节、增生等，或者癌胚抗原升高，或者铁蛋白升高，或者胸苷激酶（TK1）等，为大肠癌络病阶段。

2. 大肠癌经病的病理生理认识

大肠癌络病迁延日久，元气损耗，基因损伤突变成大肠癌经病，大肠出现肿块。此阶段少则七八年之数，多则十四五年之多，大肠癌络病方能酿祸成大肠癌经病。

大肠癌经病之变，以大肠肿块为主症，但随三焦所主而变。首先，肺与大肠相表里，大肠肿块可致元气输布不畅，使肺宣发、肃降的功能出现病变，常有胸闷，或气短不足以息，或便秘，或排便不爽，或小便无力，点滴而出等症状；其次，中焦升清降浊功能异常，常有腹胀、口气重、反酸、便秘或便溏等症状；最后，下焦气机失化，气机运行不畅，出现夜尿增多，膝以下冷，水肿，腰膝酸软，妇女月经量少，甚至停经等症状。上述种种，皆因元气耗损，故而症状顽固，虽休憩不能缓解。

大肠癌经病随三焦的运行水谷路径而传变，常出现便秘或腹泻，腹痛，贫血，甚至便血，小便频数或癃闭。

大肠癌经病随三焦的运化水液路径而传变，常出现盗汗自汗，或口渴乏力，或畏寒、心悸、便秘等。

3. 大肠癌脏病的病理生理认识

大肠癌脏病，总以"肾"损伤为标志，首先出现大肠癌少阴肾病变，表现为腰骶部持续疼痛，腹腔积液，甚至大肠癌细胞骨转移；出现肠梗阻，低蛋白血症，或尿酸升高；或出现少阴肾经所循行脏腑处的增生、肌瘤等，诸如卵巢囊肿、肾囊肿、子宫肌瘤、宫颈增生、前列腺增生、乳腺小叶增生、甲状腺增生、骨质增生等，称为"少阴肾病综合征"。

其次，由大肠癌少阴肾病变转移至督脉，出现大肠癌督脉病变，表现为焦虑症、躁狂症、失眠、注意力不足、多动症、抑郁症、倦怠、慢性疲劳综合征、纤维肌痛、过敏性肠道综合征等，甚至大肠癌细胞脑转移。

最后，大肠癌督脉病变日久，导致命门火衰，进而引起心之少火（君火）损害，出现心功能衰竭，或呼吸衰竭，此阶段为大肠癌少阴心病变，往往表现为呼吸困难、水肿、乏力、汗出异常、消瘦等症状，也可引起贫血，尤其是白细胞减少、血红蛋白减少，甚至血小板减少等。

4. 大肠癌脏络病的病理生理认识

大肠癌脏病之后，或有迁延，元气必衰竭，多脏腑功能衰竭，癌细胞广发转移，出现大肠癌脏络病阶段。大肠癌脏络病阶段虽弥留时日短暂，其传变仍有其规律。一般按照先上焦，后中焦，再下焦位置，以淋巴结广泛转移为先导，出现三焦相应位置各个脏腑的肿瘤侵袭，形成各个脏腑大肠癌转移瘤。

（四）大肠癌辨治要点及防治路径

1. 大肠癌络病的辨治要点及防治路径

大肠癌络病之息肉，顽固难愈，虽药不解，忌手术切之，必伴乏力，或气机上逆，反酸腹胀，或小腹隐痛，或便秘，或心悸。脉必兼燥，舌必兼紫。

宗气受损之大肠息肉，息肉多发，有疲乏，寐后稍好转，必有咽炎或晨起咯痰，时有腹痛，大便黏滞，小便无力，或有痔疮，脉滑而细，舌多黄腻。

清气受损之大肠息肉，息肉少，多单发，甚至时隐时现，多伴口干，或皮肤湿疹，腹胀嗳酸之属，必无腹痛，脉濡或脉弦，不一而足。

大肠癌络病之便秘，便细，多伴痔疮，或便血，排便乏力，夜尿多，此元气受损之便秘。

宗气受损之便秘，排便乏力，大便艰涩，大便散，时有肠易激表现，多伴腹痛。

清气受损之便秘，多日一行，大便成形，多伴口干。

大肠癌络病治之以大肠伏邪汤，必辅助元气，稳定肾气，配合肾络解汤。

大肠伏邪汤：葛根30g，火麻仁30g，制大黄12g，羊蹄12g，木香9g。

大肠癌络病，伴疼痛，宜合大黄䗪虫丸，活血通络，解毒扶正。

大肠癌络病，伴反酸，宜合复方黄龙汤，升清降浊，顾护元气。诸如伴腹胀、嗳气等中焦症状，皆可化裁用之。

大肠癌络病，伴乏力，宜合附子理中丸，强元气以祛邪，顾护清气以截致病因子。诸如手脚冰冷、腰膝酸软、夜尿频数等下焦症状，皆可化裁用之。

大肠癌络病，鼻炎者甚多，尤其过敏性鼻炎，表现时时鼻塞，伴咽痒有痰，痰白，鼻流清涕或黄涕，多伴头痛，时有乏力，治之以升降散合龙胆泻肝汤。

大肠癌络病，发生气管炎者，或肺炎后咳嗽连连，无分昼夜，自觉咽痒，不能自已，少则一两周，多则数周。痰少而黏，色白。久咳伤气，可有疲乏，多伴便秘，皆因肺与大肠相表里，治之以大肠伏邪汤合复方白龙汤。

咳嗽重浊者，加浙贝母、芦根、紫菀。

咽痒干咳者，伏热上扰，治之以紫苏子、白芥子、牛蒡子、黄芩、百部。

下焦病变，皆可犯大肠，伤元化癌，不可枚举，以上为例，治亦同类。

癌胚抗原升高者，可对症给予石见穿、石上柏、土茯苓、羊蹄等抗癌。

胸苷激酶升高者，细胞质侵入致病因子，升降散加减。

大肠癌络病的防治才是治疗大肠癌的关键阶段，也是最有效的阶段，但临床往往忽视癌前病变，未给予充分重视，错失大肠癌治疗的最佳治疗时期。

大肠癌络病阶段从改善致病的危险因素着手，改掉或戒除不良习惯，积极前瞻性用药，有效调整机体内环境，是能够防止大肠癌进一步发展的。这阶段治疗不仅能大幅度降低治疗费用，更能有效地使用卫生资源，降低大肠癌死亡率。

2. 大肠癌经病的辨治要点及防治路径

大肠癌络病迁延日久，突变成大肠癌经病，使大肠出现肿瘤，多伴中焦症状，诸如腹胀、口气重、反酸、便秘或便溏等症状，治之以化湿解毒汤合石龙解毒汤加减。

大肠癌经病之变，以大肠肿瘤为主症，但随三焦所主而变。

胸闷，或气短不足以息，或便秘，或排便不爽，或小便无力，点滴而出等症状为肺宣发、肃降气的功能出现病变，治之以湿解毒汤合伏肺汤。

夜尿增多，膝以下冷，水肿，腰膝酸软，妇女月经量少，甚至停经等，为下焦气机失化的表现，治之以湿解毒汤合伏肾汤或肾络解方。

大肠癌经病出现腰椎病，或下肢、酸、麻、胀、痛，或腰膝酸软，治之以复方肾着汤合化湿解毒汤。下焦易湿重，以祛湿为要。

大肠癌经病随三焦的运行水谷路径传变，常出现便秘或腹泻，腹痛，贫血，甚至便血，小便频数或癃闭，合大黄䗪虫丸加减。

大肠癌经病随三焦的运化水液路径传变，亦合伏肾汤加减。

大肠癌经病阶段已经发生基因突变，只有长时间内环境的改良，才能预防大肠癌经病的发展，促其向愈，治疗不仅强调长期用药，也非常强调生活方式、工作方式与自然环境的优化，只有外部环境的有效改善才是治疗大肠癌经病的基础。这一时期采用"五位一体"综合治疗，尤其是伏病辟谷治疗，往往可以取得满意的临床效果。

3. 大肠癌脏病的辨治要点及防治路径

大肠癌少阴肾病变，出现大肠癌骨转移，低蛋白血症，或尿酸升高，或出现少阴肾经循行脏腑处增生、肌瘤等，诸如卵巢囊肿、肾囊肿、子宫肌瘤、宫颈增生、肾囊肿、前列腺增生、乳腺小叶增生、甲状腺增生、骨质增生等，称为"少阴肾病综合征"，治之以大黄䗪虫丸合化湿解毒汤。

大肠癌督脉病变，出现焦虑症、躁狂症、失眠、注意力不足、多动症、抑郁症、倦怠、慢性疲劳综合征、纤维肌痛、过敏性肠道综合征等，甚至大肠癌脑转移，治之以鹿马煎合四紫蛇床汤、白积丸。

大肠癌少阴心病变，出现呼吸困难、水肿、乏力、汗出异常、消瘦等症状，也可引起贫血，尤其是白细胞减少、血红蛋白减少，甚至血小板减少等，治之以黑甲汤合化湿解毒汤。

这个阶段用药必须精准彪悍，常在临界状态用药，用药过则毒副作用损伤人体，用药不及则无以遏制病势。为医者，不可因个人名利，畏手畏脚，贻误战机，养患害人；亦不可冒失莽撞，一味用狠药，过犹不及，给患者带来医源性损伤，加速患者死亡。

4. 大肠癌脏络病的辨治要点及防治路径

大肠癌脏络病，已至弥留之际，以扶正为主。其传变依先上焦，后中焦，再下焦，侵袭流注脏腑，出现各个脏腑大肠癌转移瘤，总以扶助命门、补大肠、益气为主，治以大肠伏邪汤合黑甲汤。

此阶段以延长患者生存时间，减少患者病痛，提高生命质量为目标，不必奢望逆转。故而治病以扶正为核心，调节大肠生理功能为要务。

（五）大肠癌传统辨证论治

1. 分型论治

（1）湿热内蕴证：症见腹痛隐隐，便溏腹泻或大便不爽，便带黏液，脓血便，纳差恶心，乏力倦怠，溲黄，舌质红，苔黄而腻，脉滑数。治以清热利湿，健脾解毒。方选葛根芩连汤合白头翁汤加减（葛根15g，黄芩10g，黄连6g，黄柏15g，白头翁15g，炒白术15g，猪苓20g，茯苓20g，生薏苡仁30g，败酱草30g，半枝莲30g，椿根皮30g，炙甘草10g，厚朴10g）。

（2）瘀毒内阻证：症见腹痛较重，固定不移，甚则绞痛，大便困难伴脓血，气味恶臭，心烦口渴，纳差恶心，面色晦暗，腹部可触及包块，舌质暗红，有瘀斑或瘀点，苔黄，脉弦滑或弦细。治以活血化瘀，解毒通腑。方选膈下逐瘀汤合大柴胡汤加减（当归15g，赤芍15g，白芍15g，桃仁10g，红花10g，川芎10g，枳实10g，柴胡9g，黄芩10g，半夏10g，大黄6g，生薏苡仁30g，莪术15g，半枝莲30g，白屈菜30g）。

（3）脾肾阳虚证：症见倦怠乏力，形寒肢冷，纳差腹胀，腹痛绵绵，便溏或黏液血便，舌淡而胖，边有齿痕，苔薄白，脉沉细。治以温补脾肾，解毒化湿。方选参苓白术散合四神丸加减（党参15g，焦白术15g，茯苓30g，生薏苡仁30g，白扁豆15g，山药10g，半枝莲30g，葛根30g，补骨脂15g，五味子10g，吴茱萸6g，肉豆蔻4g，菝葜15g）。

（4）肝肾阴虚证：症见头晕耳鸣，口苦咽干，烦热盗汗，腰背酸痛，失眠多梦，腹部疼痛，大便不爽，时有脓血及黏液便，舌质红或红绛，苔花剥或无苔，脉细弦。治以滋补肝肾，泻火解毒。方选大补阴丸合六味地黄汤加减（黄柏10g，知母15g，生地黄15g，熟地黄15g，龟甲15g，山茱萸12g，牡丹皮15g，茯苓20g，泽泻5g，刀豆子10g，半枝莲30g，椿根皮30g，红藤30g，女贞子15g）。

（5）气血双亏证：症见面色㿠白，消瘦乏力，心悸气短，口淡无味，纳呆腹胀，便下脓血腐臭，舌质淡，苔白或无苔，脉沉细无力。治以益气养血，厚肠解毒。方选十全大补汤加减（党参15g，焦白术20g，生黄芪30g，茯苓30g，肉桂6g，当归10g，赤芍15g，白芍15g，熟地黄10g，葛根15g，半枝莲30g，藤梨根30g，莱菔子15g，仙鹤草30g，生薏苡仁30g）。

2. 手术前后、放化疗期间的中医辨证治疗

（1）术前治疗应以健脾化湿解毒为主，选药炒白术、猪苓、茯苓、党参、生薏苡仁、半枝莲、半夏、陈皮、厚朴、菝葜、水杨梅根等。

（2）术后治疗以防复发为原则。一种思路以健脾补肾为主，据临床辨证酌加理气

活血、利湿解毒、消导之品，方用四君子、六君子、参苓白术散、当归补血汤和六味地黄丸加味；另一种思路以活血解毒为则，代表药物为西黄丸。

（3）化疗期间用药当以健脾、清血分热毒为主，选药黄芪、焦白术、猪苓、茯苓、赤芍、牡丹皮、紫草。呕吐者，脾虚加葛根、黄精；胃热加芦根、白茅根、陈皮；呕吐重者加旋覆花、代赭石、竹茹。骨髓抑制者，以补肾活血养血为主。

五、子宫（宫颈）癌伏病论临床路径

子宫癌，即宫体癌，源于子宫黏膜上皮的恶性肿瘤，多为腺体癌，常在绝经后发生，好发于 50~60 岁。宫颈癌源于子宫阴道部及宫颈管黏膜上皮的恶性肿瘤，多为鳞状细胞癌、腺癌，原位癌好发于 30~35 岁，浸润癌常在 45~55 岁发生。子宫癌转移向下可扩散到子宫颈管，宫颈癌向上延伸可至宫体上部。

根据其临床表现和古代医籍的描述，该病可归属于"积聚""石瘕""五色带""癥瘕""恶疮""阴疮""崩漏"的范畴。

宫颈癌、子宫癌其发病率和死亡率在我国妇女所患各种恶性肿瘤分居第一及第二位。目前宫颈癌发生比例约是子宫癌的 3 倍，随着社会的发展和经济条件的改善，宫颈癌可以做到早期发现早期防治，而子宫内膜癌的发病率逐年升高，目前仅次于宫颈癌。

根据世界卫生组织统计，子宫内膜癌每年有接近 20 万的新发病例，是导致死亡的第三位常见妇科恶性肿瘤（仅次于卵巢癌和宫颈癌）。其发病与生活方式密切相关，发病率在各地区有差异，在北美和欧洲其发生率仅次于乳腺癌、肺癌、结直肠肿瘤，高居女性生殖系统癌症的首位。

（一）伏病论对子宫（宫颈）癌发病机制的认识

伏病论认为，子宫（宫颈）癌是伏病因子突破人体胞宫或胞门细胞元气防御机制，异常聚集在子宫盆腔细胞内，引起胞宫或胞门细胞命门结构性损伤，导致胞宫或胞门局部积结增殖，内生胞宫或胞门盆腔癌伏病因子，并经由子宫（宫颈）癌伏病因子介导的络—经—脏—脏络动态、连续发展的传变模式，直至引发机体阴阳衰竭的一组恶性病变。

这个新的认识，强调了子宫（宫颈）癌的动态变化，以及它的传变规律，也强调了元气受损是形成子宫（宫颈）癌的先决条件，为有效预防子宫（宫颈）癌给出了方向。只有针对子宫（宫颈）癌的动态演化规律，有策略地制定整体预防方案，针对性地精准用药，截断病势，改善机体内生态环境，改变细胞质内环境，才能达到最佳治疗效果。

（二）危险因素

1. 性生活

女性若早婚、早育、多产、未育、不孕、月经初潮过早、绝经期延迟及性生活紊乱，患子宫（宫颈）癌的概率有显著的增加。过多或过少的性生活导致肾元亏虚，肾气不固，肾主水，水湿不化，使体内环境产生"湿因子"。"湿因子"作用于子宫黏膜，导致炎症，损害人体"清气"。"湿因子"久滞胞宫或胞门，缠绵难去，可损伤"宗气"，由"湿因子"产生"痰瘀因子"，痰瘀致病因子聚集于胞宫或胞门细胞内，引起细胞命门结构性损伤，内生子宫（宫颈）癌伏病因子。

2. 年龄

子宫癌及宫颈浸润癌的患者其发病年龄大多数在围绝经期。此时期，肾精亏虚，元气耗竭，伏病因子突破胞宫或胞门细胞元气防御机制，引起胞宫或胞门细胞命门结构性损伤，内生胞宫或胞门盆腔癌伏病因子。

3. 人乳头瘤病毒（HPV）感染或性病感染

有研究证实，90%的宫颈癌由 HPV 持续感染引起，另外性病病原体如沙眼衣原体、单纯疱疹病毒Ⅱ型、滴虫等感染亦可引发身体免疫反应，若患者疏于有效治疗或元气亏虚，易于造成胞宫或胞门黏膜免疫屏障被破坏，导致伏病因子产生。伏病因子潜伏机体日久，不断损伤元气，引发先天命门损伤，内生胞宫或胞门盆腔癌伏病因子。如免疫功能比较弱的女性，无法消灭进入体内的 HPV，造成 HPV 持续感染，8~12 年时间有可能发展成为子宫颈癌。

4. 子宫盆腔发炎

刮宫手术或长期子宫或宫颈的损伤、破皮、糜烂、发炎，造成胞宫或胞门黏膜免疫屏障被破坏，并且更容易遭受各种物理、化学和生物等因素刺激，包括创伤、激素和病毒等，都可能转变为胞宫或胞门盆腔癌伏病因子。

5. 吸烟

抽烟会增加罹患Ⅱ型子宫内膜癌及宫颈癌的机会，一是抽烟会减少身体免疫力而使子宫癌细胞加速发展，二是抽烟本身产生一些物质有可能导致子宫（宫颈）癌细胞的发展。

6. 性激素

无孕激素拮抗的内源或外源性雌激素的长期作用，易引发子宫内膜癌。雌激素受体调节剂的使用，其也是子宫内膜组织中的雌激素受体激动剂，如他莫昔芬降低了乳腺癌及其复发的风险，但是却增加了子宫内膜癌的发病风险。另学者认为黄体素会改变子宫颈上皮细胞的稳定性，可能导致宫颈癌细胞的发展。

7. 性伴侣包皮垢

目前也有观点指出包皮垢中的胆固醇经细菌作用后可转变为致癌物质，也是导致子宫（宫颈）癌的重要诱因。

8. 七情所伤

脾主运化水湿，思虑太过，损伤脾的运化功能，导致水湿内停，痰湿集聚，侵淫胞宫或胞门，久而耗损元气；或因肝气郁滞，肝气横逆损伤脾胃则湿邪内生，日久湿热瘀毒蕴结于胞宫或胞门，亦可内生子宫（宫颈）癌伏病因子。

9. 代谢障碍

子宫内膜癌患者多同时患有肥胖、高血压和/或糖尿病等疾病。如合并肥胖者占50%~80%，有学者认为脂肪细胞能贮存雌激素，能促使子宫内膜长期受雌激素的影响，而致增生癌变。

（三）病理生理认识

1. 子宫（宫颈）癌络病的病理生理认识

现代研究证实，子宫腔疾病发生原因包括病原体感染、接触性皮损、子宫发炎、代谢紊乱等，这些致病因素都可以引起不同程度的慢性炎症，损伤第一层免疫屏障后，再因失治失养而有转变为癌的可能。子宫（宫颈）癌络病，也就是子宫（宫颈）癌前病变，系指容易发生癌变的子宫盆腔黏膜病理组织学改变，是从良性上皮组织或腺上皮组织遭到损害，或因不完全痊愈所致日久渗透至基底层，浸润转变成癌过程的病理变化。

子宫（宫颈）癌络病的形成，一般都是按照胞宫或胞门湿火—湿毒—痰瘀—积结，这个病理过程演化，直至细胞元气损伤，突破胞宫或胞门元气阻击，破坏胞宫或胞门先天命门，胞宫或胞门细胞线粒体 DNA 突变，能量代谢模式发生改变，出现胞宫或胞门局部局限性结节、增生、息肉等，或者癌胚抗原升高等，是子宫（宫颈）癌络病阶段。

2. 子宫（宫颈）癌经病的病理生理认识

首先，上焦气机失司，气滞痰瘀，常有胸胁疼痛和乳房胀痛，甚或甲状腺结节，乳腺小叶增生，腋下或锁骨上淋巴结肿大。其次，中焦升清降浊功能异常，常有腹胀、恶心、呕吐、上腹疼痛、腰部疼痛等；最后，下焦气机失化，出现二便不正常，甚至长期便秘，妇女月经量时少时多，月经紊乱甚至停经等症状。上述种种，皆因元气耗损，故而症状顽固。

子宫（宫颈）癌经病随三焦的运行水谷路径而传变，常出现食欲减退、腹胀、腹泻，或便秘，或贫血，或尿少、尿血，甚至水肿等。

子宫（宫颈）癌经病随三焦的运化水液路径而传变，常出现盗汗自汗，或口渴乏力，或尿频，或便溏等。

3. 子宫（宫颈）癌脏病的病理生理认识

首先，子宫（宫颈）癌脏病，经久大损元气，损伤肾之气血阴阳，出现子宫（宫颈）癌少阴肾病变，出现少阴肾经循行脏腑处增生、肌瘤、囊肿等，甚至出现卵巢转移、直肠转移、膀胱转移等，称为"子宫（宫颈）癌少阴肾病综合征"。由于肾主骨，也可引起骨骼转移。

其次，子宫（宫颈）癌少阴肾病变转移至督脉，出现子宫（宫颈）癌督脉病变，并发腰背疼痛。

最后，子宫（宫颈）癌督脉病变日久，导致元阳受损，进而引起心之少火（君火）损害，出现心功能衰竭，或呼吸衰竭，此阶段为子宫（宫颈）癌少阴心病变。

4. 子宫（宫颈）癌脏络病的病理生理认识

子宫（宫颈）癌脏病之后，元气大衰，多脏腑功能衰竭，可出现卵巢、网膜、肝、肺、骨骼等处转移，以盆腔转移为多，广发转移，达到子宫（宫颈）癌脏络病阶段。该阶段一般仍然按照先上焦，后中焦，再下焦位置，或以淋巴结广泛转移为先导，常于锁骨上、腹股沟等处触及肿大或融合的淋巴结等转移灶，或以血行转移、腹膜种植转移、直接浸润等方式出现三焦相应位置各个脏腑的肿瘤侵袭，形成各个脏腑子宫（宫颈）癌转移瘤。

（四）子宫（宫颈）癌辨治要点及防治路径

1. 子宫（宫颈）癌络病的辨治要点及防治路径

子宫（宫颈）癌，络病之属。但见不规则出血伴带下，必当警之。

尚未绝经者可表现为月经增多、经期延长或月经紊乱。

子宫（宫颈）癌络病之不规则出血，或因接触或外力刺激下，见出血量稀少，淋漓不尽多伴乏力，腰酸。

宗气受损之不规则出血，或因情志不舒，气机不畅时，见出血量稀少，伴胸闷，两胁胀痛，大便艰涩。

清气受损之不规则出血，时隐时现，点滴即尽，或伴纳呆，便溏，不一而足。

子宫（宫颈）癌络病之带下，赤白带下，合并感染则有脓血性排液，恶臭。

宗气受损之带下，或带下色白或赤白相兼。

清气受损之带下，偶有之，质稀薄。

子宫（宫颈）癌络病治之以加味解毒止带方合桂枝茯苓丸。

加味解毒止带方：磁石30g，黄柏15g，生牡蛎30g，茯苓15g，土茯苓15g，蒲公英30g，紫花地丁30g，连翘15g，露蜂房30g，车前子15g，大青叶15g，苦参15g，马齿苋30g，丹参15g，苍术15g，百合6g，茵陈9g，白花蛇舌草24g，猪苓15g，泽泻15g。上药，先煎10分钟，取汁200mL，再煎40分钟，取汁200mL，合汁，分次温服。

土茯苓、蒲公英、紫花地丁、连翘、大青叶、马齿苋、白花蛇舌草清热解毒，利湿消肿；茯苓、车前子、猪苓、泽泻、茵陈甘淡渗湿，清泻利水；黄柏、苦参清热燥湿，泻火解毒；生牡蛎软坚散结，镇惊安神；露蜂房攻毒止痛，软坚散结。磁石沉降下行，补益和镇坠并举。

桂枝茯苓丸：桂枝15g，茯苓15g，牡丹皮15g，白芍15g，桃仁15g。

方中牡丹皮性味辛寒，本善通血脉中热结；桂枝配牡丹皮，寒温相济，性较平和；且桂枝配芍药调理阴与阳，茯苓配牡丹皮调理气与血。至于桃仁，尤能消散凝血，溶化血块。

子宫（宫颈）癌络病，癌胚抗原升高者，可对症给予白花蛇舌草、猕猴桃根、半枝莲、威灵仙、八月札等。

目前所知，子宫（宫颈）癌的发生与炎症、病原体感染等影响密切相关。强化机体体质、单纯的性伴侣关系、平衡代谢系统、减少子宫创伤及注重卫生等减少炎症反应的机会，有利于降低子宫癌变的可能。

2. 子宫（宫颈）癌经病的辨治要点及防治路径

子宫（宫颈）癌络病突变成子宫（宫颈）癌经病，宫腔积脓时可有明显触痛，偶有癌组织脱出，触之易出血，或伴明显乏力，或有盗汗，甚或消瘦。带下多为血性液体或浆液性分泌物，合并感染则有脓血性液体排除，恶臭。癌灶浸润周围组织时，子宫固定或在宫旁触及不规则结节状物。

子宫（宫颈）癌经病疼痛，治之以化湿解毒汤合膈下逐瘀汤。

化湿解毒汤：党参30g，苦参12g，拳参12g，茯苓15g，猪苓15g，薏苡仁30g，杏仁12g，白豆蔻6g，白花蛇舌草30g，半枝莲15g。

方中党参、茯苓、白豆蔻健脾和胃为君药。苦参、拳参、白花蛇舌草、半枝莲解毒为臣药。茯苓、猪苓、薏苡仁淡渗利水为佐药。杏仁一味开壶揭盖，从水之上源通达，宣肃利水，更能预防利小便实大便之弊端。

膈下逐瘀汤：五灵脂 30g，当归 9g，川芎 6g，桃仁 9g，牡丹皮 6g，赤芍 6g，乌药 6g，延胡索 15g，甘草 9g，香附 6g，红花 9g，枳壳 6g。

方中五灵脂破血逐瘀，以消积块；当归、桃仁、红花、川芎、赤芍养血活血，与逐瘀药同用，可使瘀血祛而不伤阴血；牡丹皮清热凉血，活血化瘀；配香附、乌药、枳壳、延胡索行气止痛；川芎不仅养血活血，更能行血中之气，增强逐瘀之力；甘草调和诸药。全方以逐瘀活血和行气药物居多，使气率血行，更好地发挥其活血逐瘀、破癥消结之力。

子宫（宫颈）癌经病，上焦气机失司，气滞痰瘀，常有胸胁疼痛和乳房胀痛，甚或甲状腺结节，乳腺小叶增生，腋下或锁骨上淋巴结肿大，宜用逍遥蒌贝散合伏积络方。

逍遥蒌贝散：柴胡 12g，当归 9g，白芍 15g，茯苓 9g，白术 9g，瓜蒌 15g，贝母 12g，半夏 9g，天南星 9g，生牡蛎 15g，山慈菇 12g。

当归、白芍养血调肝，茯苓、白术健脾渗湿，瓜蒌宽胸散结，贝母、半夏、天南星消肿散结，生牡蛎软坚散结，山慈菇消痈散结，与柴胡疏肝共起疏肝理气、化痰散结之功。

伏积络方：虎杖 30g，地龙 12g，鸡内金 12g，九香虫 9g。

《滇南本草》谓虎杖"攻诸肿毒，止咽喉疼痛，利小便，走经络"，《药性论》言其"治大热烦躁，止渴，利小便，压一切热毒"，《本草拾遗》谓"主风在骨节间及血瘀"，此品最善解湿毒所致郁结积聚，故为君药。地龙善走络脉，能活血攻瘀，又能祛痰热，故为臣药。鸡内金，《要药分剂》言其"入肝而除肝热，入脾而消脾积"，其善走太阴络脉，能宽中消滞，化瘀消积，故为佐药。九香虫走脾肾，善补络中之阳虚，行络中之滞气，携虎杖、地龙之寒入伏积之热中，消积于无形，故为使药。

子宫（宫颈）癌经病，中焦升清降浊功能异常，常有腹胀、恶心、呕吐、上腹疼痛、腰部疼痛等，方用化湿解毒汤合黄龙汤加减。

湿毒解方（化湿解毒汤）：党参 30g，苦参 12g，拳参 12g，茯苓 15g，猪苓 15g，薏苡仁 30g，杏仁 12g，白豆蔻 6g，白花蛇舌草 30g，半枝莲 15g。

方中党参、茯苓、白豆蔻健脾和胃为君药。苦参、拳参、白花蛇舌草、半枝莲解毒为臣药。茯苓、猪苓、薏苡仁淡渗利水为佐药。杏仁一味开壶揭盖，从水之上源通达，宣肃利水，更能预防利小便实大便之弊端。

黄龙汤：炒白术 30g，太子参 15g，黄连 6g，龙胆 12g，制半夏 12g，苍术 9g。

方中黄连、龙胆、制半夏、苍术等诸药辛开苦降，使太阴经湿浊伏热自阳明经解；炒白术、太子参等性甘，健脾补中，以防传变。此处运用"补脏泻经"之法。

子宫（宫颈）癌经病，下焦气机失化的表现，出现二便不正常，甚至长期便秘，妇女月经量时少时多，月经紊乱甚至停经等症状，治之以八正散合桃核承气汤。

八正散：车前子、瞿麦、萹蓄、滑石、栀子仁、炙甘草、木通、大黄、灯心草各 500g。

方中以滑石、木通为君药。其中滑石善能滑利窍道，清热渗湿，利水通淋，《药品化义》谓其"体滑主利窍，味淡主渗热"。木通上清心火，下利湿热，使湿热之邪从小便而去。萹蓄、瞿麦、车前子为臣，三者均为清热利水通淋。佐以栀子清泄三焦，通利水道，以增强君、臣药清热利水通淋之功。大黄荡涤邪热，能使湿热从大便而去。甘草调和诸药，兼能清热、缓急止痛，是为佐使。加灯心草以增利水通淋之力。

桃核承气汤：桃仁 12g，大黄 12g，桂枝 6g，炙甘草 30g，芒硝 6g。

桃仁苦甘平，活血破瘀；大黄苦寒，下瘀泻热。二者合用，瘀热并治，共为君药。芒硝咸苦寒，泻热软坚，助大黄下瘀泻热；桂枝辛甘温，通行血脉，既助桃仁活血祛瘀，又防硝、黄寒凉凝血之弊，共为臣药。桂枝与硝、黄同用，相反相成，桂枝得硝、黄则温通而不助热，硝、黄得桂枝则寒下又不凉遏。炙甘草护胃安中，并缓诸药之峻烈，为佐使药。

3. 子宫（宫颈）癌脏病的辨治要点及防治路径

子宫（宫颈）癌多伴少阴肾经循行脏腑处增生、肌瘤等，可见腹部包块。若癌肿累及宫腔，可引起宫腔积脓，出现下腹胀痛及痉挛样疼痛，伴见贫血、消瘦、发热等；合并感染或癌灶坏死，可有脓血性分泌物，带下恶臭，有时阴道排液中可伴有组织样物。肿瘤病灶浸润压迫髂部血管可引起同侧下肢水肿疼痛；浸润周围组织或压迫神经可引起下腹及腰骶部疼痛；浸润压迫输尿管引起同侧肾盂、输尿管积水，甚至导致肾萎缩。治之以加味蜀羊泉散合复方黄蛭汤加减。

加味蜀羊泉散：蜀羊泉 15g，红地榆 10g，白花蛇舌草 30g，半枝莲 15g，土茯苓 30g，苍术 9g，龙葵 6g，生薏苡仁 15g，五灵脂 10g，山楂 10g，川续断 10g，炒蒲黄 6g，生黄芪 15g，当归 15g。

蜀羊泉清热解毒，败毒抗癌，主治咽喉肿痛、目赤、乳腺炎、泪腺炎、疥癣瘙痒。《名医别录》云其"女子阴中内伤，皮间实积"。龙葵可清热解毒，散瘀消肿，《本草纲目》云其"疗痈疽肿毒，跌扑伤损，消肿散血"。白花蛇舌草、半枝莲、土茯苓清热解毒、利湿消肿，与上述两味药相互裨益，共奏驱逐湿毒瘀之大功。地榆凉血止血，泻火解毒。五灵脂、蒲黄活血止痛，化瘀止血。山楂活血散瘀。苍术、生薏苡仁健脾燥湿。黄芪补气升阳，利水消肿。当归活血补血。川续断补中有行，补而不滞，补肝肾，行血脉。

复方黄蛭汤：制大黄 12g，水蛭 6g，延胡索 12g，生蒲黄 12g，甘草 6g。

制大黄活血逐瘀，清热解毒；水蛭破血逐瘀，消癥通经；延胡索辛散苦泄温通，活血行气，止痛力强；蒲黄活血止血，祛瘀止痛；甘草泄火解毒，缓和药性。

以上诸药共奏活血逐瘀之效力，加强清除热毒瘀积之功。

下肢水肿或肾盂、输尿管积水，可合真武汤治之。

真武汤：茯苓、芍药、生姜、炮附子各 12g，白术 9g。

本方以附子为君药，用之温肾助阳，以化气行水，兼暖脾土，以温运水湿。臣以茯苓利水渗湿，使水邪从小便去。白术健脾燥湿，佐以生姜之温散，既助附子温阳散寒，又合苓、术宣散水湿。白芍亦为佐药，其有四功能：一者利小便以行水气，《神农本草经》言其能"利小便"；二者柔肝缓急以止腹痛；三者敛阴舒筋以解筋肉瞤动；四者可防止附子燥热伤阴，以利于久服缓治。

情志之变，常为子宫（宫颈）癌督脉病变之端倪，直至子宫（宫颈）癌脑转移，皆为周身阳气衰竭之兆，治之以鹿马煎合加味蜀羊泉散。

鹿马煎：鹿角片 12g，三棱 15g，莪术 15g，乳香 12g，没药 12g，制半夏 12g，制天南星 12g，九香虫 6g，蜈蚣 3g，制马钱子 1g研粉另吞。

鹿角片温通督阳，三棱、莪术、乳香、没药活血破瘀散结，制半夏、制天南星消痰散结，九香虫、蜈蚣、制马钱子化瘀入脑络。

子宫（宫颈）癌少阴心病变，心脏衰竭之征兆，至于白细胞减少血红蛋白减少，甚至血小板减少等血细胞减少多伴随之，治之以鹿马煎合桂桃苓丹汤加减。

桂桃苓丹汤：桂枝 9g，茯苓 15g，牡丹皮 12g，桃仁 15g，赤芍 12g，乳香 12g，没药 12g，昆布 15g，海藻 15g，鳖甲 15g，小锯锯藤 15g，当归 15g，三七 15g。

桂枝、茯苓、牡丹皮、桃仁、赤芍、三七活血化瘀，乳香、没药、小锯锯藤化瘀止痛、消癥散结，昆布、海藻、鳖甲软坚散结，当归活血养血。

到了子宫（宫颈）癌脏病阶段，为能少许延长存活时间，需采用放、化疗等临床治疗手段治疗，但很难治愈，同时其存活期生命质量严重低下，患者及家属需有良好的心理建设来应对。

4. 子宫（宫颈）癌脏络病的辨治要点及防治路径

子宫（宫颈）癌脏络病，其传变依先上焦，后中焦，再下焦，侵袭流注脏腑，出现各个脏腑子宫（宫颈）癌转移瘤，可于锁骨上、腹股沟等处触及肿大或融合的淋巴结等转移灶。宫旁转移时子宫可固定不动。有卵巢转移时，可触及卵巢增大。其治总以扶助命门，治疗上以扶正为主，治以三甲榆蜂汤合托毒丸。

三甲榆蜂汤：生黄芪 60g，党参 15g，龟甲 15g，鳖甲 15g，牡蛎 15g，露蜂房 10g，蛇蜕 10g，全蝎 10g，地榆 15g，荷叶 15g，仙鹤草 30g，茜草 15g。

露蜂房、蛇蜕、全蝎攻毒止痛，龟甲、鳖甲、牡蛎滋阴软坚，生黄芪、党参补中益气，地榆、茜草、仙鹤草止血，荷叶清心除烦使热毒从小便清解。

托毒丸：黄芪 200g，人参 100g，当归 200g，鹿角胶 100g，生地黄 100g，紫河车 100g，山药 100g，金银花 300g。

金银花清热解毒，轻芳疏透；黄芪、人参补气生津托毒利水；鹿角胶、紫河车温补肝肾，益精养血；山药益气养阴；生地黄滋阴凉血；当归活血补血。

此时期应协助患者正确勇敢地面对死亡并给予临终关怀。治疗上以扶正为主，以改善患者生存期生命质量，减轻患者受病痛折磨的痛苦。此阶段以苟活延年为目标，延长生存时日为目的，难有好转奇迹。故而治病强调扶正，强调扶助命门。

（五）子宫（宫颈）癌传统辨证论治

1. 分型论治

（1）肝郁气滞证：症见阴道流血或夹少量血块，伴胸胁胀满，少腹胀感或痛或全身窜痛，心烦易怒，口干苦，情绪郁闷，白带稍多，月经失调，舌质正常或稍红，苔薄白，脉弦。治以疏肝理气，解毒散结。方选柴胡疏肝散加减（柴胡、白芍、青皮、香附、白术、炒枳壳、黄芩、茯苓各 10g，当归、郁金各 12g，半枝莲、白花蛇舌草、败酱草各 30g，生甘草 3g）。

（2）肝肾阴虚证：症见时有阴道流血，量少，色暗或鲜红，腰酸背痛，头晕耳鸣，目眩口干，手足心热，夜寐不安，易怒消瘦，时有颧红，便干尿黄，舌质红，苔少或有剥脱，脉弦细或数。治以滋补肝肾，清热解毒。方选二至丸合知柏地黄丸加减（生地黄、墨旱莲、三棱、莪术、枸杞子、半枝莲、白英、牡丹皮、知母、茯苓、女贞子、重楼、当归、山药、赤芍各 15g，黄柏 10g）。

（3）湿热瘀毒证：症见带下量多，色黄，或黄赤兼下，或色如米泔，其味臭秽，尿黄便干，腹痛下坠感，口干口苦，舌质暗红或正常，苔黄或黄腻，脉弦数或弦滑。治以清热利湿，解毒化瘀。方选黄柏解毒汤加减（败酱草、土茯苓、薏苡仁各 30g，黄柏、茯苓、赤芍、蒲公英、半枝莲、车前草、三棱、莪术、白花蛇舌草、苍术、白术、泽泻、苦参各 15g）。

（4）痰湿下注证：症见白带量多，形如痰状，体重身倦，头晕头重如裹，胸闷腹胀，口中淡腻，或乏力，神疲纳少，舌质淡或正常，苔腻，脉滑或濡缓。治以健脾化湿。方选加味二陈汤加减（法半夏、茯苓、陈皮、苍术、白术、泽泻、厚朴、莪术、虎杖、泽兰、桃仁、重楼各 15g，薏苡仁、龙葵、半枝莲各 30g）。

（5）瘀血内阻证：症见面色晦暗，精神狂躁，赤白带下伴恶臭，少腹固定性疼痛连及腰脊部，舌质紫暗或瘀点瘀斑，脉沉或涩。治以活血化瘀散结。方选少腹逐瘀汤加减（全当归15g，赤芍12g，白芍12g，川芎15g，五灵脂10g，小茴香6g，蒲黄15g，没药10g，延胡索15g，肉桂3g，干姜10g，土茯苓30g，八月札15g）。

（6）脾肾阳虚证：症见时有少量阴道出血，色青紫，神疲乏力，纳少，少腹坠胀，白带清稀而多，或有四肢困倦，畏冷，大便先干后溏，舌质淡胖，苔白润，脉沉细或缓。治以温补脾肾，化湿解毒。方选附子理中汤合补中益气汤加减（黄芪30g，党参、白术、茯苓、淫羊藿、半枝莲、重楼、薏苡仁、陈皮、附子、炮姜、当归、莪术各15g，柴胡、甘草各10g）。

2. 手术前后、放化疗期间的中医辨证治疗

（1）术前治疗以调补气血、补益肝肾为主，佐以理气化湿解毒之品，可选用炒白术、生黄芪、茯苓、党参、九香虫、生薏苡仁、半枝莲、苍术、何首乌、半夏等。

（2）术后治疗以健脾补肾为主，佐以益气养血、解毒抗癌之品。健脾补肾可增强机体免疫力，防止肿瘤的复发和转移，解毒抗癌之品能帮助清除机体残存的癌细胞。药物可选炒白术、生黄芪、猪苓、茯苓、冬虫夏草、女贞子、焦山楂、半枝莲、焦三仙、肉苁蓉、海马、白花蛇舌草、菟丝子等。

（3）化疗期间患者多表现为疲乏无力、面色晦暗，辨证多属气阴两伤、瘀热互结，治疗以活血解毒、益气养阴为则，选药如土茯苓、白花蛇舌草、赤芍、白芍、丹参、生黄芪、西洋参、黄精、女贞子、五味子、当归等。如阴道出血者，加蒲黄炭、三七、牡丹皮等。对带下甚者，加萆薢、薏苡仁等。少腹痛如针刺者，加鳖甲、乳香、没药等。

六、淋巴癌伏病论临床路径

淋巴癌（又称淋巴瘤）是指起源于淋巴造血系统的恶性肿瘤，主要表现为无痛性淋巴结肿大，肝脾肿大，全身各组织器官均可受累，伴发热、盗汗、消瘦、瘙痒等全身症状。

根据瘤细胞，该病分为非霍奇金淋巴瘤（NHL）和霍奇金淋巴瘤（HL）两类。本病属中医"瘰疬""颈痈""腋痈""委中毒""胯腹痈""脊核""痈疽""痰核""石疽""阴疽""恶淋""恶核""失荣"等范畴。

据世界卫生组织统计，淋巴瘤发病年增长率为7.5%，是近几年发病率增长最快的恶性肿瘤之一，全球每年约有35万新发病例，死亡人数超过20万。我国淋巴瘤发病率为0.02‰，每年新发病例2.5万人，死亡2万人，比例不断上升。淋巴瘤的发病年龄

以儿童和青壮年最为多见，是儿童最常见的恶性肿瘤之一。死于恶性淋巴瘤的患者平均年龄为 49.9 岁，低于所有恶性肿瘤平均病死年龄 58.2 岁。

（一）伏病论对淋巴癌发病机制的认识

伏病论认为，淋巴癌是伏病因子突破人体元气防御机制，局部积结增殖，异常聚集于血轮循环，导致淋巴细胞分化程序受到干扰，诱发不正常的淋巴细胞发育，引起淋巴细胞命门结构性损伤，内生淋巴癌伏病因子，并经由淋巴癌伏病因子介导的络—经—脏—脏络动态、连续发展的传变模式，直至引发机体阴阳衰竭的一系列恶性病变。

元气受损是形成淋巴癌的前提条件。它的传变规律与病因六浊因子湿、火毒、痰、瘀、积的逐渐加重，气的防御机制清气—宗气—元气逐层瓦解，以及病位的络—经—脏—脏络由浅入深息息相关。了解淋巴癌的传变规律，有助于提前预防癌变及有效截断病势，避免病情恶性发展，以期达到早期发现，早期治疗，改善体内生态环境，治疗事半功倍，恢复健康的终极目的。

（二）危险因素

1. "动物模式"饮食习惯

当摄入动物性食物的量超过我们新陈代谢的解毒和清除能力时，机体会内生大量有害物质。伏病论认为其主要是"湿火因子"，然后由"湿火因子"产生"湿毒因子"，进而产生"痰毒因子""痰瘀因子"甚至"积结因子"。淋巴系统重要作用就是清除这些致病因子，当这些致病因子不能被及时清理，大量蓄积的时候，痰毒致病因子聚集于血轮循环，导致淋巴细胞的细胞分化程序受到干扰，诱发不正常的淋巴细胞发育，引起淋巴细胞命门结构性损伤，内生淋巴癌伏病因子。

2. 思虑太过

脾主运化水湿，思虑太过，损伤脾的运化功能，导致水湿内停，痰湿集聚，日久形成痰毒致病因子，痰毒致病因子聚集于淋巴管道内，久而耗损淋巴元气，内生淋巴癌伏病因子。

3. 感染

淋巴属卫气，是体内免疫的监督系统。一旦机体感染病毒及其他病原体如 EB 病毒等，将启动淋巴系统进行防御，以消灭各种类型的外来侵入者。若致病因子潜入淋巴系统，加上元气后天失养，出现感染因子侵袭淋巴细胞，将诱导淋巴癌伏病因子产生。

4. 放射线、化学药物污染

辐射是一个不可忽视的因素。淋巴癌的发病率不仅与吸收辐射的剂量有关，还与受辐射时的年龄有关，25 岁以下受辐射的人群，淋巴癌的发病率比其他人群高。此外，现代人家居装修的各种化学致癌物如烷化剂、多环芳烃类化合物、芳香胺类化合物或劣质的化学染发剂等与淋巴癌的发病也有一定的关系。

当体表及体内过度暴露在放射线、化学药物的污染下，产生"火毒致病因子"，必然导致后天元气失养，元气不足，日久出现恶性病变。

5. 自身免疫病

免疫缺陷是引发淋巴癌的重要原因之一。正常情况下，人体的免疫系统具有免疫监视功能，对体内发生突变或癌变的细胞能起到清除的作用。免疫缺陷患者容易发生机会感染，如感染 HIV 病毒导致免疫功能丧失，诱发淋巴癌的发生。

此外，诸如胃炎、咽炎、扁桃体炎等，可引发机体免疫反应，形成"伏痰致病因子"堆积于淋巴结，日久干扰淋巴细胞分化，产生淋巴癌伏病因子，引发淋巴癌。

（三）病理生理认识

淋巴瘤初始以痰毒入络为基本病理，以三焦运行水谷功能失司为病因。《素问·六节藏象论》言："三焦……仓廪之本，营之居也，名曰器，能化糟粕，转味而入出者也。"其指出三焦具有使水谷的精微变化为营气，以及传化糟粕的作用。《难经》也明确提出三焦的运行水谷作用，"三焦者，水谷之道路，气之所终始也"。水谷在人体运行道路及气之所终始，包括食物的消化、精微物质的吸收、糟粕的排泄全部过程，如三焦运行水谷功能失司，水湿内蕴，聚而成痰，痰湿日久化热，痰热不能被三焦"入出"，则成痰毒，痰毒入络，日久成痰瘀，成积结。

伏病因子多自中焦开始潜伏并造成损伤。痰毒首先潜伏脾太阴经，影响升清降浊，津轮循环受损；之后随足太阴脾经入手太阴肺经，或入足厥阴肝经影响人体气轮循环，导致肝升肺降功能障碍；气轮循环受损，痰毒致病因子可随肺朝百脉功能入心，经血轮循环，入足少阴肾，进入下焦。一旦血轮受损，就会导致元气防御体系损伤，从而痰毒致病因子形成淋巴癌伏病因子，引发淋巴瘤。

1. 淋巴癌络病的病理生理认识

伏病因子中六浊因子湿、火、毒、痰、瘀、积，必始于湿火。湿火伏病因子日久形成湿毒致病因子，湿毒引发痰毒，乃至痰瘀等。痰毒致病因子异常聚集在心肾的血轮循环中，长期作用，导致元气受损，引发淋巴细胞质内环境发生改变，出现淋巴细胞内痰毒环境。线粒体作为细胞内重要胞器，为先天命门、元气初态之所在，能够进行能量与物质的转换。当淋巴细胞内痰毒致病因子干扰淋巴细胞内线粒体作业环境，影响元气转换生成，元气开始损伤，元气与痰毒相搏，或驱邪外出，或邪伏细胞内，逐渐耗损元气，损伤先天命门。

致病因子突破"线粒体-肾上腺轴"，损伤先天及后天的命门，即先天及后天的元气，促使肿瘤的发生（激发肿瘤基因突变的发生概率）。此阶段多发生在第一道免疫屏障，亦是肿瘤络病阶段。

2. 淋巴癌经病的病理生理认识

淋巴癌伏病因子通过三焦路径，借助三焦"水道"或三焦的"水谷之道"升降出入，进行播散。此阶段是第二道免疫屏障损伤，亦是肿瘤经病阶段。

淋巴癌络病迁延日久，元气损耗，转变成淋巴癌经病，必有基因损伤，可以有循经路径积节出现。

淋巴癌经病之变，从少阴（下焦）至厥阴（中焦），再至太阴（上焦）。

3. 淋巴癌脏病的病理生理认识

淋巴癌伏病因子若未及时截断，会不断损耗元气，导致肾上腺激素损伤。此阶段脏腑功能衰竭，是第三道免疫屏障损伤，亦是肿瘤脏病阶段。

淋巴癌脏病，总以后天命门损伤为标志。首先出现淋巴癌少阴肾病，出现循少阴肾经路径淋巴系统病变等，如淋巴癌骨转移。

其次，由淋巴癌少阴肾病变转移至督脉，出现淋巴癌督脉病变，表现为焦虑症、躁狂症、失眠、注意力不足、多动症、抑郁症、倦怠、慢性疲劳综合征、纤维肌痛、过敏性肠道综合征等，甚至淋巴癌脑转移。

最后，淋巴癌督脉病变日久，导致元阳受损，进而引起心之少火（君火）损害，出现心功能衰竭，或呼吸衰竭，此阶段为淋巴癌少阴心病变，往往出现呼吸困难、水肿、乏力、汗出异常、消瘦等症状，也可引起贫血，尤其是白细胞减少、血红蛋白减少，甚至血小板减少等。

4. 淋巴癌脏络病的病理生理认识

至元气衰竭阶段，往往伴随骨转移、广泛淋巴转移等损害，是第四道免疫屏障损伤，亦是肿瘤的脏络阶段。

淋巴癌脏病之后，必元气枯竭，多脏腑功能衰竭，癌变伏病因子广泛转移，出现淋巴癌脏络病阶段。淋巴癌脏络病阶段虽弥留时日短暂，其传变仍有其规律。一般以淋巴结广泛转移为先导，出现三焦相应位置各个脏腑的肿瘤侵袭，形成各个脏腑转移癌。

（四）淋巴癌辨治要点及防治路径

1. 淋巴癌络病的辨治要点及防治路径

淋巴癌络病，起于下焦，成于中焦，先入足太阴脾，元气受损，津轮之变。

淋巴癌络病，可见一处淋巴结区域有癌细胞侵犯，淋巴结肿大，多伴盗汗、发热、瘙痒及消瘦等，或伴乏力和贫血，但伴盗汗一症便是，不必悉具。

淋巴癌络病元气受损之淋巴结节肿大，为一处淋巴结区域有癌细胞侵犯，孤立于颈部、下颌、下腭、前颈部、锁骨上、腋下、鼠蹊部、腹股沟、纵隔、腹主动脉旁等浅表或深部淋巴结处，随着时间推移继续肿大，大小约从黄豆大到枣大，中等硬度、无痛性、表面光滑、可活动，扪之质韧、饱满、均匀，经抗炎、抗结核治疗无法缩小。

宗气受损之淋巴结节肿大，可局部孤立于颈部、下颌、下腭、前颈部、锁骨上、腋下、鼠蹊部、腹股沟等处，脉滑而弦细，舌多黄腻，局部皮肤可有红、肿、热及明显压痛，可伴发热及白细胞增高，给予清热解毒、化痰散结治疗后淋巴结可缩小。

清气受损之淋巴结节肿大，多单个孤立于颈部、下颌、下腭、前颈部、锁骨上等处，时隐时现，有自愈倾向，彼此不粘连，质软有压痛。

淋巴癌络病元气受损之发热，可在淋巴肿大前或与淋巴结肿大同时发生，热型多不规则，多低热，部分可呈持续高热，也可间歇低热，少数有周期热。畏寒，不痛不痒，皮色如常，形寒肢冷，舌淡红，苔厚腻，脉濡。

宗气受损之发热，体温升高39℃以上，或伴惊厥。

清气受损之发热，身热不扬，午后热甚，汗出而热不退，神疲头重，胸闷腹胀，厌食，小便黄赤，舌苔白腻或黄腻，脉濡数。

淋巴癌络病元气受损之瘙痒，分局部与全身，局灶性瘙痒发生于病变部淋巴引流的区域，全身瘙痒大多发生于纵隔或腹部有病变的情况，多伴见多形性皮肤损害，以及红斑、水疱、糜烂等。

宗气受损之瘙痒，多伴见斑疹、丘疹或红皮病。

清气受损之瘙痒，多见于局部，往往伴手脚湿冷。

淋巴癌络病元气受损之乏力，虽休憩不得解，寐后仍乏。

宗气受损之乏力，不劳而自觉疲乏，休息后不得解，寐后得片刻缓解。

清气受损之乏力，不劳则不乏，劳则乏，休息后缓解。

淋巴癌络病治之以湿毒络方合消瘰丸。

湿毒络方：生黄芪60g，玉竹15g，鱼腥草30g，地龙12g，连翘12g，莱菔子15g。

方中生黄芪最善补脾气，走脾太阴经络，托络毒，化络湿，为君药。玉竹走脾太阴经络，清络养阴，又解毒，为臣药。鱼腥草善祛湿解毒，走阳明经，防湿毒走中焦阳络，为佐药。莱菔子能行能化，既解黄芪滞气之虞，又防湿毒成积，亦为佐药。地龙性味咸寒，其性嗜土，最能走脾经络，祛脾络湿热，为使药。

消瘰丸：玄参 30g，生牡蛎 30g，浙贝母 15g。

方中玄参清热滋阴，凉血散结；牡蛎软坚散结；贝母清热化痰。三药合用，可使阴复热除，痰化结散，使瘰疬自消。

盗汗加煅龙骨、煅牡蛎、浮小麦、山茱萸、五倍子。

皮肤瘙痒加秦艽、白藓皮、地肤子、乌梢蛇、全蝎、丹参、赤芍、苦参。

淋巴癌络病，伴发热，宜合黄连解毒汤，泻火解毒。诸如伴有失眠、口舌生疮等症状，皆可化裁用之。

黄连解毒汤：黄连 9g，黄芩 6g，黄柏 6g，栀子 9g。

低热加地骨皮、银柴胡、青蒿。

高热加石膏、知母、寒水石。

淋巴癌络病，伴乏力，宜合附子理中丸，强元气以祛邪，顾护清气以截致病因子。诸如手脚冰冷、腰膝酸软、夜尿频数等下焦症状，皆可化裁用之。

《汤液本草》谓"附子入三焦、命门"，现代研究有兴奋垂体-肾上腺皮质系统的作用。方中稍佐附子强化命门，有利于祛邪外出。理中丸主温中阳，补气健脾，提升正气。

关于鼻炎、咽炎、气管炎之类，可伤元气，亦易诱发淋巴癌前病变，其防治方法已描述于肺癌章节，于此不再赘述。

癌胚抗原升高者，可对症给予石见穿、石上柏、龙葵等抗癌。

铁蛋白升高者，可对症给予桔梗、香附、九香虫等理气化痰之品。

乳酸脱氢酶升高者，可对症给予茵陈蒿汤。

淋巴癌的防治首在淋巴癌络病阶段，此为疾病的可逆时期，但临床往往易被忽视且很容易和其他疾病发生混淆，错过治疗的最佳有效期。

淋巴癌络病阶段若能早期注意有无盗汗、乏力等重要指征，提早治疗，从远离致病的危险因素开始，并有效调整机体内环境，以杜绝淋巴癌进一步发展，则可事半功倍，提高淋巴癌的临床治愈率。

2. 淋巴癌经病的辨治要点及防治路径

淋巴癌络病迁延日久，元气损耗，传变成淋巴癌经病，此时必有基因损伤，淋巴系统通道出现积节，可见三焦的其中一焦，有一处以上淋巴结区域癌细胞侵犯，数量渐多，且越发肿大，推之不移，大小不等，无粘连，全身症状中盗汗、发热、瘙痒及消瘦不断加重，常伴乏力和贫血。病程较慢，此为缓性（惰性、低恶性度）淋巴癌。

淋巴癌经病之变，以脏腑淋巴积节所属经络为主症，随三焦所主而变。此阶段先有下焦少阴经之变，此期证候轻，不易发现，有浅表淋巴结肿大，不痛，伴或无贫血，常伴乏力，舌淡红，苔不腻，脉正常或稍沉细，但见易盗汗、发热、瘙痒或消瘦，证虽在少阴，为欲传之兆。此阶段，营气虽弱，尚能得心火或肾阳温煦，但伏热难发，热气郁滞，结聚少阴经，故见浅表淋巴结肿大，此可引发下焦气机失化，伴见便血、夜尿增多、膝以下冷、水肿、腰膝酸软、妇女月经量少甚至停经等，或骨骼浸润引起骨痛等。此期治宜化湿解毒汤合伏肾汤。

化湿解毒汤：党参 30g，苦参 12g，拳参 12g，茯苓 15g，猪苓 15g，薏苡仁 30g，杏仁 12g，白豆蔻 6g，白花蛇舌草 30g，半枝莲 15g。

方中茯苓、猪苓、薏苡仁淡渗利水，白豆蔻芳香化湿，共为君药。苦参、拳参、白花蛇舌草、半枝莲解毒为臣药。党参健脾和胃为佐药。杏仁一味开壶揭盖，从水之上源通达，宣肃利水，更能预防利小便实大便之弊端，为使药。

伏肾汤：山茱萸 60g，菟丝子 15g，附子 12g，紫苏子 12g。

山茱萸补肝肾，涩精气，固虚脱，又能不恋邪气，《日华子本草》谓其"暖腰膝，助水脏，除一切风，逐一切气，破癥结，治酒皶"，故而既能恢复肾主骨生髓、主精功能，更能祛肾中伏邪，因此为君药。菟丝子能温补肝肾，益精髓，明目，同时《药性论》又谓其"主消渴热中"，故而能温命门火，而除肾中伏热。附子、紫苏子温中，培土制水，共为佐药。

至中焦厥阴经之变，证候见发热，多发淋巴结肿大，常伴贫血、心悸、胸闷、胸胁苦满、烦躁，甚见肝脾肿大、中风等变证，舌多红苔腻，脉弦细或细滑，但见潮热，或持续低热，脘腹肿满，传变之势已现。此阶段营气渐衰，伏火渐旺，伏火胜，煎阴耗血，结聚成块，阻于厥阴心包经或肝经循行路径，为由少阴外传厥阴，火伏厥阴阶段。此为传变第一层，证候或轻，病势渐重。中焦升清降浊功能出现异常可引起一系列的消化症状，如肝脾浸润引起肝脾肿大；胃肠道浸润引起腹痛腹胀，肠梗阻和出血，便秘或便溏；气机上逆引起口气重、反酸。此期治宜复方清肝养血饮合八珍汤。

复方清肝养血饮：半夏 15g，珍珠母 30g，酸枣仁 15g，柏子仁 15g，知母 10g，川芎 10g，炙甘草 10g，生龙骨 30g，生牡蛎 30g，夜交藤 30g，夏枯草 15g，玄参 15g，山慈菇 15g，百合 15g，石见穿 15g，石上柏 15g，浙贝母 15g。

石见穿主治瘰疬、噎膈、痰喘、肝炎，石上柏具有清热解毒、抗癌、止血的功效，石见穿、石上柏共为君药。山慈菇又名金灯，清热解毒，消痈散结，《奇效良方》谓其"风痰痫疾，金灯花根（似蒜者）一个，以茶清研如泥，日中时以茶调下，即卧日中，良久，吐出鸡子大物，永不发。如不吐，以热茶投之"。其与半夏、浙贝母为伍，共增清热化痰、消肿散结之力，与苦寒清泻、泻火解毒的知母、夏枯草、玄参共为臣药。珍珠母、生龙骨、生牡蛎平肝潜阳、收湿敛疮、重镇安神，酸枣仁、柏子仁、夜交藤养血安神，百合清心安神，并稍助以川芎入血走气、活血止痛之品，共为佐药。炙甘草调合诸药，为使药。

八珍汤：人参30g，白术30g，白茯苓30g，当归30g，川芎30g，白芍药30g，熟地黄30g，炙甘草30g。

白术、茯苓健脾渗湿，人参益气健脾；当归、白芍养血和营，补益阴血；佐以川芎活血行气，使之补而不滞；炙甘草调和诸药为使药。

肝脾肿大加三棱、莪术、鳖甲、土鳖虫。

最后至上焦太阴经之变，证候见热势缠绵，乏力明显，贫血重，盗汗，常伴虚烦、水肿、皮肤病。若脾虚营乏，伏火涌动，湿邪内蕴，火熏湿聚，痰瘀弥漫，阻于太阴脾经或肺经，则积聚广泛侵犯，为传变第二层。上焦气机失司，宣发、肃降气的功能出现病变，肺和胸膜浸润引起咳嗽、胸腔积液等现象。胸闷，或气短不足以息，或胁肋游走性疼痛，或便秘，或排便不爽，或小便无力，点滴而出，或扁桃体、口、鼻、咽部浸润引起吞咽困难、鼻塞、鼻衄，或皮肤浸润引起皮肤瘙痒、皮下结节等。此期治宜升降散合复方青牛汤加减。

升降散：制大黄12g，姜黄15g，僵蚕12g，蝉蜕12g。

方中制大黄、姜黄辛开苦降，清除消化系统黏膜湿毒、痰瘀。白僵蚕、蝉蜕入肝经，疏肝清解，恢复肝的疏泄功能，调和肝脾，恢复人体气机的升降出入，升清降浊，泌清别浊，一方面恢复正常机体能量代谢，另一方面恢复人体功能正常能量利用机制。

复方青牛汤：水牛角30g，生地黄30g，青蒿12g，鳖甲12g，牡丹皮12g，甘草6g，制何首乌12g，生白术12g，百合12g，山慈菇12g，生牡蛎12g，浙贝母12g，干蟾皮12g。

方中水牛角、生地黄滋阴清热、凉血解毒，为君药。青蒿清热透络，引邪外出；鳖甲直入阴分，滋阴退热。吴瑭曰"此有先入后出之妙，青蒿不能直入阴分，有鳖甲领之入也；鳖甲不能独出阳分，有青蒿领之出也"。两者滋阴清热，内清外透，使阴分伏热有外达之机。牡丹皮清热凉血，《本草纲目》云其"滋阴降火，解斑毒，利咽喉。通小便血滞"。干蟾皮，清热解毒，利水消胀，治痈疽、肿毒、瘰疬、肿瘤，《本草纲目拾遗》云其"贴大毒，能拔毒，收毒"。

淋巴癌经病阶段，体内环境已严重恶化，细胞基因已发生突变，线粒体结构已损坏，若非从根本原因着手，改善机体内部环境，癌细胞则仍然拥有利于其生生不息的条件，那么后天所做的各种治疗，只能延长生命时间，且无更好的生命质量，更遑论治愈机会。

改善机体内部环境，须先由生活习惯、饮食结构、工作方式、心理状况、自然环境的调整为起始点，以先截断疾病根源，再根据疾病的传变规律，有效地动态治疗，不断地击退病邪，扶助正气，协助身体恢复健康。

有效地动态治疗，应依据中医理论的指导原则，运用五行生克制化原理，善用"生、截、化、砭、清、透、调、补、变"处方技法，结合艾灸、针灸、伏病辟谷等理疗手段，以有效调整五脏六腑、十二经脉，并调养正气能量，以图与淋巴癌病邪对抗。

3. 淋巴癌脏病的辨治要点及防治路径

淋巴癌脏病，随着病情进展，三焦皆有淋巴癌细胞侵犯，淋巴结肿大的部位可遍及全身，必伴盗汗、持续发热、多汗、体重下降等症状，皮肤感染常破溃、渗液，形成全身性的皮肤增厚、脱屑，且更易出现贫血，机体免疫功能衰竭，预后差。此时为侵袭性（中恶性度）淋巴癌。

淋巴结肿大互相融合，甚至硬而融合连串，顽固难愈，与皮肤粘连，不易活动，或形成溃疡，可出现一系列非特异性皮肤问题，如糙皮病样丘疹、带状疱疹、全身性疱疹样皮炎、色素沉着、鱼鳞癣、剥脱性皮炎或荨麻疹、结节性红斑、皮肌炎、黑棘皮症、色素性荨麻疹等。此外，因瘙痒所引起的抓痕及皮肤感染更为常见。

此阶段患者多有贫血，发生贫血的原因可为：①慢性失血，特别是消化道出血，导致低色素小细胞性贫血。②机体动员组织内的铁及重新利用血红蛋白铁的能力下降。③部分患者抗人球蛋白试验阳性，红细胞寿命缩短。④骨髓广泛侵犯，造血功能低下。⑤脾功能亢进，血细胞破坏增多。⑥个别患者血清叶酸降低，表现为大细胞性贫血。⑦有时血清免疫球蛋白增多，血浆量增加，血液稀释。进行性贫血和血沉增快是判断恶性淋巴癌是否持续发展的指标。

淋巴癌少阴肾经病变，出现淋巴癌骨转移，低蛋白血症，或尿酸升高，或出现少阴肾经循行处脏腑增生、肌瘤等，或出现肠系膜淋巴瘤、腹膜后淋巴瘤及髂窝淋巴结瘤等，常伴五心烦热，盗汗，腰膝酸软，舌淡暗，脉细数或涩。

淋巴癌少阴肾病变治之以紫牛散加减，化痰解毒，活血散结。

紫牛散：山慈菇 15g，五倍子 15g，麝香 9g，雄黄 30g，桃仁 9g，红花 9g，当归 9g，乳香 15g，没药 15g，全蝎 15g，蜈蚣 15g，鹿角 20g，鳖甲 20g，珍珠 15g，土鳖虫 15g。

雄黄解毒，燥湿化痰，《名医别录》谓其"疗疥虫疮，目痛，鼻中息肉，及绝筋破骨，百节中大风，积聚癖气，中恶腹痛鬼疰，杀诸蛇虺毒，解藜芦毒，悦泽人面。饵服之者，皆飞入脑中，胜鬼神，延年益寿，保中不饥"。麝香辛香走窜，活血通经，化瘀止痛。鹿角温通督阳。全蝎、蜈蚣攻毒散结，通络止痛。桃仁、红花、乳香、没药、土鳖虫活血逐瘀，消积止痛。当归活血补血。山慈菇清热解毒，消痈散结。鳖甲软坚散结，滋阴退热。五倍子、珍珠治溃疡不敛。

淋巴癌督脉病变，或可出现神经系统浸润引起脊髓压迫、颅神经病变等，甚至淋巴癌脑转移及一系列非特异性神经系统表现，如进行性多灶性脑白质病、亚急性坏死性脊髓病、感觉或运动性周围神经病变以及多发性肌病等，病变性质可分为：①变性。②脱髓鞘。③感染性。④坏死性或混合存在。此阶段可出现气机上逆，反酸腹胀，或呕吐或便血，或心悸。脉必兼燥，舌必兼紫，治之以紫牛散合鹿马煎。

鹿马煎：鹿角片 12g，三棱 15g，莪术 15g，乳香 12g，没药 12g，制半夏 12g，制天南星 12g，九香虫 6g，蜈蚣 3g，制马钱子 1g_{研粉另吞}。

鹿角片温通督阳；三棱、莪术、乳香、没药活血破瘀散结；制半夏、制天南星消痰散结；九香虫、蜈蚣、制马钱子化瘀入脑络。

淋巴癌少阴心病变，出现呼吸困难、水肿、乏力、汗出异常、消瘦等症状，常伴低热，或五心烦热，或寐差梦多，偶尔心悸，舌淡苔薄白，脉细滑或细涩，或出现少阴心经循行脏腑处增生、肌瘤等，诸如胃肠道淋巴瘤。支气管淋巴积结压迫可致肺不张，常有咳嗽、咳痰、气短；恶性淋巴瘤可侵犯心肌和心包，表现为心包积液，淋巴瘤侵犯心肌表现为心肌病变，可有心律不齐、心电图异常等表现。治之以黑甲汤合普济消毒饮。

黑甲汤：黑附子 12g，细辛 3g，桂枝 9g，玄参 30g，牡蛎 30g，龟甲 12g，鳖甲 12g，三棱 15g，莪术 15g，青蒿 12g，连翘 12g，槟榔 15g，莱菔子 15g，乌药 3g，砂仁 3g。

黑附子、细辛、桂枝补火助阳，温经止痛；玄参、龟甲、鳖甲滋阴凉血，软坚散结；牡蛎益阴安神，软坚散结；三棱、莪术破血行气，消积止痛；连翘消肿散结，为疮家圣药；青蒿、鳖甲清透虚热，凉血除蒸，除疟疾；槟榔、莱菔子、乌药、砂仁行气而不滞，畅通气机。

普济消毒饮，清热解毒，疏散风热。

普济消毒饮：黄芩 15g，黄连 10g，陈皮 10g，玄参 12g，柴胡 10g，桔梗 10g，连翘 12g，板蓝根 15g，马勃 6g，牛蒡子 10g，薄荷 6g，僵蚕 12g，升麻 10g，甘草 6g。

方中重用黄芩、黄连清泻上焦热毒；升麻、柴胡、牛蒡子、连翘、薄荷、僵蚕疏散上焦风热；玄参、马勃、板蓝根、桔梗、甘草清解咽喉热毒；陈皮理气而疏通壅滞。

如果患者服药后出现忽冷忽热之象，此是正邪相争，是病情转归的重要时刻。若发热超过 39℃，此为正气来复，必须容忍发热，让正气击败病邪。若患者随后汗出热退，脉静身凉，原本不适症状消失，此为正气战胜，此时需加补正气，乘胜追击；若患者随后全身出冷汗，不适症状仍在，此为邪气战胜，此时需不断祛邪。此过程可持续 2~3 小时，患者若在此过程中不适感明显，可用温和海绵浴或者低温毯进行缓解。

淋巴癌脏病这个阶段病势危急，用药也需竣猛才可见疗效，医生及患者均需要冒相当大风险，因此就需要医患的相互信任及紧密配合。用药效果需要时时观察，及时了解正邪相争的动态发展，以便准确掌握调药的最佳时机。

4. 淋巴癌脏络病的辨治要点及防治路径

淋巴癌脏络病可出现淋巴结外部肿瘤病变，淋巴癌的肿瘤可以侵犯全身各组织器官，其传变依先上焦，后中焦，再下焦，侵袭流注脏腑，出现各个脏腑淋巴癌转移瘤，肿大的淋巴结质地硬或有橡皮样感，与周围组织粘连，不易推动，一般无压痛，继发感染可有高热（39℃ 以上）。治疗总以扶助命门，强心益气为主。此阶段为高侵袭性（高恶性度）淋巴癌。

淋巴结转移瘤可传变至脑、硬脊膜外、眼眶球后组织、甲状腺、乳腺、喉、肾上腺、睾丸、卵巢、阴道、宫颈、骨骼及肌肉软组织。其中，胃肠道则是非霍奇金淋巴瘤（NHL）最常见的结外病变部位，皮肤表现恶性淋巴瘤可原发或继发皮肤侵犯，亦多见于 NHL。

骨髓恶性淋巴瘤表现为骨髓受侵或合并白血病，属晚期症状之一。淋巴瘤侵犯骨髓，则可能出现脸色苍白、发热、不正常出血等广泛血细胞减少症，如白细胞减少、血红蛋白减少甚至血小板减少等，有时在外周血里可见异常淋巴球。

淋巴癌脏络病免疫功能低下，可发生中枢神经系统感染，如新型隐球菌性脑炎等，或血源性化脓性脑膜炎或脑脓肿，若淋巴瘤侵犯脑实质可伴发脑出血。

此时，机体全身元气已耗竭待尽，方用参芪扶正汤，以扶正为主。

参芪扶正汤：黄芪 60g，甘草 9g，人参 12g，桂枝 12g，大枣 6g，茯苓 12g，白术 12g，党参 12g，枸杞子 12g，阿胶 12g，续断 15g，陈皮 12g，当归 12g，五味子 30g，远志 12g，麦冬 15g，牛膝 15g，补骨脂 12g，柴胡 12g，香附 12g，白芍 12g，法半夏 12g。

此阶段以缓解患者病痛，延长生存时日为目的，疾病好转可能性很低。治疗以扶助命门，提振正气为主。

（五）淋巴癌传统辨证论治

1. 分型论治

（1）痰热郁结证：症见淋巴结肿大，患者高热，有痰，舌红苔黄。治以清热解毒，化痰散结。方选连翘消毒饮加减（连翘、陈皮、桔梗、玄参、黄芩、赤芍、当归、栀子、葛根、射干、重楼、山豆根、猫爪草、天花粉、红花各 12g，甘草 6g）。

（2）气血两虚证：症见乏力，贫血，纳呆，不寐，脉沉细弱。治以益气养血、软坚散结，以控制淋巴癌的发展。方选八珍汤（人参、白术、白茯苓、当归、川芎、白芍、厚朴、苍术、熟地黄、炙甘草各30g）。

（3）肝肾阴虚证：症见头晕、耳鸣、口干、盗汗、低热等。治以滋肝肾之阴，清热解毒。方选知柏地黄丸（知母40g，黄柏40g，熟地黄160g，制山茱萸80g，牡丹皮60g，山药80g，茯苓60g，泽泻60g）。

（4）脾虚痰湿证：症见气虚、倦怠乏力，急躁易怒，淋巴结的肿块也比较明显。治以用疏肝解郁，化痰散结。方选柴胡疏肝散和消瘰丸（醋炒陈皮6g，柴胡6g，川芎6g，香附6g，麸炒枳壳6g，芍药9g，炙甘草3g，煅牡蛎50g，生黄芪15g，三棱10g，莪术10g，朱血竭5g，生明乳香5g，生明没药5g，龙胆10g，玄参15g，浙贝母10g）。

2. 手术前后、放化疗期间的中医辨证治疗

（1）术前治疗以化痰解毒、软坚散结为主，药物组成：夏枯草、猫爪草、海藻、制天南星、竹茹各10g，玄参、贝母、柴胡、鳖甲、山慈菇、百合、甘草各15g，莪术、枳实各30g。水煎服，每日1剂。

（2）术后以健脾益气、补肾养阴为主，药物组成：生黄芪15g，炙黄芪15g，太子参15g，茯苓15g，白术30g，鸡血藤30g，党参15g，黄精20g，枸杞子20g，淫羊藿15g，何首乌20g，鳖甲10g，大枣10g，五味子10g，砂仁6g。

（3）放疗期间以健脾和胃、理气降逆为主，首选党参、白术、茯苓、薏苡仁、砂仁、法半夏、陈皮、神曲、麦芽、代赭石、旋覆花、甘草各20g。

（4）化疗期间血象下降明显，宜补气血、益肝肾、化瘀血，方选四物汤加二至丸，或当归补血汤加二仙汤。恶逆呕吐明显者，可选温胆汤、旋覆代赭汤。

第三章　肿瘤伏病辟谷疗法标准化流程和方案

多项研究显示，间歇性断食可使小鼠乳腺癌发生率降低 40%~80%。1 周仅断食 1 天也能有效延缓 p53 基因缺陷小鼠的肿瘤发生时间。在有关小鼠转移性肿瘤的研究中，联合断食与化疗的无瘤生存率可达到 20%~60%。断食疗法延缓肿瘤发生的作用可能是由于正常细胞与肿瘤细胞对应激的抗逆性和敏感性不同。断食作为一种低强度的应激源，可刺激正常细胞增强抗逆性，而肿瘤细胞则无法适应相对严苛的生存条件。此外，IGF-1 水平升高和肿瘤发生风险增加相关，短期断食可导致 IGF-1 水平下降，这可能对氧化应激造成的 DNA 损伤产生保护作用。然而断食导致的游离脂肪酸及酮体升高同时也是某些肿瘤发生的危险因素。因此我们展开了近 5 年的"辟谷"对肿瘤影响的临床研究，并结合中医学原理、伏病论知识和现代医学实践，总结"辟谷"防治肿瘤的原理、技术、标准和规范，初步取得了一些效果。

第一节　伏病辟谷源流

"辟谷"源自道家养生中的"不食五谷"，是古人常用的一种养生方式。它源于先秦，流行于唐朝，又称却谷、去谷、绝谷、绝粒、却粒、休粮等。

辟谷最早的记载源自《庄子·逍遥游》："藐姑射之山，有神人居焉。肌肤若冰雪，淖约若处子，不食五谷，吸风饮露，乘云气，御飞龙，而游乎四海之外……"作为一种延年益寿的养生法则，辟谷在很多古书典籍里也有记载。

"辟（bì）谷术"作为成熟的养生技术起于先秦，大约与"行气术"同时。集秦汉前礼仪论著的《大戴礼记·易本命》说："食肉者勇敢而悍，食谷者智慧而巧，食气者神明而寿，不食者不死而神。"此为辟谷术最早的理论根据。《淮南子·地形》也有类似的记载。而《淮南子·人间训》还载有实例，如记述春秋时期鲁国人单豹避世居深山，喝溪水，"不衣丝麻，不食五谷，行年七十，犹有童子之颜色"，是为史籍所载最早之辟谷实践者。1973 年长沙马王堆汉墓出土的帛书中有《去（却）谷食气篇》，则是现存汉前辟谷服气术最早的著作。书有云："去（却）谷者食石韦。首重、足轻、体轸，则呴（响）炊（吹）之，视利止。"意谓初行辟谷时往往产生头重脚轻四肢乏力的饥饿现象，须用"吹呴"食气法加以克服。这里将辟谷与行气联系在一起，和《庄子·刻意》将行气与导引联系在一起一样，似皆表明此三术在先秦时最初存在的状态，即表明它们之出现是大体同时的。

　　道教创立后，承袭此术，修习辟谷者，代不乏人。《汉武帝外传》载东汉方士王真"断谷二百余年，肉色光美，徐行及马，力兼数人"。《后汉书·方术传》载："（郝）孟节能含枣核，不食，可至五年十年。"曹植《辩道论》载郗俭善辟谷事，曾谓"绝谷百日，行步起居自若也"。曹操招致的方士群中，甘始、左慈、封君达、鲁女生等皆行辟谷术。东晋道医葛洪在《抱朴子·内篇·杂应》中说，"余数见断谷人三年二年者多，皆身轻色好"，并举出具体例子以证之："三国吴道士石春，在行气为人治病时，常一月或百日不食，吴景帝闻而疑之，乃召取锁闭，令人备守之。春但求三二升水，如此一年余，春颜色更鲜悦，气力如故。"又"有冯生者，但单吞气，断谷已三年，观其步陟登山，担一斛许重，终日不倦"。《魏书·释老志》载有北魏道士寇谦托言太上老君授以导引辟谷口诀，其弟子十余人皆得其术。又谓东莱道士王道翼隐居韩信山，断谷四十余年。《云笈七签》卷五载孙游岳："茹术却粒，服谷仙丸六十七年，颜彩轻润，精爽秀洁。"可知自汉以来，辟谷术在道教内一直十分流行。

　　不仅道教经典记载了大量辟谷案例，史书上也有很多关于辟谷防治疾病的案例。《史记·留侯世家》记述留侯张良禀体多病，采用导引、辟谷等术疗疾并习练轻身之功。《北史·李先传》载："（李先）服气绝粒数十年，九十余，颜如少童。"《南史·隐逸传》载南岳道士邓郁："断谷三十余载，唯以涧水服云母屑，日夜诵大洞经。"陶弘景"善辟谷导引之法，自隐处四十许年，年逾八十而有壮容"。《北史·隐逸传》称陈道士徐则"绝粒养性，所资唯松术而已，虽隆冬沍寒，不服棉絮"。《旧唐书·隐逸传》载，唐道士潘师正居嵩山二十余年，"但服松叶饮水而已"。其徒司马承祯亦传其辟谷导引服饵之术。《宋史·隐逸传》载，宋初道士陈抟居武当山九室岩"服气辟谷历二十余年，但日饮酒数杯"。《宋史·方技传》载赵自然辟谷"不食，神气清爽，每闻火食气即呕，唯生果，清泉而已"，柴通玄"年百余岁，善辟谷长啸，唯饮酒"。

第二节　伏病辟谷防治肿瘤的原理

　　伏病辟谷是在伏病论原理指导下，通过临床实践，形成的针对疾病防治以及养生保健的规范、系统、标准化医疗技术。伏病辟谷是采用主动断食作为机体应激刺激原，干预机体基本生理状态，通过全身性非特异性应激应答机制，并控制该应激应答状态，实现主动性调整机体生理、心理、病理及机体微生物环境、状态的治疗手段。一般伏病辟谷应激应答分为四个阶段，分别是辟谷反馈警觉期、辟谷反馈抵抗期、辟谷应答自愈期和辟谷应答修复期。

辟谷作为机体外来刺激信号，会引起机体应激表达。该应激表达如果没有正确的控制方式，会对人体造成重大伤害，甚至危及生命。因此一定要准确把控辟谷生物反馈信号，有效控制辟谷应激过程，通过正确的流程、技术以及评价标准，使其成为防治疾病、养生保健的医学技术，而不是医源性损伤或者非科学性伤害。

伏病辟谷应激信号的产生，不仅能够有效调控机体生态环境，最重要的是引起机体从基因到器官的全方位应激反应，其中关键的效应器官是线粒体，也即伏病论所提出的"元气"。

由于当下生产力较为发达，导致人体代谢系统（中医归属于"阴"）功能亢进，营养摄入过度，一方面机体内产生更多的三磷酸腺苷（ATP，中医归属为"气"），另一方面这种情况容易导致线粒体长期处于亢奋状态，出现损伤。此外，人体应激系统（中医归属于"阳"）会出现抑制，导致神经-内分泌-免疫功能紊乱，从而形成阴盛阳衰的情况。这两方面都是肿瘤产生原因且互根互用。尤其在这种机体状态下，内环境生态会发生改变，内环境生物结构、数量、质量、分布等都会发生改变，这即是适应机体"阴盛阳衰"的结果，反过来，"亢奋"反作用于机体代谢系统和应激系统，加剧机体生态失衡，引发异性细胞产生。伏病辟谷就是针对这样一个前提下，有效调整机体代谢系统、应激系统和微生态系统三者关系，从而使其恢复正常生命生态的有效治疗方式。

早在1920年，德国生物化学家Otto Warburg就发现了肿瘤细胞代谢的特点——高水平的糖酵解，并据此拿下了第二个诺贝尔奖。他认为"肿瘤是一种代谢疾病，肿瘤发病的最初原因是正常细胞的氧化呼吸被糖类物质发酵所取代。正常情况下，所有人体细胞均是专性好氧细胞，而部分肿瘤细胞却是厌氧细胞"。因此代谢异常（阴盛）某种意义上是肿瘤产生的根本性问题。

不可逆的线粒体（元气）功能障碍触发了一系列的基因突变连锁反应，这在很大程度上促进了"第二个最佳"ATP（气）产生方式——糖酵解的进行。这一点与伏病论所倡导的线粒体（元气）受损，是肿瘤发生的基础的观点一致。

通常将基因突变当作肿瘤发生的最初原因，但伏病肿瘤学更强调线粒体损伤之后，才会引起基因突变，基因突变可能是代谢和能量失衡的结果或补偿性反应。

在缺氧环境下，肿瘤细胞选择开启糖酵解代谢并上调促血管新生因子的表达，最终促进肿瘤的发生和转移，因此一个基于非氧化磷酸化的 ATP（气）恶性循环来源最终形成。值得注意的是，有些肿瘤处于常氧状态仍可能选择糖酵解代谢以便获得更多的 ATP（气），这在某种程度上会触发一种恶性肿瘤表型。因此控制肿瘤的恶性代谢模式才是治愈肿瘤的关键，伏病辟谷就提供了这样完整的策略。

肿瘤信号表达是多通道的，某条信号通路一旦受到抑制，新的替代性信号通路就会出现。只要细胞内的能量充足，新的通路就可能激活。因此，个体化化疗用药不能解决肿瘤表达，一个致瘤基因突变受到抑制，另一个致瘤基因就会产生。个体化化疗用药治疗肿瘤，除了让机体生态内环境变得更加糟糕之外，对于肿瘤患者并无明显收益。因此通过中药对机体内环境的调控，再实施积极的伏病辟谷，扭转机体代谢模式，有效改善元气表达，恢复线粒体正常功能，对于肿瘤的治疗将更为积极。

研究证实，正常细胞依赖氧化磷酸化，肿瘤细胞依赖糖酵解和谷氨酰胺代谢。由于糖酵解和谷氨酰胺代谢提升了细胞内的碳通量，造成三羧酸循环前体中间物的聚集，从而激活另一条代谢通路磷酸戊糖途径，产生大量还原型烟酰胺腺嘌呤二核苷酸磷酸（NADPH），这可以还原谷胱甘肽，从而缓解细胞内的氧化应激水平。伏病辟谷恰恰激活了细胞内氧化应激，逆转了肿瘤依赖的代谢方式，通过抑制糖酵解降低 ATP 水平可以选择性杀死肿瘤细胞。

面对化疗和放疗所带来的遗传毒性应激，肿瘤需要适应这种环境并开启自我防御机制，其中包括药物外排、DNA 损伤修复、生存相关基因表达上调、抗凋亡和胞内存活信号通路激活，这一系列生命活动均需要大量的持续的 ATP 供给。因此放、化疗期间采用积极的辟谷方式或者限制 ATP 增多，会提供更好的治疗效果。研究发现，ATP 过量表达与肿瘤的恶性程度、侵袭性和不良预后密切相关。

第三节　伏病辟谷第一阶段——辟谷反馈警觉期

辟谷反馈警觉期一般出现在辟谷开始的前 18 小时内。警觉期是在人体糖储备耗竭，触发机体应激反应，启动脂肪代谢供能的阶段，或者叫作脂肪功能的启动点火阶段。警觉反应使机体处于最佳动员状态，有利于机体战斗或逃避，但持续时间短暂。其一般分为两个阶段，第一个阶段称作辟谷心理唤醒阶段，第二阶段称作辟谷生理唤醒阶段。

这两个阶段稍纵即逝，但非常重要，往往是整个辟谷成败的关键时间节点。

一、辟谷心理唤醒阶段

（一）时段及功法

辟谷反馈警觉期第一时段，也就是辟谷开始到第二天"排毒"前。此期一般出现在辟谷开始后的 12 小时内（图 3-1）。

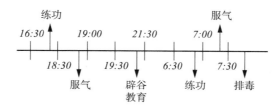

图 3-1 辟谷第一时段功法

（二）生理病理反应

这一时段，触发应激心理反应，大体可分为情绪反应、自我心理防御反应及行为反应，它们互相之间具有密切的联系，是辟谷后期发生应激性溃疡，甚至大出血的起点。

因此正确处理好这一阶段的心理反应，是预防辟谷应激性溃疡的关键时间窗。

（1）情绪反应中最常见的是焦虑，还有后悔、恐惧、抑郁、无助等。

（2）自我心理防御反应有合理化、压抑、投身、倒退、升华、否认、补偿、抵消等。心理防御机制仅仅是一种自我欺骗，但它起到了暂时解除痛苦和不安的作用。

（3）行为反应主要表现有攻击、退缩等。

按照应对方式分类，可分为问题应对方式和情绪应对方式两类。问题应对多见于当事人自认为能改变个人所面临的处境或挑战；情绪应对多见于当事人自认为无力改变具有威胁性的环境，从而承受巨大的心理压力。大多数人在不同时机兼有问题应对和情绪应对两种不同的应对方式。

应激期间产生何种心理反应，受应激源、环境因素、本身人格因素的影响。即使对同一个人实施同样的应激源，不同时期往往也会有不同的应激反应。应激的心理反应就身心健康不同影响结果，可分为应激阻抗者和应激障碍两种。

应激阻抗者对一定的紧张性刺激或情境特别有耐受力，这类人的人格特点可概括为：①能积极参与投入相应的工作与生活。②自认为有能力控制生活变故及紧张的状况，能采取行动解决问题。③能把生活、工作的变化作为对自己的挑战。

应激障碍表现为因反应过度而表现出的相应的身心疾病。应激障碍的治疗策略，应着重于帮助患者正确理解自己与应激事件的关系，消除现存的心理障碍，增强应激能力。

（三）解决方案及目标

（1）进行辟谷应激心理问卷调查，以了解、明确参与者各种应激心理，制定针对性处理方案。

（2）进行辟谷应激心理功法训练，以实现以下目标：①理解应激反应，并将自己的应激体验加以概括化。②学习应对应激的心理技能，包括学习放松技术、呼吸技术等。③要求个体在应激情境中学会控制应激的技术，并实际运用。

在上述第三个目标中，参与者在应激情境中体验到的情绪，是被诱发的高唤醒水平的反应，要求参与者想象某种应激情境，并集中注意去感受，使这种感受更加强烈；通过语调强化这种应激情境的信息，提高唤醒水平，以形成强烈的情绪反应。当唤醒水平较高时，要求用控制应激的技术降低唤醒水平。先仅采用放松的技术，后仅采用自我陈述句的技术，最后整合两种技术，对应激情境做出反应。同时加入呼吸技术，呼气时设想排出紧张；或在用自我陈述句使注意力集中于任务时，缓慢地呼气，使心理调整到放松状态，引起身体的放松。运用这种训练所诱导的情绪反应比实际情境中体验到的情绪水平更高一些。

（3）应激心理教育。

（4）应激障碍处置和沟通。

（四）伏病论认识

伏病论认为，我们当下发病的基本模式是精神决定心理，心理决定躯体的疾病发病模式。在这个模式中，躯体病症反作用心理活动，心理活动反作用精神表现。

肿瘤作为躯体疾患，既是心理反应的结果，也反作用于心理。因此辟谷反馈警觉期第一时段的心理唤醒，既是伏病辟谷防治肿瘤的起点，更是消除肿瘤对人体心理不良影响的开始。如果能有效利用这一阶段的12个小时，不仅对防治肿瘤事半功倍，更是发挥后面伏病辟谷各个阶段治疗价值的基础。但往往在临床实践中，忽视了这个最重要的环节。

伏病论观点认为，气是有结构、按一定路线循行的能量，这个能量通过意识训练可以调整和改变，从而可以改善人体各个系统的功能。气在现代生物的主要生物能储备形式是 ATP 及其前体物质，主要效应器官是线粒体。

气和气机的本质，是通过自我暗示或自我暗示对外界的反应，影响潜意识状态，并作用于机体状态的调整，与气直接相关的物质基础就是肾上腺激素。换言之，心理不过是中医"气"活动的外在表现，是肾上腺能激素的超早期应激反应和持续的状态。不良的心理应激，能够带来中医学所说的"火"致病因子，也就是神经-内分泌-免疫系统的紊乱。"火"致病因子如果不能及时清理，就会导致"壮火食气"，也就是肾上腺能激素的消耗和错误表达。"火"致病因子一旦潜伏体内，日久会形成"伏毒"致病因子，进而形成"伏瘀"致病因子，直至演变为"伏积"致病因子，导致肿瘤。

线粒体-肾上腺轴是人体的元气防御体系。越来越多的研究证实，线粒体的异常与肿瘤的发生、发展、转移等有密切关系。至于肾上腺相关激素在肿瘤中的治疗价值，以及激素与肿瘤发生的关系也有很多研究。元气防御体系的突破是肿瘤发生的前提条件。因此，通过对第一时段，心理唤醒阶段控制技术的应用，可以很好从根本上防治肿瘤。

（五）第一时段防治肿瘤工作流程及原理

这一时段核心问题是解决"火"致病因子，这个"火"根本上讲源于下焦，聚集在上焦。其来源于肾上腺相关激素的异常表达，作用效应器官多在中医的"肺"经。

因此这一时段重点在于降肺气，强化呼吸技术，并采取强化应激情境的信息，提高唤醒水平，以形成强烈的情绪反应。

技术方面要求加强通天灌气转三轮训练，10分钟一组，可采取坐式或站立式，每组后要给予应激心理引导，观察患者躯体、心理、精神变化，通过语言诱导，告知患者应激反应的正面价值，逐渐消除应激焦虑强化状态。

连续3组后，患者出现去应激焦虑强化状态表现，开始能放松，有效接受教练语言诱导，以及自身情绪控制。此时可以给予情景强化训练，配合贯气、联想、音乐等心理暗示，亦可采用简单字节重复（或者持咒语）办法，诱导患者进入半催眠状态，完全放松患者心理状态。

中间穿插站桩、伏病灵动功，伴随音乐，自发全身抖动，可促进末梢血液循环和淋巴循环，因"脾主四末"可加速脾气升清功能，以补充肺气，中医学认为脾土生肺金，强化肺气下沉丹田入肾。入肾是这一时段的目标要求，因为中医的肾，是肾上腺相关激素的控制器官。

最后收功采用"揉按梁门护脾胃"和"意守丹田化气生功法"，在呼吸放松的同时，刺激胃部迷走神经，抑制胃酸的分泌，预防应激性胃溃疡的发生。按揉肚子时注意手法要轻柔和缓，不是在腹部表面摩擦，而是要深入带动内脏的按摩运动。注意左升右降，强化右降功能，强化肺气的下降功能。

（六）第一时段防治肿瘤技术原理

1. 通天灌气转三轮

本节功法是呼吸技术。吸气时将肺泡全方位打开充气并达到高膨胀率状态，能够大大地提高肺功能和净化血液；之后的屏气会导致循环系统外周阻力增大，促使心率加快、心肌收缩力增大，经常为之，自然就强化了心脏系统功能。由于屏气后吐气，血液循环等液体流突然加速的反复为之，可起到药物不能达到的活血化瘀、气血通畅、改善微循环的作用，另外由于快速血液流动的作用，血液内的胆固醇等就不可能沉积到血管壁，加上其他有益因素，自然就可以预防心血管疾病的发生，已有心血管病者，也可得到自我改善甚或治愈。

（1）通天灌气转三轮的具体步骤

①自然站立，两手向两侧自然打开，手心朝上，吸气的同时往上捧（逆腹式呼吸），到头顶结印闭气1秒（4~7秒）。

②呼气的同时，双掌（掌心向下）从上往下降至胸前，到胸口时翻掌（掌心向上）慢慢往下放至丹田（4~6秒）。

③先顺肠做升吸降呼3圈，再逆肠做升吸降呼3圈（保持吸气4~6秒；呼气也是4~6秒）。

（2）通天灌气转三轮的功效：此为呼吸技术，呼气时设想排出紧张，或在用自我陈述句使注意力集中于自身时，缓慢地呼气，使心理调整到放松状态，引起身体的放松。在反复进行沉气—屏气—吐气的过程中，对胸腹腔脏腑起到非常完美的全方位内按摩和刺激活化中枢神经以及内分泌系统，提高相应脏器功能，全面增强免疫功能，同时促发对胸、腹肌的有效锻炼，有很好的防治上焦肿瘤、缓解呼吸道肿瘤症状的作用。

（3）通天灌气转三轮的注意事项：此技术需要应用鼻吸气量力而行，循序渐进。初练期，仰头不宜太过，吸气量不能太多，防止头晕现象产生。屏气时间不宜过长，否则也会产生头晕。沉气时一定要身心放松，才能达到良好的松肩塌腰，轻松自然地缓慢将气沉入丹田。

2. 伏病灵动功

本节功法是肌张力训练技术。肌张力的产生与维持是一种复杂的反射活动，其反射弧叫作"r-裤"，包括r-裤的传入部分（肌张力反射的感受器是神经肌梭和神经腱梭）和r-裤的传出部分（脊髓前角细胞及脑干运动性神经核内的a运动神经元，支配梭外肌、r运动神经元发出Ar纤维到达并支配梭内肌）。通过肌张力训练，不仅能很好地放松肌肉，调整肌肉顺应性，更重要的是反馈性调控气机，改善脾胃的升清降浊，进而改善津轮循环，刺激元气（肾上腺相关激素）产生，并恢复三焦的通行元气，主持诸气功能。

（1）伏病灵动功的具体步骤

①自然站立，两脚与肩同宽，脚尖微微内扣或者与肩平行，两手向两侧自然下垂，周身放松。

②两膝微屈，最佳使膝盖最高处与脚尖平齐。

③两目微闭，余光注视鼻尖。

④两臂平举，与身体成90°，两肘向内微屈60°，两手放松自然相对。

⑤持续静止状态，直至周身自然抖动，保持动作，持续30分钟。

（2）伏病灵动功的功效：肌肉静止状态下保持肌肉的紧张度，维持动作持续，可引发肌肉的无意识抖动，释放肌肉的储备能量，抑制交感神经兴奋，增强机体放松。同时由于中医脾主肌肉，肌肉的抖动反馈性作用于中医"脾"，可改善人体气机升清降浊。由于肌肉的抖动是全身性的，所以其对三焦的通行元气、主持诸气的功能有很好的恢复作用。由于其可以激发脊髓前角细胞及脑干运动性神经核内的 a 运动神经元，所以可以通过督脉（脊柱运动），激发肾上腺相关激素，刺激元气产生，防治肿瘤，以及改善肿瘤症状。这个功法犹如中药中的附子，对垂体-肾上腺皮质系统有兴奋作用，但无附子之毒。

（3）伏病灵动功的注意事项：最要防范的就是有意识的抖动肌肉，这样适得其反，不仅起不到上述作用，更会耗损人体的能量，消耗"气"。注意姿势的正确性，尤其注意脚尖微微内扣或者与肩平行，不可以外展。

3. 揉按梁门护脾胃

梁门穴的定位是脐中上 4 寸，前正中线旁开 2 寸。梁，屋顶之横木也。门，出入之通道也。该穴名意指胃经的气血物质被本穴约束。本穴物质为承满穴传来的地部经水，本穴为腹部肉之隆起（脾土堆积）处，有约束经水向下流行的作用，经水的下行是满溢之状，如跨梁而过，故名梁门穴。

（1）按揉梁门护脾胃的具体步骤

①以肩膀为圆心前后画圆：双手五指微微合拢，向上移动，置于梁门穴处，以肩为轴心向前、向下、向后画圆，重复27次；再反方向向后、向下、向前画圆，次数同上。自然呼吸，速度缓慢均匀。循序渐进。用腰部的运转带动肩部正反运动，起到按摩内脏的作用。

②转动肩部带动腰部前后画睡"8"字：双手缓缓上行呈抱球状放于胸前，放松全

身，双肘下垂，手略高于肘，肘尖朝下，两肩放松。转动肩部带动腰部前后画睡"8"字，正反两组，各27次。

（2）按揉梁门护脾胃的功效：五脏中，脾胃属土。脾为后天之本，气血生化之源；脾主运化升清，主四肢、肌肉；胃主收纳、降浊。按摩内脏、促进胃肠蠕动，有利于健脾和胃，化生气血，益养精气。本功法是针对中部脏器，主要是保护胃，可以放松胃部肌肉，抑制胃酸分泌，有健脾和胃、强壮内脏、贯通中脉的作用，习练日久还有助于舒利膈肌，疏肝理气，缓解两肋胀满疼痛等症。其还可间接减肥，尤其是腹部，并对高血脂类疾患有很好的调节作用。对改善胃癌症状有一定作用。

（3）按揉梁门护脾胃的注意事项：进行此项操作时需要全身放松，沉肩坠肘，自然呼吸，按摩腹腔内脏，放松胸椎和颈椎，自然呼吸。运动方式以下肢不动，肩关节不动，做到腰部的扭动带动肩膀的运动，肩膀的运动带动腰部的扭动，使两者互相影响。

4. 意守丹田化气生

丹田在脐下3寸，气沉丹田，就是要求尽量保持自然，不要有意识地强行向下压气。因为"先天之气宜稳，后天之气宜顺"。后天之气宜顺就是指呼吸要顺其自然。

（1）意守丹田化气生的具体步骤

①身体放松，自然站立，轻松呼吸，双手结印从丹田移至头顶时吸气（在胸口时手心朝上固定2秒）。

②呼气时，双手从身体两侧慢慢放下，回归到肚脐处。

③左脚向左开一步，与肩同宽，两手虎口张开对称放在丹田两旁。

④以丹田为圆心，自左向右做画圆运动，吸气舌顶上腭，呼气舌抵下腭。重复约36次。

（2）意守丹田化气生的功效：在呼吸放松的同时，刺激胃部迷走神经，抑制胃酸的分泌，可预防应激性胃溃疡的发生，并对中下焦肿瘤症状有很好的改善作用。

（3）意守丹田化气生的注意事项：按揉肚子时注意手法要轻柔和缓。揉按不是在腹部表面摩擦，而是做要深入带动内脏的按摩运动。

二、辟谷生理唤醒阶段

（一）时段及功法

辟谷反馈警觉期第二时段，也就是辟谷第一次排毒的时间段。此期一般出现在辟谷开始后的12~18小时内（图3-2）。

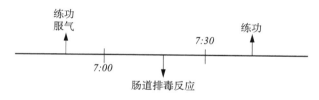

图 3-2 辟谷第二时段功法

（二）生理病理机制

辟谷反馈警觉期第二阶段主要介导一系列代谢和心血管代偿反应，以克服断食刺激源对机体的威胁和对内环境的扰乱。应激以蓝斑为中枢位点，上行主要与大脑边缘系统有密切的往返联系，中枢效应与应激时的兴奋、警觉、紧张、焦虑的情绪反应有关；下行主要至脊髓侧角，调节交感-肾上腺髓质系统，外周效应表现为血浆肾上腺素、去甲肾上腺素浓度迅速升高，儿茶酚胺分泌增加，引起一系列的心血管反应，胰岛素分泌减少，胰高血糖素分泌增加。低温、缺氧可使去甲肾上腺素升高 10 倍，肾上腺素升高 4~5 倍。

（三）生理病理反应及原理

辟谷生理唤醒阶段会出现血糖升高、心率增快、血压升高、皮温下降、浮肿、胃疼痛（既往有胃溃疡或者糜烂者，由应激缺血引起）、头晕、失眠、兴奋等症状，尤其是肝硬化患者，其血氨升高可以导致兴奋、失眠，引起肝脑综合征。因此正确处理好这一阶段的生理反应，是预防肝脑综合征发生的关键时间窗，也是辟谷治疗一些心血管疾病如冠心病的起点。此时的儿茶酚胺分泌增加，胰岛素分泌减少，胰高血糖素分泌增加，血糖升高。儿茶酚胺是指去甲肾上腺素、肾上腺素和多巴胺。这三种儿茶酚胺都是与络氨酸结合，儿茶酚胺分泌增加，精神亢奋。儿茶酚胺通过 β 受体作用于心脏，使心率加快，收缩力增强，传导速度增快，心输出量增加，血压升高，尤其收缩压升高；兴奋血管的 α 受体，使血管收缩，主要是小动脉和小静脉收缩，在皮肤和黏膜表现比较明显，导致皮肤苍白，皮温下降，同时可以使肾脏的血管收缩，此外脑、肝、肠系膜、骨骼肌血管都有收缩作用，导致这些脏器和组织供血减少，功能下降。肾脏血管收缩，大量饮水导致浮肿。此外儿茶酚胺可以兴奋心脏，使心肌代谢产物如腺苷增加，提高了冠状动脉的灌注压力，使冠状动脉血流量增加。

（四）第二时段伏病论认识

这一时段是辟谷反馈警觉期第一时段的延续，是肾上腺相关激素释放的增量阶段，肾上腺激素能信号持续放大，激发元气持续释放，激活督脉表达和血轮循环。HPA轴，即下丘脑-垂体-肾上腺轴，是一个直接作用和反馈互动的复杂集合，包括下丘脑（脑内的一个中空漏斗状区域）、脑垂体（下丘脑下部的一个豌豆状结构）以及肾上腺（肾脏上部的一个小圆椎状器官）。这三者之间的互动构成了HPA轴。HPA轴是神经-内分泌系统的重要部分，参与控制应激反应，并调节许多身体活动，如消化、免疫系统、性行为以及能量贮存和消耗。许多物种都有HPA轴。它是一个协调腺体、激素和部分中脑（特别是参与介导一般适应综合征的中脑区域）的机制。

从督脉的循行看，督脉正好连接了性腺-肾上腺-垂体-下丘脑，甚至边缘系统；从督脉的功能看，督脉是能量储存系统，也与HPA轴一致；从督脉的病理反应看，督脉对神经系统、内分泌系统以及生殖系统都有直接影响，也与HPA轴功能异常表现一致。因此，督脉可能是HPA轴在中医中的另一种表述，且古典中医学认为，督脉起源于中医"肾"。

中医督脉承担了两个重要的能量模式，一个是能量储备，正如古典中医学所描述的"阳脉之海"；另外一个就是发挥着结构能量编码作用，也就是通过对元气的结构编码，形成不同功能的"气"，作用于人体不同脏腑组织。

中医历史上有很多打通任督二脉的运动体验，这种运动体验所描述的主要方面就是通过肾上腺的调控，影响心理活动，进而产生干预性活动，影响激素分泌，并作用于垂体-下丘脑的催眠状态体验。最常见的描述是两肾区域温热，甚至肤温升高，唾液分泌增多，兴奋，精力充沛，既往疾患明显减轻或痊愈，饮食、睡眠、二便恢复到正常状态。因此辟谷反馈警觉期第二时段会出现一系列关于HPA轴的生理病理反应。

督脉对HPA轴功能的影响，源于伏病论的"阳与火不两立"。督脉作为阳脉之海，从根本上保护机体不被"伏火"侵扰；反言之，伏火内伏直接干扰督脉能量储备和输布，可以影响督脉功能，如果第一时段导致伏火致病因子没有及时清除，在这一时段就会继续积蓄，进而影响到"蓝斑-交感-肾上腺髓质系统"和"下丘脑-垂体-肾上腺皮质系统"，以及一些激素和热休克蛋白的表达，最终形成以"神经-免疫-内分泌"调控为主的全身机体应激性改变。

伏病论认为，经络系统有生物和非生物的本质差别。经络就是在自然界各种力的影响下，形成的与外界交换信息、传导信息、反馈信息的自我优化的封闭结构能量通路，经络系统随生物进化而进化。督脉是经脉系统的主干和根，也就成为独立个体与外界交换、传导与反馈信息的根本能量通路，具有自我优化功能。因此，督脉的这个特性就与基因信息性产生根本关联，称为基因信息性的能量保证，是基因信息性体内延展的动力，以及外界信息与人体基因信息交换的根本能量通络。

在"伏火"环境下，以"神经-免疫-内分泌"调控为主的全身机体应激性改变，可以引起能量代谢异常，并反作用于基因表达，导致基因结构损伤。

"伏火"作用下的"伏湿"侵入人体内环境，导致机体空腔脏器黏膜定植菌大量凋亡，出现活性遗传物质游离，如果作用于人体基因可引起基因突变。

因此，通过对第二时段机体生理唤醒阶段的控制技术应用，可以很好地从根本上防治肿瘤基因的产生，抑或有很好的修复异常基因的作用。

西医描述的血液循环，本质上是心肾调控的元气运行模式，通过"水火既济"方式实现，也就是肾水蒸腾向上，上济于心，心火清润向下，下达于肾。这个是通过实现元气的输布、功能的一种方式，从而构筑成第三道防御体系，我们称之为"元气体系"，又叫血轮循环。第二时段机体生理唤醒阶段激发了肾的功能，进而作用于血轮循环，引发"心"的活动，强化了心血管的代偿能力。所以这一时段元气体系发生重构，如果能够很好地运用，不仅能预防肿瘤的发生，更能提高治疗肿瘤的效果。但是也必须注意到，如果肿瘤患者元气损伤严重，是很难坚持通过这一时段的。这一时段是考验肿瘤患者元气损伤程度的关键时间窗口，如果无法通过这一时段的训练，表明元气损伤严重，肿瘤治疗几乎无望。

（五）第二时段防治肿瘤工作流程及原理

由于第二时段主要由中枢效应器官介导，可以加剧兴奋、警觉、紧张、焦虑的情绪反应；同时儿茶酚胺分泌增加，可以引起一系列的心血管反应，胰岛素分泌减少，胰高血糖素分泌增加。低温、缺氧可使去甲肾上腺素升高 10 倍，肾上腺素升高 4~5 倍，是治疗肿瘤络病和肿瘤经病的关键时间点。此阶段要强化肾上腺素分泌，让肿瘤患者观察自己心率增快，通过应激功法技术，强化患者控制心理，平息心率的能力。

这一阶段技术要点主要有三个：一是注重肝升功能的训练，促进肝升肺降，强化淋巴循环，加快排毒，重点训练揉太极和厥清意守拉经脉；二是加强屏气，诱发心率增快；三是继续通天灌气转三轮和意守丹田化气生，增强心理控制。

上述动作，反复重复训练，一方面实现患者心理觉醒，另一方面恢复患者心理的物质基础肾上腺素能的正常功能，从而促进其根本性的恢复，强化肿瘤患者心理素养，以及改善肿瘤患者内在元气水平。

一般可先练习通天灌气转三轮，通过逐渐增加屏气时间，引起心率增加，促进肾上腺素分泌。进而通过揉太极调整心率，恢复自身的肾上腺素分泌，疏肝利胆；通过厥清意守拉经脉促进肝气升腾，加速淋巴循环，强化回心血量，促进血液循环，加强心输出量。最后通过意守丹田化气生，增强心理控制。

通过这样反复训练，不仅使患者在物质基础上发生改变，根本性地改善元气，控制肿瘤发展，更重要的是使患者学会心理自省，实现心理控制。

　　这期间要注重排毒，功法上可采用水势太极强化排毒；药物上多采用生大黄作为刺激性泻剂，采用琥珀安神解毒，白及保护胃黏膜，以祛除胃肠微生物毒素。《神农本草经》谓白及："主痈肿、恶疮、败疽，伤阴死肌，胃中邪气。"排毒不仅能改善肿瘤患者微生物内环境，更能"点火启动"，激发元气快速形成，点燃内脏脂肪，是释放能量的关键手段，是关乎整个伏病辟谷疗法能否成功的关键方式之一，也是有效清除整个辟谷反馈警觉期"伏火""伏湿"致病因子的关键，是从源头解决肿瘤问题的开始。

（六）第二时段防治肿瘤技术原理

1. 揉太极

　　揉太极是一种易学、易练、养生功效突出的基础功法。它以柔顺优雅的姿态及对身体的全面保健效果而著称，对调和左右、前后阴阳，疏肝理气，通利三焦，升阳补气具有明显效果，且随时随地都可以练习，十分适合中老年人群。对于白领上班族、企业家等时间比较紧张的人群来说，揉太极也是十分适宜的养生功法。

　　（1）揉太极的具体步骤

　　①两脚分开比肩略宽，两手成端碗状端至丹田处。

　　②先右手向右后侧方向端碗伸平（这时可以吸气），同时腰向右侧转，回来时按原路返回（这时可以呼气，上述动作持续6~10秒）；接下来保持上身不动，腰向右侧转动的同时手从腋下转腕伸直保持手心朝上，身体向左侧倾斜的同时右手转至最高点（这时可以吸气，上述动作持续4~6秒），回来时保持手心朝上从侧边画半圆回来（这时可以呼气，上述动作持续3~5秒）。

　　③做完右侧，做左侧，要领同右侧。

　　④两边都做完时两手向前伸，腰要拉伸开（这时可以吸气，上述动作持续4~6秒），双手回来向后伸（这时可以呼气，上述动作持续4~6秒）。

　　⑤两手从背后画圆至头顶，腰要向后仰，把身体拉伸开（这时可以吸气，上述动作持续4~6秒），双手从两侧下来（这时可以呼气，上述动作持续4~6秒）。

　　（2）揉太极的功效：用旋转带动内脏运动，主要是锻炼五脏六腑，调节肝、肾两经的功能。揉太极是运用弹簧旋转发力的原理，有改善肝、胆癌症状的作用。

　　（3）揉太极的注意事项

　　①含胸，每个动作要缓慢深沉，呼吸要保持阳吸阴呼的原则。

　　②练完之后千万不能上厕所，否则会大伤元气，道家叫卸气。可以在练之前完成上厕所。

　　③练完功后可辅助功双手搓热摩面、捂眼、摩腰眼等手法。

2. 厥清意守拉经脉

"筋"最早出现在《黄帝内经》里，记载为"宗筋主束骨而利机关也"，意思是说经筋是维系骨节、联络四肢百骸的一个整体、一个系统，可使关节运动灵活。而十二经筋的循行分布均起始于四肢末端，结聚于关节、骨骼部，走向躯干头面。它的分布特点与十二经脉基本一致，然而十二经筋行于体表，不入内脏，有刚筋、柔筋之分。经筋与经脉是相辅相成的，经筋靠脏腑经脉气血的濡养，才能得以维持它的功能。而经脉藏于经筋之中，经筋又有着贮藏、护卫经脉，调节经脉中气血正常运行的作用。也就是说，经筋的舒缩有调节气血流量、流速的作用，也有调节经络正常运行的作用。所以当经筋出现弛、纵、卷、挛、翻、转、离、合等各种问题时，最先受影响的是贮藏于其中的经脉，致使经脉被卡压阻滞，引起气滞血瘀。俗话说："老筋长，寿命长。""运动强筋骨，吐纳肺腑良。"中国民间很早就把筋与人的健康、寿命紧密联系起来。人过久不动就容易筋缩，而筋缩是导致各类疾病的根源。《灵枢·经脉》："大肠手阳明之脉，起于大指次指之端，循指上廉，出合谷两骨之间，上入两筋之中，循臂上廉，入肘外廉，上臑外前廉，上肩，出髃骨之前廉，上出于柱骨之会上，下入缺盆，络肺，下膈，属大肠；其支者，从缺盆上颈贯颊，入下齿中，还出挟口，交人中，左之右，右之左，上挟鼻孔。"《灵枢·经脉》："胃足阳明之脉。起于鼻之交頞中，旁纳（一本作约字）太阳之脉，下循鼻外，入上齿中，还出挟口，环唇，下交承浆，却循颐后下廉，出大迎，循颊车，上耳前，过客主人，循发际，至额颅；其支者，从大迎前下人迎，循喉咙，入缺盆，下膈，属胃，络脾；其直者，从缺盆下乳内廉，下挟脐，入气街中；其支者，起于胃口，下循腹里，下至气街中而合，以下髀关，抵伏兔，下膝膑中，下循胫外廉，下足跗，入中指内间；其支者，下廉三寸而别，下入中指外间；其支者，别跗上，入大趾间，出其端。"本功法主要是拉伸阳明经筋。

（1）厥清意守拉经脉的具体步骤

1）侧卧式操作要点：①右式，身体放松，自然呼吸，向右侧平躺。②右手手掌撑住右侧头部，右腿伸直，左手握住左腿足背部。③左手缓缓用力往后拉伸，肘部成90°，左腿往后外侧延伸约45°。④胸腹部往前倾，以感觉脚背、大腿前外侧酸痛，腹部酸胀，手臂前外侧酸胀为宜。持续15~30秒后多半感觉经筋发胀、发热。⑤双手互换，成左式。左右分别练3~5遍即可。

2）站立式操作要点：①右式，身体放松，自然呼吸，左脚向后一步，右腿单腿独立。②右手维持平衡，左手抓住左腿足背部。③左手缓缓用力往后拉伸，肘部屈曲成90°；左腿往后外侧延伸约45°。④胸腹部往前倾，以感觉脚背、大腿前外侧酸痛，腹部酸胀，手臂前外侧酸胀为宜。持续15~30秒后多半感觉经筋发胀、发热。⑤双脚互换，成左式。左右分别练 3~5 遍即可。

（2）厥清意守拉经脉的功效：此功法通过拉伸阳明经筋，调节心血管功能，具有调畅气轮，改善肺、肝经肿瘤患者症状的作用。

（3）厥清意守拉经脉的注意事项：拉伸时注意时间和强度没有绝对标准，需要因人的体质、年龄、病况而不同。时间和强度是相对而言的，故操作时要注意力度，不宜用力太过。本节功法最重要的是拉伸时一定要拉到有痛、麻、胀感，这种感觉越强，则疗效越好，否则就是无效或低效。

3. 水势太极

此一势以太极揽雀尾动作为核心，分别从左、中、右三个方向正反做一遍，转折以开合手过渡。揽雀尾蕴含太极拳中的"掤、捋、挤、按"四法，单式外形缠丝螺旋，内意丰满灵动，通过"牵、拉、挤、搓"有利于调整全身气血循环和毒素排出。此势分为左、中、右三个方向，每个方向左右对称练习。

（1）水势太极的具体步骤

①身体放松，自然站立，轻松呼吸，右脚向前迈步的同时右手在前呈戳枪式（这时可以呼气，上述动作持续 4~6 秒）。

②身体往回下拉，向后撤的同时吸气，两手掌指尖相对，手掌与手臂成 90°，腰部有挤压感（这时可以吸气，吸气到最大量时可以闭气 8~10 秒），身体回来时呼气放松。左侧相同。

（2）水势太极的功效：此功法具有加速全身血液循环，增强肾功能，加快毒素排出体外的效果。

（3）水势太极的注意事项：身、手、足等方面的动作都要有序轻柔缓和，速度均匀。

4. 意守丹田化气生

此阶段除了上述功法技术外，也需要配合意守丹田化气生，具体操作步骤及注意事项可参见第一时段防治肿瘤技术。

第四节　伏病辟谷第二阶段——辟谷反馈抵抗期

辟谷反馈抵抗期一般出现在辟谷开始的第 19~48 小时。辟谷抵抗期是机体启动脂肪代谢供能的阶段。这一时期以糖供能模式切换到脂肪供能模式，以交感-肾上腺髓质兴奋为主转化为肾上腺皮质激素分泌增多为主的适应反应阶段。此时，机体出现代谢率升高，炎症、免疫反应减弱。机体表现出对辟谷应激的适应，抵抗机体应激反应的能力增强，但有防御、贮备能力的消耗（一定要注意保暖、避风寒，避免感冒）。此期间人体出现各种防御手段，使机体能适应已经改变了的环境，以避免受到损害。此时期一般分为两个阶段，第一个阶段称作脂肪供能模式 GC（糖皮质激素）启动期，第二阶段称作脂肪供能模式强化期。

脂肪的消化主要在小肠上段，经各种酶及胆汁酸盐的作用，水解为甘油、脂肪酸等，最后经由门静脉入血，或者与载脂蛋白、胆固醇等结合成乳糜微粒，经由淋巴入血。

肝细胞合成脂肪能力最强，但不能储存脂肪。合成脂肪后要与载脂蛋白、胆固醇等结合成极低密度脂蛋白，入血运到肝外组织储存或加以利用。脂肪细胞是机体合成及储存脂肪的仓库。若肝合成的三酰甘油不能及时转运，会形成脂肪肝。

肝是生成酮体的器官，但不能利用酮体，肝外组织不能生成酮体，却可以利用酮体。酮体是脂肪分解的产物，而不是血糖的产物。辟谷时，糖储备耗竭，脂肪酸被大量动用，生成乙酰辅酶 A 氧化供能，但脑组织不能利用脂肪酸，因其不能通过血脑屏障，而酮体溶于水，分子小，可通过血脑屏障，故辟谷时肝中合成酮体增加，转运至脑为其供能。辟谷期间酮体是包括脑在内的许多组织的燃料，因此具有重要的生理意义。由于血脑屏障的存在，除葡萄糖和酮体外的物质无法进入脑，酮体其重要性在于为脑组织提供能量。辟谷时酮体可占脑能量来源的 25%~75%。

辟谷期间酮体的增加，会一定程度刺激胰岛素形成，活化胰岛素。酮体的这个性质在机体辟谷状态下，为脑、骨骼肌和心肌提供了一种替代燃料。但是酮体产生过多时将会引起酮症（ketosis），甚至出现酮症酸中毒。当胰岛素依赖型糖尿病患者在辟谷期间胰岛素治疗中断或剂量不足，脂肪分解加快，酮体生成增多超过利用而积聚时，血中酮体堆积，很容易出现酮血症，应该引起关注。

一、脂肪供能模式 GC 启动期

这一时期最重要特征就是辟谷应激原导致的 HPA 轴兴奋，其中关键环节是 GC 的激活和糖皮质激素对脂肪能量代谢模式的改编，促进脂肪糖异生。

糖皮质激素具有调节糖类、脂肪、蛋白质的生物合成和代谢的作用，还具有抑制免疫应答、抗炎、抗毒、抗休克作用。正常人每天分泌糖皮质激素 25~37mg，但在辟谷应激原刺激下，可使糖皮质激素分泌量达到 3~10 倍。在氧供充足条件下，脂肪酸可分解为乙酰辅酶 A，彻底氧化成 CO_2 和 H_2O 并释放出大量能量，大多数组织均能氧化脂肪酸，但脑组织例外，因为脂肪酸不能通过血脑屏障。

乙酰辅酶 A 是能源物质代谢的重要中间代谢产物，在体内能源物质代谢中是一个枢纽性的物质。糖类、脂肪、蛋白质三大营养物质通过乙酰辅酶 A 汇聚成一条共同的代谢通路——三羧酸循环和氧化磷酸化，经过这条通路彻底氧化生成 CO_2 和 H_2O，释放能量用以 ATP 的合成。乙酰辅酶 A 是合成脂肪酸、酮体等能源物质的前体物质，也是合成胆固醇及其衍生物等生理活性物质的前体物质。

（一）时段及功法

伏病辟谷的第二阶段也就是辟谷的第三时段，是辟谷入关第二天排毒后，从中午练功开始到次日排毒前，此期一般出现在辟谷开始后的 36 小时内（图 3-3）。

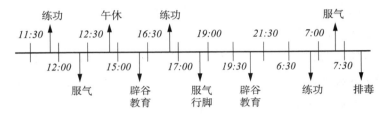

图 3-3　辟谷第三时段功法

（二）生理病理反应

肝是糖异生的主要器官，正常情况下，肾的糖异生能力只有肝的 1/10，辟谷时肾糖异生能力则可大为增强。辟谷期间糖皮质激素增加，引起肝、肾糖异生加强，血糖升高。胰岛素、胰高血糖素、肾上腺素及生长素等均参与对脂肪酸合成的调节。胰岛素促进脂肪酸的合成。胰高血糖素、肾上腺素及生长素等抑制脂肪酸的合成。辟谷期间主要靠糖异生维持正常血糖浓度，以满足脑组织等对葡萄糖持续消耗的需要，也充分利用了体内过多的非糖物质如乳酸、戊糖氨基酸等。

辟谷期间糖皮质激素可以发挥快速、强大而非特异性的抗炎作用，并可以抑制机体自免疫，减轻全身炎症反应及组织损伤，稳定溶酶体膜。糖皮质激素还可以刺激骨髓造血功能，使红细胞、血红蛋白、血小板增多，可以使中性白细胞数量增多，但却抑制其功能，使单核、嗜酸性和嗜碱性细胞减少。其对肾上腺皮质功能亢进者，可使淋巴组织萎缩，减少淋巴细胞数；但对肾上腺皮质功能减退者，则促进淋巴组织增生而增加淋巴细胞数。其可兴奋中枢神经系统，使之出现兴奋、激动、失眠、欣快等，可诱发精神病和癫痫。糖皮质激素可促进胃酸和胃蛋白酶的分泌，抑制黏液的分泌，诱发或加重溃疡病。

（三）症状表现

这一时期糖皮质激素大量分泌，并出现糖异生和脂肪功能，机体疲劳感明显，血糖升高、血压下降，容易诱发胃溃疡，出现酮症。因此正确处理好这一阶段的生理反应，是预防胃溃疡和代谢性酸中毒的关键时间窗，也是辟谷治疗哮喘以及自身免疫病的起点。此时可因为糖皮质激素分泌增加，胰岛素分泌减少，胰高血糖素分泌增加，血糖升高；糖皮质激素分泌增加，精神亢奋；糖皮质激素分泌增加，诱发辟谷性溃疡；而脂肪酸无氧酵解，导致酮症初期症状表现为四肢无力、疲乏、口渴、尿多、恶心等症状。

（四）伏病论认识

伏病论认为，中医的"肾脏"是人体应激系统的调控中枢，"脾脏"是代谢系统的调控中枢。代谢系统属阴，应激系统属阳，一阴一阳，两个系统相互作用，共同维护机体生态平衡。湿致病因子容易潜伏代谢系统，火致病因子容易潜伏应激系统。中医学认为，肾为先天之本，脾为后天之本。肾为水脏，内舍真阳。脾为土脏，主管水湿运化，故而土能克水，脾土后天之本能直接影响先天之本肾脏的功能表达。肾中元阳为五脏阳气之根本，故而肾又能反作用于脾脏，影响脾脏的功能表达。肾脏居于下焦，脾脏居于中焦。

辟谷反馈警觉期首先激发元气形成，激活应激系统，主要发生于下焦。进入辟谷反馈抵抗期，出现人体自适应状态，因为"土克水"，脾土开始亢奋，也就是自身代谢系统开始亢奋。

进入辟谷第二阶段，随着自身代谢系统亢奋，潜伏的湿邪致病因子开始被清透出来，这一阶段的临床表现为舌苔厚腻，但以酮体出现时为始，以清透湿邪致病因子为特征。其诱发的因素仍在肾脏，在于糖皮质激素分泌的增多。

脾是人体代谢的主要器官，主运化水谷，负责消化吸收。脾与胃共同负责升清降浊，从而调控小肠、大肠的泌清别浊与排泄，甚至调控膀胱的通调水道。食物经过胃的腐熟，初步消化后，下送于小肠以"泌别清浊"，将"浊"的部分分别送于大肠和肾，转变为废物，排出体外，把"清"的部分由脾吸收变化而运送至各个脏腑、组织，以发挥营养作用。辟谷期间，由于禁食，胃不再产生"清"和"浊"，脾的"清气"来源于肾阳（糖皮质激素）气化的物质，利用三焦通道，由下焦蒸腾气化，输布中焦，进而由脾输送全身。因此要防止这一阶段肿瘤细胞利用三焦系统的兴奋，由下焦传变至中焦。所以大肠癌、前列腺癌、子宫癌、宫颈癌、卵巢癌、膀胱癌等下焦癌症这个时期要非常注意这一点的防范。

中医之肾是免疫的重要调控器官。近年来的研究表明，应激通过神经系统启动瀑布式级联效应，以神经-内分泌介质修饰肿瘤微环境和应激相关神经内分泌介质激活瘤细胞内增殖和转移相关信号通路，从而影响肿瘤的发生、发展和预后。由于这一阶段，肾的重要功能集中在"气化"，从而导致其元气防御能力下降，反而容易导致肿瘤形成，甚至有助于肿瘤增殖和转移。因此这个时期"补肾"就显得格外重要，必须既保障肾的气化功能，又确保它的防御功能。

二、脂肪供能模式强化期

这一时期可以通过外源性服用不饱和脂肪酸干扰辟谷应激原，强化糖皮质激素的分泌，活跃脂肪糖异生作用，加强机体内胆固醇清除。

人体的胆固醇70%~80%由肝细胞合成，辟谷期间胆固醇合成减少。此时外源性不饱和脂肪酸摄入，尤其当配合肠道泻剂，可以引发胆汁酸的肝肠循环障碍，增加胆汁酸的排泄，间接促进肝内胆固醇向胆汁酸的转变。肝脏也能将胆固醇直接排入肠内，或者通过肠黏膜脱落而排入肠腔；胆固醇还可被肠道细菌还原为粪固醇后排出体外，最终实现快速消除胆固醇的作用。

胆固醇在肝脏氧化生成的胆汁酸，随胆汁排出，每日排出量约占胆固醇合成量的40%。在小肠下段，大部分胆汁酸又通过肝循环重吸收入肝，构成胆汁的肝肠循环，小部分胆汁酸经肠道细菌作用后排出体外。药物如消胆胺可与胆汁酸结合，阻断胆汁酸的肠肝循环，增加胆汁酸的排泄，间接促进肝内胆固醇向胆汁酸的转变。

胆汁酸体内含量为3~5g，餐后即使全部倾入小肠也难达到消化脂类所需的临界浓度，然而由于每次餐后都可进行2~4次肝肠循环，使有限的胆汁酸能最大限度地发挥作用，从而维持了脂类食物消化吸收的正常进行。胆汁酸是脂类食物消化必不可少的物质，是机体内胆固醇代谢的最终产物。初级胆汁酸随胆汁流入肠道，在促进脂类消化吸收的同时，受到肠道（小肠下端及大肠）内细菌作用而变为次级胆汁酸，肠内的胆汁酸约有95%被肠壁重吸收（包括主动重吸收和被动重吸收），重吸收的胆汁酸经门静脉重回肝脏，经肝细胞处理后，与新合成的结合胆汁酸一道再经胆道排入肠道，此过程称为胆汁酸的肝肠循环。因此采用不饱和脂肪酸，诱导胆汁酸形成和分泌，同时采用快速泻剂，破坏肠内的胆汁酸重吸收，就可以利用辟谷主动性清除胆固醇。

（一）时段及功法

伏病辟谷第二阶段的脂肪供能模式强化期即为辟谷第四时段，也就是辟谷入关第三天不饱和脂肪酸摄入排毒后，到次日益生菌排毒前。此期一般出现在辟谷开始后的

48 小时内（图 3-4）。

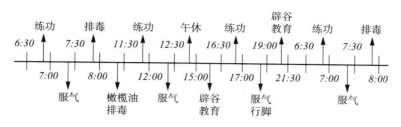

图 3-4　辟谷第四时段功法

（二）生理病理反应

　　肝是糖异生的主要器官，也是胆固醇主要合成场所，此时通过橄榄油等外源性脂肪酸的刺激，激活胆固醇肝肠循环，通过排毒药，加速胆固醇肝肠循环，清除体内胆固醇。胰岛素、胰高血糖素、肾上腺素及生长素等均参与对脂肪酸合成的调节。胰岛素促进脂肪酸的合成。胰高血糖素、肾上腺素及生长素等抑制脂肪酸的合成。

　　糖皮质激素增加，改善肝功能，防治肝炎，抑制乙肝病毒复制，刺激骨髓造血功能，干细胞释放增多，修复人体受损组织。

　　细胞体液免疫启动，细胞、蛋白质、基因水平的应激反应出现，出现急性期反应蛋白、热休克蛋白、酶和细胞因子。热休克蛋白可增加机体对热、内毒素、病毒、心肌缺血等损伤抵抗力。

（三）症状表现

　　这一时期糖皮质激素大量分泌，容易诱发急性感染出现，引起血糖升高、血压下降、容易诱发胃溃疡，出现酮症。因此正确处理好这一阶段的生理反应，是辟谷治疗心脑血管以及肝病的重要起点，预防癌症的最佳时间窗，同时并需要预防胃溃疡、酮症的发生。

（四）伏病论认识

　　伏病论认为，这个时期脾土亢奋明显，容易出现饥饿感，食欲亢奋。很多辟谷者这个时候无法控制食欲，自行进食，或者进食糖类食品等，导致整个辟谷过程失败。辟谷过程，尤其这个时期进食或者进食糖类食品，副作用非常显著，不仅会终止体内应激反应，带来代谢紊乱，更危险的是导致后期脂肪供能失败，导致人体无供能状态下蛋白供能模式出现，引起严重肝肾损伤，甚至全身脏腑损伤。

　　因此，这个时候严格控制食欲，快速提高脂肪功能，成为转折性治疗关键时间节点。

肿瘤发生的最初原因是线粒体呼吸功能障碍，也就是先天命门的损伤。为了维持细胞生存和满足大分子合成的需要，细胞选择激活另一种能量代谢方式——有氧糖酵解，替代正常组织细胞的氧化磷酸化。这些不能经由线粒体（先天命门）途径获得ATP的肿瘤细胞，只能进行代谢重组，以维持细胞内的ATP和NADH水平正常。因此从这个角度看防治肿瘤，主要有4种方式可以有效降低肿瘤细胞ATP水平的策略：①使用靶向能量代谢的小分子能量。②使用可以降低能量"补给"的自噬抑制剂。③加速细胞内ATP的消耗以增大能量缺口。④控制食源性能量物质的摄入以切断能量供给。而辟谷不仅完整地实现了控制肿瘤细胞这四种获取能量方式，更重要的是以脂肪供能，实现了正常细胞功能，而肿瘤细胞则处于完全"断粮"模式。1995年Nebeling等报道，接受长期生酮治疗（即饮食大量高脂肪食物）晚期恶性星形细胞瘤儿童患者的无病进展期为12个月。Seyfried等报道一位65岁多形性胶质母细胞瘤女性患者进行常规治疗的同时，每天强制性进食600卡路里的生酮食物。尽管在治疗2个月后患者的体重减轻了20%，但是在饮食治疗结束后10周内肿瘤没有复发。虽然这些存在的阳性实验结果提供了一定的理论基础，但是目前缺乏标准化的治疗方案。而我们辟谷标准化治疗肿瘤的流程和方案，无疑会带给更多肿瘤患者新生和希望。

肿瘤患者辟谷不是降低葡萄糖摄入量，而是完全终止葡萄糖的摄入，诱发产生一种酮症状态（ketotic state）。这个时候给予科学运动模式，可以使脂肪酸代谢会产生酮类物质（ketones），后者会转化为乙酰辅酶A并进入三羧酸循环和电子传递链。正常细胞可以利用酮类物质，但是肿瘤细胞由于氧化磷酸化功能障碍而不能利用酮类物质。因此，科学辟谷会将肿瘤置于进退两难的境地：①糖酵解作用下降。②饥饿的肿瘤组织又不能用酮体物质替代葡萄糖。Seyfried等研究发现，小鼠原位移植瘤神经胶质瘤生长迟缓与体内葡萄糖水平降低、酮体水平升高有关。Maurer等研究发现，与良性神经元细胞不同，葡萄糖依赖性神经胶质瘤细胞并不能利用酮类物质如 β-羟基丁酸。因此这一阶段，脂肪供能模式强化期是全面控制肿瘤的开始。我们必须控制好这个关键时间节点。

不仅如此，这个阶段气轮循环开始活跃，肝、肾功能异常活跃，糖皮质激素分泌异常活跃，是人体祛除湿毒，修复免疫第二屏障的最佳时机。通过第二道免疫屏障的修复，可以恢复体液中的杀伤病原体物质和吞噬细胞。与此同时，肾主导的元气也开始修复，尤其是人体细胞线粒体脂质膜开始修复，这个很重要，是治愈代谢类疾病，尤其是糖尿病的关键时间窗。

三、辟谷反馈抵抗期防治肿瘤工作流程及原理

辟谷抵抗期是机体启动脂肪代谢供能的阶段，以交感－肾上腺髓质兴奋为主转化为肾上腺皮质激素分泌增多为主的适应反应阶段。机体出现代谢率升高，炎症、免疫反应减弱。在第一个阶段 GC 启动期，患者往往表现为兴奋，容易激动，自己感觉能量很大。在第二阶段脂肪供能模式强化期，患者开始出现乏力和精神的萎靡。为了改善这个症状，可以采用拉弓攥拳增气力功法，提升宗气水平，缓解疲劳。

这一时期最重要是激活糖皮质激素，强化糖皮质激素分泌量。在强化肝升肺降的同时，强化元气的升降出入，也就激发 HPA 轴。重点动作是通过抱球转肩神自在的功法激发 HPA 轴，通过顶天立地通任督功法加强肾上腺素分泌。

辟谷期主要靠糖异生维持正常血糖浓度，以满足脑组织等对葡萄糖持续消耗的需要，因此需要糖皮质激素增加，引起肝肾糖异生加强，血糖升高。持续糖皮质激素大量分泌，并出现糖异生和脂肪分解，患者就会出现明显的疲劳感，血糖升高，血压下降，容易诱发胃溃疡，出现酮症。预防胃溃疡和代谢性酸中毒，改善自身免疫，要增强采气以避免饥饿感。增强新鲜空气（氧）供给，增加二氧化碳呼出，通过呼吸，改善酸碱平衡。多做玉蟾翻浪功，加强胃排空，可预防胃溃疡。

在脂肪供能模式强化期，通过外源性服用橄榄油干扰辟谷应激原，强化糖皮质激素的分泌，增强活跃脂肪糖异生的作用，加强机体内胆固醇清除。这里需要注意的是，由于橄榄油的刺激性，会有很多人出现呕吐、恶心、头晕等刺激症状，甚至出现电解质紊乱，导致辟谷无法持续。补救措施是给予电解质纠正。但预防措施更加重要，要做充分。预防橄榄油导致呕吐或者刺激胃肠道不舒服的最主要办法是：①改善口感。②降低胃运动神经敏感性，因此在改善口感基础上，一定要在功法后，交感神经比较兴奋的时候服用，不要在静坐等副交感神经兴奋时服用。一般要在揉太极疏肝利胆完成一组后，服用橄榄油之后直接睡眠，睡眠前不必再做玉蟾翻浪功。

四、辟谷反馈抵抗期防治肿瘤技术原理

（一）拉弓攥拳增气力

手三阴经是手太阴肺经、手少阴心经和手厥阴心包经的总称。《灵枢·逆顺肥瘦》曰："手之三阴，从胸走手。"手三阳经是手阳明大肠经、手太阳小肠经和手少阳三焦经的总称。《灵枢·逆顺肥瘦》曰："手之三阳，从手走头。"三阴经与五脏直接维系，所以升降正常与否关系到五脏的功能是否正常。三阳经与六腑相关联，经脉是否通畅

关系到六腑的生理功能是否正常。本功法主要是拉伸手部三阴经和三阳经。

1. 拉弓攥拳增气力的具体步骤

（1）自然站立，双手往上交叉至胸前。

（2）右脚向右横跨一大步，同时吸气（4~6秒），右手做拉弓状，再攥拳呼气（4~6秒）。

（3）再做左边，吸气（4~6秒），左手做拉弓状，再攥拳呼气（4~6秒）。

（4）做完两边，同时向回拉吸气（4~6秒），交叉到胸前呼气（4~6秒）。两边各做3遍。

2. 拉弓攥拳增气力的功效

对手部三阴、三阳经脉的拉伸，意在调节心肺，使内心中出现的心慌、心悸得到有效缓解。

3. 拉弓攥拳增气力的注意事项

拉伸时注意时间和强度没有绝对标准，因为人的体质、年龄、病况不同，时间和强度是相对而言的，故操作时要注意力度，不宜用力太过。本节功法最重要的是拉伸时一定要拉到有痛、麻、胀感，这种感觉越强，则疗效越好，否则就是无效或低效。

（二）抱球转肩神自在

本节功法将运动的轴心自然放在了腰部，这样腰周能得到很好的运动，从而有效地激活了命门、肾俞、志室、带脉、大横、天枢、肓俞、神阙等穴位，以及绕腰1周的带脉。这些部位正好是肥胖症常易发生的部位，这个部位激活了，经脉打通了，堆积在这里的垃圾就会被源源不断增强的阳气推动的血液循环而迅速带走。这个功势的主要作用是补肾强腰，对腰椎相关疾病、肾相关疾病有很好的治疗作用，并有防治肿瘤骨转移的作用，同时也可改善中下焦肿瘤患者的症状。

1. 抱球转肩神自在的具体步骤

（1）自然站立，两手呈抱球姿势置于胸前。

（2）以肩为轴心向前、向下、向后画圆，重复9~36次。

（3）再反方向向后、向下、向前画圆，次数同上。

自然呼吸，速度缓慢均匀，循序渐进。

2. 抱球转肩神自在的功效

此功法为启动脂肪代谢重要功法，通过转动肩膀，抑制迷走神经，兴奋中枢神经、延髓，使机体顺利跳过蛋白质代谢过程。

3. 抱球转肩神自在的注意事项

手臂不能动，主要是通过脊柱来带动（1 秒钟揉按 1 次）。

（三）顶天立地通任督

任脉，起于小腹内，下出于会阴部，向上行于阴毛部，沿腹内向上经前正中线到达咽喉部，再向上环绕口唇，经面部入目眶下。因能总任一身之阴经，故称"阴脉之海"。任脉不通，女性就会出现下腹部不通的病症，会长子宫肌瘤等。督脉，起于小腹内，下出于会阴部，向后行于脊柱的内部，上达项后风府，进入脑内，上行颠顶，沿前额下行鼻柱。因能总督一身之阳经，故称"阳脉之海"。督脉不通，人体内阳气便不足，就会出现肢体怕冷等症状。任脉主血，督脉主气，为人体经络主脉。

1. 顶天立地通任督的具体步骤

（1）自然站立，双手结印往上，至胸前手心朝下，到头顶，此时吸气（4~6 秒）。

（2）手势不变，弯腰至 90°，手至小腿，此时呼气（4~6 秒）。

（3）再从腿后往上到大包穴，此时吸气（4~6 秒）。

（4）回归到丹田结印，此时呼气（4~6 秒）。

2. 顶天立地通任督的功效

此功法为放松功法，通过呼吸调节心理应激。通过对任脉、督脉的拉伸，调节肝肾，平衡阴阳。任督二脉若通，则八脉通。八脉通，则百脉通，进而能改善体质，强筋健骨，促进循环。该功法有防治肿瘤督脉病变，同时改善中下焦肿瘤患者症状的作用。

3. 顶天立地通任督的注意事项

拉伸时，弯腰至 90°。在弯腰手至小腿的过程中，要使拉伸有痛、麻、胀感。

（四）玉蟾翻浪功

本功法来源于中国传统道教的一个功法，主要通过腹部运动，有节律地配合呼吸，实现五脏气机的调控。该功法尤其能放松舒缓脾胃，减轻腹压，减少饥饿感，强化内脏脂肪供能。

1. 玉蟾翻浪功的具体步骤

平卧在床上，双膝弯曲成 90°，左手放在胸前，右手放在小腹部，然后开始运气。吸气时挺胸收小腹，意念放在膻中穴上，闭气，想象"气"按摩心肺；呼气时缩胸鼓小腹，意念放在气海穴上，闭气，想象"气"按摩双肾、肝、肠、脾和胃。一呼一吸为 1 次。

2. 玉蟾翻浪功的功效

放松五脏，调和脾胃。改善气轮循环，激活三焦气机运行，尤其能改善三焦运行元气功能。有利于减肥，对中焦肿瘤治疗尤其有良好效果。

3. 玉蟾翻浪功的注意事项

闭气要根据训练进度科学闭气，不可憋气而导致缺氧。

第五节　伏病辟谷第三阶段——辟谷自愈期

辟谷自愈期一般出现在辟谷开始的第 49 小时（第三天）到 96 小时（第四天）。辟谷自愈阶段期是机体启动免疫系统的阶段。这一时期仍以脂肪供能，以肾上腺皮质激素分泌增多为主。此时开始出现免疫调控，使人体逐渐适应辟谷应激刺激反应的阶段，调动人体自愈性，修复重构人体的各个系统。由于辟谷应激原的持续刺激，诱发机体免疫系统全面参与，免疫细胞产生大量神经-内分泌激素和介质，调控机体内环境，促使机体内环境自适应辟谷期生理、病理状态的改变，调动自愈机制，重构人体各个系统。免疫系统是机体执行免疫应答及免疫功能的重要系统，由免疫器官、免疫细胞和免疫活性物质组成，是防卫病原体入侵最有效的武器，它能发现并清除诸如异物、外来病原微生物等可以引起内环境波动的因素，但其功能的亢进会对自身器官或组织产生伤害。

一、时段及功法

辟谷自愈期是辟谷第五时段，也就是辟谷开始的第 49 小时（第三天）到 168 小时（第七天）（图 3-5）。

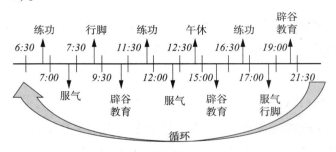

图 3-5　辟谷第五时段功法

二、生理病理反应

此时由于免疫细胞的游走性，免疫细胞产生的大量激素可以在局部产生更显著的生理病理作用，可以产生诸如镇痛、体温升高、食欲降低、慢性炎症修复、过敏反应修复、循环系统重构、免疫重构、代谢系统重构、淋巴循环系统重构、微生态环境重塑等效应。

三、症状表现

这一时期免疫细胞激活并出现慢性炎症修复，可以引起发热、血糖升高等表现，是辟谷治疗过敏性疾病和慢性炎症的最佳时期。

四、伏病论认识

伏病论认为，这一阶段是人体气轮和血轮循环重启，三焦功能修复的最佳时期。

首先是肝肺功能重启气轮循环，淋巴循环恢复正常。肝主升，肺主降，通过气机的升降，实现人体淋巴循环。淋巴循环的一个重要特点是单向流动而不形成真正的循环。这从《灵枢》中肝经"上注肺"却没有注入"中焦"，而肺经"起于中焦，下络大肠，还循胃口，上膈，属肺"，就能理解淋巴循环的单向性。随着气轮循环，淋巴液在毛细淋巴管形成后流入集合淋巴管，全身集合淋巴管最后汇合成两条主干，即胸导管和右淋巴导管，分别在两侧锁骨下静脉和颈内静脉汇合处进入血液循环。

气机左升右降，气由肺达肾，肾得肺气滋养，肾气气化下焦血液，蒸腾回心。心血再由肺朝百脉，吐故纳新。心血入肺，加入呼吸的氧气，肺血回心，完成气体交换的心气（心之少火），随血轮下济于肾。

中医的气，是具有波粒二象性的不同波长的结构能量。它具有物理学中量子场特点，是生物能的一种形式。这些结构能量由于波长的不同，分为不同结构形式，形成元气、宗气、卫气、营气等。但是它们具有共同的来源和物质基础。它们根源于原始大气、原始海洋等的能量凝聚，由碳氢化合物和空气（氧分子、氮分子）构成其壳，从而形成稳定结构，最后形成有复制能力的基因能量结构。

气在现代生物的主要生物能储备形式是 ATP 及其前体物质，主要效应器官是线粒体，也就是元气形成的主要场所，是细胞中制造能量的结构，也就是先天命门。

气轮循环的主体是肝升肺降，这个时期对肝、肺功能要求比较明显，注意提升肝肺功能。尤其如果有肝、肺肿瘤患者，这一阶段会出现症状加重特征，但是从长远的终点事件看，对这类患者仍是收益大于危害。

五、辟谷自愈期防治肿瘤工作流程及原理

这个时期是机体启动免疫系统的阶段，以肾上腺皮质激素分泌增多为主，调动人体自愈性，修复重构人体各个系统。这个时期焦虑症患者会表现出很多症状，诸如常见的烦躁不安、独处、疼痛、紧张、食欲减退，甚至出现肌肉自发抖动、明显乏力、发高热等症状。

这些症状的出现，恰恰是神经-内分泌-免疫系统自适应调整表现出来的症状。这一阶段要强化运动，加大运动量，刺激脂肪燃烧释放能量，同时加大揉太极、太极辟谷功法等功法训练。在强化训练基础上，入暮静坐非常重要，是检验自适应效果的最好方式。

随着时间推移，患者静坐状态越来越好，也表明焦虑症治疗效果越来越好。患者要养成睡眠前固定静坐的习惯，这是提高焦虑症治疗效果的关键。

这一时期可以通过功法拉弓攥拳增气力，增加宗气，促进气轮循环，改善肾上腺激素分泌旺盛带来的心悸症状；可以通过入海寻元化气生，强化"金生水"功能，提高肾纳气功能，引肺气达肾；通过阴阳有序通经窍，刺激三焦手少阳之脉，拉伸少阳经筋，促进三焦功能，改善三焦运行元气、输布水谷、通行水道等功能，以预防各种肿瘤发生。

六、辟谷自愈期防治肿瘤技术原理

（一）入海寻元化气生

1. 入海寻元化气生的具体步骤

（1）身体放松，自然站立，轻松呼吸，双手放于右胯。

（2）呼气时，身体下弯，双手从右胯轻抚至脚，动作回收时吸气，双手至胸肺（上述动作持续4~6秒）；重复双手从胯抚至脚的动作至左脚（上述动作持续4~6秒）。

（3）左右各3圈。

2. 入海寻元化气生的功效

强化"金生水"功能，提高肾纳气功能，引肺气达肾；能改善哮喘、慢性阻塞性肺疾病症状；强化脊柱韧带，预防腰颈椎疾病；可改善由肺癌引起的各种呼吸系统症状的功效。

3. 入海寻元化气生的注意事项

动作缓慢轻柔，不要过快，以免产生头晕现象。

（二）阴阳有序通经窍

《灵枢·经脉》："三焦手少阳之脉，起于小指次指之端，上出两指之间，循手表腕，出臂外两骨之间，上贯肘，循臑外上肩，而交出足少阳之后，入缺盆，布膻中，散络心包，下膈，遍属三焦。其支者，从膻中，上出缺盆，上项，系耳后，直上出耳上角，以屈下颊至颐。其支者，从耳后入耳中，出走耳前，过客主人，前交颊，至目锐眦。"《灵枢·经脉》："胆足少阳之脉，起于目锐眦，上抵头角，下耳后，循颈，行手少阳之前，至肩上，却交出手少阳之后，入缺盆。其支者，从耳后入耳中，出走耳前，至目锐眦后。其支者，别锐眦，下大迎，合于手少阳，抵于颐，下加颊车，下颈，合缺盆，以下胸中，贯膈，络肝、属胆，循胁里，出气街，绕毛际，横入髀厌中。其直者，从缺盆下腋，循胸，过季胁，下合髀厌中，以下循髀阳，出膝外廉，下外辅骨之前，直下抵绝骨之端，下出外踝之前，循足跗上，入小指次指之间。其支者，别跗上，入大指之间，循大指歧骨内，出其端。还贯爪甲，出三毛。"阴阳有序通经窍这一功法主要是拉伸少阳经筋。

1. 阴阳有序通经窍的具体步骤

（1）侧卧式操作要点：①右式，身体放松，自然呼吸，向右侧平躺。②右手掌撑地，右腿伸直，左脚跨于右膝盖旁，左手放于左膝。③右手微屈，感觉以前臂中外侧肌肉受力为宜，左手按压左侧膝盖至地板，同时头颈、胸腹部往左上侧倾斜。④练功者以感觉右侧边经筋拉伸酸胀为宜，持续15~30秒后多半感觉经筋发胀、发热。⑤双脚互换，成左式。左右分别练3~5遍即可。

（2）站立式操作要点：①右式，身体放松，自然呼吸，两脚开立，与肩同宽。②右手放于侧膝关节，左手臂伸直随身体往上，手掌向外侧，打开腋下。头颈往左转，看左手。③缓缓加大倾斜角度，以感觉左侧部、腋下、手臂中外侧及头颈部经筋酸胀为宜，持续15~30秒后多半感觉经筋发胀、发热。④双脚互换，成左式。左右分别练3~5遍即可。

2. 阴阳有序通经窍的功效

此功法具有刺激三焦手少阳之脉，拉伸少阳经筋，促进三焦的功能；改善三焦运行元气、输布水谷、通行水道等功能；调节心血管功能，预防各种肿瘤的发生。

3. 阴阳有序通经窍的注意事项

拉伸时注意时间和强度没有绝对标准，因为人的体质、年龄、病况不同，时间和强度是相对而言的，故操作时要注意力度，不宜用力太过。本功法最重要的是拉伸时一定要拉到有痛、麻、胀感，这种感觉越强，则疗效越好，否则就是无效或低效。

第六节   伏病辟谷第四阶段——辟谷修复期

辟谷修复期一般出现在结束断食刺激原刺激，开始复食的第一天，到复食后第21天。辟谷修复期是机体适应五个重构和强化五个重构的阶段。

这一时期持续保持生酮（燃脂）饮食供能，减少糖供给可能，包括水果提供的果糖也应减少，但要多增加植物性食物、矿物质和酶。已有大量实验研究证实，生酮饮食可以改变机体内菌群，尤其肠道菌群，从而影响肠-脑轴信号传导，并参与中枢神经系统调控。

早在20世纪初（1915年），研究者已经观察到长期饥饿的人恢复进食存在一系列障碍。这种情况在20世纪50年代对于长期饥饿营养不良的战争囚犯的观察研究中进一步得到证实，包括恢复进食（无论口服、肠内或胃肠外）后胃肠功能、心肺功能和代谢障碍，以及液体和电解质失衡（以低磷酸盐血症最为突出），并将这种状况命名为"再进食综合征"（refeeding syndrome，RFS）。RFS的发生是由于人经历长期饥饿，各种电解质矿物质持续损失而不能获得有效补充，虽然在适应性代谢过程中人体的平衡机制动员骨骼和细胞内储存物质维持血清能量的相对稳定，以维持生命活动所必须的能量供应，但是人体储蓄总量严重不足。

一、时段及注意事项

（一）时段

辟谷修复期为开始复食的第一天到复食后第21天。

（二）注意事项

根据生酮饮食法，辟谷结束后可以制定一套科学、有规律的饮食计划，以保证持续健康。其内容包括：①生酮饮食配合培菲康、冬虫夏草及酵素。②前10天可以每天服用6粒培菲康，有助生态微生物环境重构。有条件的患者可以配合每天1g冬虫夏草保护肾脏。③辟谷期间胃部的不适反应强烈者，前3天生酮饮食以植物脂肪摄入为主。胃部感觉好转后，再摄入动物性脂肪。④辟谷结束后，坐长途火车或汽车者，需可要配备"颠茄片（654-2片）"，防止途中胃出现痉挛疼痛。

二、生理病理反应

复食后由于仍采用生酮饮食，需要注意血酮检测，将血酮体控制在 $0.5 \sim 3 \text{mmol/L}$ 比较合适。由于机体缺少碳水化合物，血糖水平会下降，容易出现头晕、眼前发黑、出冷汗、乏力等"低血糖反应"；由于食物种类相对单一，脂肪以外的一些营养物质，比如部分维生素、纤维素、矿物质等的摄入会大大降低，容易引发便秘；因为血酮的升高，血液有酸化现象，会出现恶心、呕吐等症状，甚至会发生脱水。

三、症状表现

RFS 的症状多变，通常没有预兆，发生时间和严重程度也多变，主要表现在低磷酸盐血症、低钾血症、低镁血症等血清电解质改变对于影响神经、心脏和骨骼肌细胞膜电位的影响。电解质轻度紊乱时可以没有症状；更多的时候，会出现从单纯的恶心、呕吐，到严重的嗜睡和呼吸功能不全、低血压、心律失常、心力衰竭、谵妄、昏迷乃至死亡。

（1）低磷血症的并发症：在心血管系统方面，RFS 会引起心肌功能失调，心律不整，充血性心力衰竭及猝死；在神经肌肉系统方面，会引起麻痹，意识障碍，昏迷，抽搐及横纹肌溶解症；在呼吸系统方面，则会引起急性呼吸衰竭；在肝胆系统方面，可能会导致肝功能异常，特别在原本即为肝硬化的患者身上更容易发生；在血液系统方面，则会导致血细胞功能异常。此外，复食后可能会加重低磷血症，其临床表现受以下一些原因影响，如长期酗酒、酮酸中毒、使用作用在结合磷离子的制酸剂、患者严重烧伤且处于恢复期、呼吸性碱中毒、使用胰岛素、腹泻及鼻胃管抽吸、肠胃道吸收不良及使用固醇等。

（2）低钾血症的并发症：在心血管方面，RFS 会引起心律不齐及冠状动脉缺血；在神经肌肉系统方面，可能导致麻痹及横纹肌溶解症；在呼吸系统方面，则会引起呼吸抑制；在肠胃系统方面，可能会引起便秘、肠梗阻，加重肝性脑病变；另可导致肾功能异常。复食后可能会加重低钾血症，其临床表现受以下一些原因影响，如使用胰岛素、呕吐、长期鼻胃管抽吸、严重腹泻、使用类固醇、使用利尿剂、低血镁等。

（3）低镁血症的并发症：在心血管方面，RFS 会引起心律不齐，包括心动过速；在神经肌肉系统方面，若合并低血钙症，可能导致运动失调；在肠胃系统方面，可能会有腹痛、恶心、腹泻及便秘等症状。复食后可能会加重低镁血症，其临床表现受以下一些原因影响，如营养不良、长期鼻胃管抽吸、长期腹泻、广泛性肠切除、胰腺炎、长期酗酒、副甲状腺功能低下、原发性醛类脂醇过多症等。

（4）维生素缺乏的并发症：意识障碍，运动失调，肌无力，水肿，肌肉流失，心动过速，心肌肥大及 Wernicke 氏脑病变。复食后可能会加重维生素缺乏，其临床表现受以下一些原因影响，如禁食一段时间后复食碳水化合物、酗酒、厌食症、长期空腹或饥饿、妊娠性剧吐、长期静脉滴注各种液体、长期发热、副甲状腺功能亢进、营养不良及充血性心力衰竭。

（5）体液增加后的并发症：造成体液过多及充血性心力衰竭。

四、伏病论认识

伏病论认为，辟谷修复期是整个辟谷成功与否的最重要时期，也是所有辟谷最容易忽视的阶段。这一阶段多由患者自行完成，由于前期辟谷断食，这一阶段患者往往会报复性进食，由于工作等原因，停止功法训练及行脚等训练，不仅导致辟谷的成果大部分损失，更重要的是出现 RFS。

这个阶段从整体看，是人体由阳（应激系统启动）而阴（肿瘤自愈供能系统启动）的过程，是转变为阴平阳秘（代谢系统与应激系统平衡）的关键时刻。由于阴（肿瘤自愈供能系统）启动，我们仍然摄入脂肪，但要严格控制高糖、高蛋白等导致浊阴的物质。

更重要的是这一时期是人体微生态环境重构及其良好微生态环境形成的时间段，我们应该积极补充有益菌群，增强运动，恢复微生物群落良性生态。在平衡的代谢系统与应激系统相互作用下，良性机体微生物系统可以迅速发展、成熟，能够定植于皮肤及空腔脏器黏膜，并与人体代谢系统和应激系统形成和谐的整体系统，共同调控机体生命活动，恢复人体健康。

这一阶段的有效实施和坚持，是肿瘤向愈的关键。

五、辟谷修复期防治肿瘤工作流程及原理

这个时期是机体在平衡的代谢系统与应激系统相互作用下，恢复良性机体微生物系统的重要时期，应该坚持上述各种功法的锻炼，尤其要坚持拉弓攮拳增气力、通天灌气转三轮、抱球转肩神自在、顶天立地通任督、阴阳有序通经窍、揉太极、水式太极、伏病灵动功等的训练，坚持每天有氧运动一万步。这种强化的运动训练，使肿瘤患者根本上受益。

一般来讲，对于中早期肿瘤，甚至部分晚期肿瘤，鼓励在完成 2 个月标准中药治疗后，实施 1 次 7 天加上 21 天的完整伏病辟谷，这是一个标准疗程。6 个标准疗程在 18~24 个月内完成，之后每年重复 2 个疗程，肿瘤患者获得更有效的缓解，甚至治愈的概率将大幅度提高。

第七节　实体肿瘤患者伏病辟谷评价内容及标准

一、主要入选标准

1. 年龄≥14 岁。

2. 经组织学或细胞学确诊的肿瘤患者。

3. 美国东部肿瘤协作组（Eastern Cooperative Oncology Group，ECOG）体力评分状况为 0 或 1 分。

4. 受试者应有可测量病灶［根据实体肿瘤的疗效评价标准（Response Evaluation Criteria in Solid Tumors，RECIST）1.1 版］。

5. 伏病论肿瘤分期在络或在经。

6. 研究治疗开始后愿意接受中草药正规治疗。

7. 主动选择放弃西医治疗。

二、主要排除标准

1. 绝对中性粒细胞计数<$1.5×10^9$/L，或血小板<$100×10^9$/L，或血红蛋白<9g/dL（以临床试验中心正常值为准）。

2. 血清总胆红素高于正常值参考范围上限的 1.5 倍。

3. 无肝转移时，谷丙转氨酶或谷草转氨酶高于正常值参考范围上限的 2.5 倍；肝转移时谷丙转氨酶、谷草转氨酶或碱性磷酸酶高于正常值参考范围上限的 5 倍。

4. 治疗开始前 4 周内接受过化疗或放射治疗。

5. 具有临床意义的活动性感染。

6. 已知有显著临床意义的肝病病史，包括病毒性或其他肝炎或肝硬化。

7. 已知人类免疫缺陷病毒（HIV）感染。

8. 妊娠（用药前妊娠检测阳性）或正在哺乳的女性。

9. 年龄≥72 岁。

三、伏病辟谷前评估

1. 六浊评估。

2. 症状学评估。

3. ECOG 体力评估。

4. 生存质量（Quality of life，QOL）评估。

5. 血液学评估包括癌胚抗原、免疫学、肾上腺激素、肝肾功能、血脂、血糖、血酮等指标。

四、伏病辟谷后（辟谷修复期结束）评估

1. 六浊评估。

2. 症状学评估。

3. ECOG 体力评估。

4. 生存质量（Quality of life，QOL）评估。

5. 血液学评估包括癌胚抗原、免疫学、肾上腺激素、肝肾功能、血脂、血糖、血酮等指标。

6. 辟谷 3 个周期（6 个月）后影像学评估。

第四章　肿瘤化疗药物的中医分析

中药学是发展的科学，自秦汉时期就开始不断采用"西域"药品，丰富、发展中医本草学内容。西域药对补充中药来源，扩大应用范围，增加运用手段，做出了弥足珍贵的贡献。目前我们也可以根据中医药认识药物的传统方法，结合现代西药的功能主治及其副作用，将现代西药按中医药学性味归经、中医主治等理论进行归类、研究、应用。这是一个大胆设想，但对于中西医结合用药，尤其是提高西药合理参与中医辨证论治，也许会有帮助，这也算一种现代中医药"吸纳""西域"药品的新尝试吧。

目前广泛应用于肿瘤及其相关并发症治疗的药物种类很多，现结合本人中西医结合治疗肿瘤过程中对这些药物的认识，就常用的几类药物中的部分临床常用药，根据传统中药认识方法和理论，做初步分析，算作抛砖引玉吧。

第一节　西药中用原理分析

一、中医怎样辨别药物的寒热

要发扬中医，创新中医，首先要研究中医。怎样研究呢？简单地采用现代生物科学证实中医药某个方药的科学性，或某方某药对现代某个指标的上调、下调作用就算结束的研究方式，是忽视中医理论科学成分割裂式的粗暴方法。

中医认识事物有其独特的方法论，有人会说几千年前的方法论、哲学观从现代角度看太粗浅，有失科学，但在不能完整认识中医学内在科学前，我们在运用、分析、研究中医时，还是应该首先忠实、诚恳地学习与继承，以其法研究其术，在此基础上，再谈现代科学的介入。

中药的四气，现代人看来不能理解，没有一个药"嚼"起来是凉的或温的，都是"苦涩的"。但不理解中药的四气，就无法准确配伍应用，甚至会产生不良后果。李中梓在《医宗必读》中写道"寒热温凉，一匕之谬，覆水难收"。王叔和也说"桂枝下咽，阳盛则毙，承气入胃，阴盛以亡"。所以弄清楚药物的寒热还是有必要的。

简单讲，中药的四气就是根据药物作用于人体后所发生的反应推断出来的，一般是与所治疾病的寒热性质所对应的，这是中医常用的"试探和反证"方法的结果。根据这个原理，我们就能分析、演绎出现代西药的中医"四气"。比如说糖皮质激素长期应用，可出现类皮质醇增多反应，与中医所谓"阳亢"相似，就可以推断其有温阳作用，四气归属就是"温热"。再如某些化疗药使用后能消肿散结、清热解毒，中医四气归属就可以是"寒凉"。这样归类，对于正确配伍中药方剂，中西医结合增效减毒，采用中医理论，主动根据中医辨证运用西药，提高疗效，规避毒副作用，也可以有很大裨益。

西药归属中医"寒热温凉"四气，目的在于让西药融入中医理论，更好辨证地发挥其疗效，最大程度规避其毒副作用，而不是为了归属而归属，因此必须结合每一药物的具体作用去理解与运用。

二、中医辨别药物五味的方法

中医的药味是有意义的，味的最初确定是依据药物的真实滋味，如黄连之苦，甘草、龙眼之甜，乌梅之酸等，但随着药物的丰富、药物实践的发展，药味与药物功效有了联系，就开始出现以作用推定其味的方法。例如葛根、皂角刺没有辛味，但前者因为能解表散邪，后者能消痈散结，就都归到"辛"味了。这种以功效推断性味的方法是"反证加演绎法"，是药味定性的主要方法。因此说中医的"五味"已超出味觉的范围，是建立在功效的基础之上。五味的含义既代表了药物味道的"味"，又包含了药物作用的"味"，而后者构成了五味理论的主要内容。

五味与四气一样，也具有阴阳、五行的属性。《黄帝内经》云："辛甘淡属阳，酸苦咸属阴。"《洪范》载："酸味属木，苦味属火，甘味属土，辛味属金，咸味属水。"

《素问·脏气法时论》指出："辛散，酸收，甘缓，苦坚，咸软。"这是对五味作用的最早概括。一般讲，辛"能散、能行"，即具有发散、行气行血的作用；甘"能补、能和、能缓"，即具有补益、和中、调和药性和缓急止痛的作用；酸"能收、能涩"，即具有收敛、固涩的作用；苦"能泄、能燥、能坚"，即具有清泄火热、泄降气逆、通泄大便、燥湿、坚阴（泻火以存阴）等作用；咸"能下、能软"，即具有泻下通便、软坚散结的作用。

根据药物的作用反推药物的性味，对于辨证运用药物十分重要。知道了药物的五味，就可以根据五味理论中"味"与阴阳的关系，以及与五行五脏的关系等，辨证运用药物了。

三、中医药物的归经

中药归经理论的形成是以中医脏腑、经络学说为基础，以药物所治疗的具体病证为依据，经过长期临床实践总结出来的用药理论。它与机体因素即脏腑经络生理特点、临床经验的积累、中医辨证理论体系的不断发展与完善，以及药物自身的特性密不可分。归经是指药物对于机体某部分的选择性作用，即某药对某些脏腑、经络有特殊的靶向作用，因而对这些部位的病变起着主要或特殊的治疗作用。如心经病变多见心悸、失眠；肺经病变常见胸闷、喘咳；肝经病变多见胁痛、抽搐等。临床上朱砂、远志能治疗心悸、失眠，说明它们归心经；桔梗、紫苏子能治喘咳、胸闷，说明它们归肺经；而白芍、钩藤能治胁痛、抽搐，则说明它们能入肝经。

归经理论与临床实践密切相关，它是伴随着中医理论体系的不断发展而日臻完善的。如《伤寒论》创立了六经辨证系统，临床上便出现了六经用药的归经方法。如麻黄、桂枝归太阳经，石膏、知母为阳明经药等。随着温病学派的崛起，又创立了卫气营血、三焦辨证体系，临床上相应出现了卫气营血、三焦用药的归经方法，如金银花、连翘为卫气药，生地黄为营血分药，黄芩主清上焦，黄连主清中焦，黄柏主清下焦等。

本文所总结西药的归经，也是在借助中医"反证加演绎法"的基础上，参照本文所书"伏病肿瘤"理论，结合每味药的治疗作用和毒副作用，将每味药予以简单归类，可能对提高其治疗疾病的精准靶向给药有作用。

所以我们在运用西药的归经认识时，必须是在"伏病肿瘤"理论体系下，中西医结合运用药物。如果脱离本理论，一味刻板、机械地理解西药的归经是没有实际意义的。

第二节　糖皮质激素在肿瘤中的辨证应用

糖皮质激素由肾上腺中层束状带所分泌，主要有氢化可的松和可的松，其对糖代谢的影响尤为显著，其次有影响蛋白质代谢和脂肪代谢的作用，对水盐代谢影响较弱。其有广泛的药理作用，包括抗炎、免疫抑制、抗毒、抗休克以及影响中枢神经系统、消化系统、造血系统等。长期应用糖皮质激素，可出现类皮质醇增多症、类固醇性青光眼、肌萎缩、骨质疏松、诱发和加重感染、精神兴奋、升高血糖、高血压、水肿、胃及十二指肠溃疡，甚至穿孔出血等。在肿瘤科，糖皮质激素是很重要的药物，可以应用于晚期患者，或者用于某些肿瘤的治疗，或者用于减轻放、化疗损伤。其中地塞米松使用最为广泛。现对糖皮质激素特别是地塞米松在肿瘤治疗中发挥的作用简述如下。

一、地塞米松临床可以改善肿瘤患者症状

1. 地塞米松能够促进食欲、增加体重，改善晚期患者的恶病质状态。

2. 研究显示每天 4 次，每次 0.75～1.5mg 地塞米松口服能够显著改善癌症患者食欲。

3. 地塞米松能够改善晚期肿瘤患者的生活质量、体力状态以及躯体不适。

4. 对于有明显癌症相关疲劳的晚期癌症患者可以使用 1～2 周的地塞米松进行治疗，或根据患者病情决定服用时间。

5. 地塞米松可用于脑部原发肿瘤与脑转移瘤导致的脑水肿。

6. 地塞米松可用于骨转移瘤、颈椎和脊髓原发性肿瘤导致的脊髓压迫综合征。

二、地塞米松对肿瘤的治疗

1. 地塞米松可单独或联合其他化疗药物治疗淋巴增殖性肿瘤如多发性骨髓瘤、霍奇金淋巴瘤、非霍奇金淋巴瘤和急性淋巴细胞白血病等。其作用机制可能与溶解淋巴细胞有关。大剂量用药时还可抑制细胞的有丝分裂，可作为细胞周期非特异性药物作用于 S 期和 G_2 期并对 G_1/S 期边界有延缓作用。

2. 糖皮质激素可单独用于多发性骨髓瘤的治疗。单用时，选择地塞米松 40mg/d，于第 1～4，9～12 和 17～20 天口服或静脉滴注，35 天为一疗程。在多数患者中，糖皮质激素宜联合其他化疗药物。年龄偏大、不准备做造血干细胞移植的患者，可予以泼尼松（60mg/d）与马法兰合用，连续口服 4 天，是多发性骨髓瘤简便易行的方案。其他联合化疗方案（DT、VAD、DVD 和 DT-PACE）皆为地塞米松 40mg/d，第 1～4 天口服或静脉滴注。年龄偏大或合并感染的患者，适当降低剂量。

三、地塞米松可改善化疗后的呕吐症状

1. 地塞米松具有强大的抗炎作用，主要防治延迟性呕吐，故相关的肿瘤治疗指南推荐在多日化疗所致的化疗相关恶心呕吐中应用至化疗结束后 2～3 天。

2. 用于高度催吐药物的防治方案，如 NK-1 受体抑制剂+5-HT3 受体抑制剂+地塞米松，在该方案中地塞米松可以防治化疗后恶心呕吐的出现，尤其适用于顺铂所致化疗相关恶心呕吐的防治。

3. 用于中度催吐药物的防治方案，如急性期应用 5-HT3 受体抑制剂+地塞米松。

四、糖皮质激素可减轻放疗损伤

1. 糖皮质激素在放射性损伤的治疗中发挥了重要作用。

2. 在放射性口腔黏膜损伤中，糖皮质激素可以外用促进黏膜恢复。

3. 在放射性脑损伤中，应早期应用大剂量糖皮质激素进行治疗。

4. 在放射性肺炎的治疗中也要使用糖皮质激素，放射性肠炎可以应用糖皮质激素灌肠。

五、糖皮质激素与药物过敏

使用化疗药物进行治疗，其发生过敏反应的概率相对较高，比如紫杉醇、奥沙利铂等，糖皮质激素如地塞米松在治疗过敏反应中发挥了重要作用。

六、糖皮质激素临床使用禁忌与注意事项

1. 晚期肿瘤患者可能合并多种慎用或禁用糖皮质激素的情况。

2. 长期或大量使用时不能骤停。

3. 对糖皮质激素过敏者禁用。

4. 可能导致应激性溃疡或加重消化道溃疡。

5. 可能加重高血压、血栓、心梗、精神病、癫痫。

6. 内脏手术、青光眼不宜使用。

7. 可能导致血脂、血糖、电解质等的代谢紊乱。

8. 感染者需要使用时应与抗感染措施联合使用。

9. 糖尿病、骨质疏松、肝硬化、肾功不良、甲减者慎用。

10. 可能导致血压异常、股骨头坏死等。

鉴于糖皮质激素在肿瘤治疗临床中的作用，结合中医脏腑生理功能，考虑其入肾、肝、脾、胃经，具备中医温热、收敛的作用，有毒，能温阳、生血、解毒，结合其临床副作用，考虑其有耗阴炼津、助火动风的弊端。

【中医药性】

涩、咸、温。有毒。归肾、肝、脾、胃经。

【中医功效】

解毒利水，温肾健脾，降逆止呕。

【中医应用】

（1）解毒抗炎：本品系化学合成，禀纯阳之性，《素问·生气通天论》谓"阳者，

卫外而为固也"，故能固表以祛风、寒、湿邪。"阳气者，温暖之气也"，其又能入内以解体内寒湿之气。风、寒、湿袭表，或蕴结于体而见恶寒发热、肌表无汗、头痛项强、肢体酸楚、肢节疼痛者，可应用本品，或配伍九味羌活汤、羌活胜湿汤或蠲痹饮等使用，以消除其纯热伤阴之弊。

（2）温阳生血：本品能使血细胞及血红蛋白上升，大剂量可升高血小板。正如《血证论》言"火即化血"，针对"火化不及，而血不能生者"引起的贫血，宜采用强的松"补火生血之法"，但注意"补血而不清火，则火终亢而不能生血"，因此从另一方面而言"清火即是补血"，所以必须处理好适应证，以及强的松使用时清火药的合理配伍。如"火化不及"而见骨髓造血乏力，心悸寐差，形瘦气短，虚烦汗出，咽干舌燥，或是有虚热者，可配伍炙甘草汤应用。

注：另有甲泼尼松、甲泼尼龙等可参考上述方法参与中医辨证施治。

第三节　免疫抑制剂的辨证应用

环孢菌素

环孢菌素是由真菌 Tolypocladium inflatum 或 Cylindrocarpon incidum 中分离而得到的中性环状多肽混合物。本品可逆地逆转了 T 细胞介导的自身免疫反应。由于辅助 T 细胞的生成被抑制，从而抑制了参与细胞免疫的淋巴因子如白介素-2 和干扰素 γ 的产生，其通过与 T 细胞胞浆的顺反脯氨酸异构酶的结合，阻止胞浆激活蛋白的产生，这是它独特的抑制作用。本品对 B 细胞也有作用，可抑制某些非 T 细胞依赖性抗原刺激的抗体反应。使用本品较少诱发或加重感染，因为其不抑制血细胞生成，也不影响吞噬细胞功能。本品也不会引起骨髓抑制。

环孢菌素用于器官移植患者的抗排斥反应及治疗某些自身免疫疾病。器官移植目前采用本品的有心、肝、肾、骨髓移植；免疫性疾病则有自身免疫性溶血性贫血、血小板减少性紫癜、获得性血友病、再生障碍性贫血、严重斑秃、狼疮性肾炎、血液病、某些皮肤病和结缔组织病等。

本品对肾脏有高毒性，有肝损害，应用本品一定要检测血药浓度，要使本品的血清水平控制在 $50\sim300\mu g/L$，以免药物浓度过高出现肝肾毒性或血药浓度过低发生排斥反应。

【中医药性】

涩、寒。有毒。归心、肾、肝、脾经。

【中医功效】

遏阳，祛风。

【中西医结合应用】

（1）用量：口服 10mg/（kg·d），分 2 次口服。一般 10 天见效，2～3 个月为一疗程。

（2）增效减毒：阳盛耗血所致之贫血，以本品为主药，配三甲复脉汤治疗，3 个月后评估疗效。阳盛动血所致之出血，以本品为主药，配十灰散加参三七、白芍等治疗，3 个月后评估疗效。

【中西医结合使用指征】

（1）T 细胞亚群 Th 细胞升高。

（2）细胞因子检查 IL-2 升高。

（3）中医辨证阳盛者，实证重，虚证轻。

【中西医结合使用禁忌】

（1）肝肾功能异常者。

（2）感染较重者。

（3）中医辨证阳虚者，或痰湿较重者。

第四节　化疗药的辨证应用

一、环磷酰胺

环磷酰胺又名环磷氮芥、癌得星。其在体外无抗肿瘤活性，进入人体后被肝脏或肿瘤组织内存在的过量的磷酸胺酶或磷酸酶水解，变成活化作用型，释放出氮芥基，因而起到抑制肿瘤生长的作用，属于细胞周期非特异性药物。实验证明其对多种动物肿瘤均有抑制作用，抗瘤谱较氮芥广，毒性低于氮芥。

本品口服后容易吸收，约 1 小时血浆浓度达最高峰，在体内半衰期为 4～6.5 小时，在 48 小时后可由肾脏排出 50%～70%（68% 为代谢物，32% 为原型）。肝肾功能障碍时可使其毒性加强。有些药物如巴比妥类、皮质激素、别嘌呤醇及氯霉素等对环磷酰胺的代谢、活性和毒性有影响，联合用时应注意。

本品对急性白血病和慢性淋巴细胞白血病均有一定疗效。其对恶性淋巴瘤疗效突出，且毒性反应较低。

【中医药性】

苦、辛、寒。有毒。归肝、胃、膀胱、肾经。

【中医功效】

解毒抗癌，破血消积。

【中西医结合应用】

（1）用量：静脉滴注以人体每平方米体表面积 400~600mg，每周 1~2 次，总量 8g 左右为一疗程。口服，每次 50mg，每日 3 次。

（2）增效减毒：伏火热毒所致之肿瘤，以本品为主药，可配新鳖甲煎加减，能够增加其效果，减少其毒性。

【中西医结合使用指征】

（1）白细胞>3.0×10⁹/L，血小板>100×10⁹/L。

（2）中医辨证系热毒内蕴，或瘀血阻络，以实证为主者。

【中西医结合使用禁忌】

（1）肝功能损害明显者，慎用。

（2）中医辨证以虚为主，尤其阳虚明显者慎用。

二、氟尿嘧啶

氟尿嘧啶是 5-氟尿嘧啶溶于注射用水并加氢氧化钠的无菌溶液，溶液的 pH 约为 8.9。氟尿嘧啶是尿嘧啶的同类物，尿嘧啶是核糖核酸的一个组分。本药是以抗代谢物而起作用，在细胞内转化为有效的氟尿嘧啶脱氧核苷酸后，通过阻断脱氧核糖尿苷酸，受细胞内胸苷酸合成酶转化为胸苷酸，从而干扰 DNA 的合成。氟尿嘧啶同样可以干扰 RNA 的合成。静脉用药后，氟尿嘧啶广泛分布于体液中，并在 4 小时内从血中消失。它在被转换成核苷酸后，被活跃分裂的组织及肿瘤所优先摄取，氟尿嘧啶容易进入脑脊液中，约 20% 以原型从尿排泄，其余大部分在肝脏中代谢。

临床用于结肠癌、直肠癌、胃癌、乳腺癌、卵巢癌、绒毛膜上皮癌、恶性葡萄胎、头颈部鳞癌、皮肤癌、肝癌、膀胱癌等。

【中医药性】

苦、温。有毒。归胃、大肠、肝、肾、膀胱经。

【中医功效】

解毒通络，燥湿散结，通腑降浊。

【中西医结合应用】

（1）用量

①静脉注射，每次 0.25~0.5g，每日 1 次或隔日 1 次，一疗程总量为 5~10g。

②静脉滴注，每次 0.25~0.75g，每日 1 次或隔日 1 次，一疗程总量为 8~10g。

③口服，150~300mg/d，分次服用。一疗程总量为 10~15g。

治疗绒毛膜上皮癌时可将剂量加大到每日 25~30mg/kg，溶于 5% 葡萄糖液 500~1000mL 中，静脉滴注 6~8 小时，每 10 天为一疗程。对造血功能和营养状态良好的患者，推荐剂量为静脉注射每日 12mg/kg，每日最大剂量为 800mg。注射 4 天后，如未发现毒性，接着改为 6mg/kg 剂量，隔日 1 次，共用 4 次。间歇 4 周再开始下一疗程，并根据疗效及耐受情况调整剂量。

（2）增效减毒：消化道肿瘤经病、脏病与脏络病，以本品为主药，配八珍汤加减，能够增加其效果，减少其毒性。本品也可配合人参单品服用，也可减轻药物的毒副作用。人参皂苷 Rh2 可以作为肿瘤耐药逆转剂提高化疗药物的抗肿瘤活性。一般的化疗药物不易进入癌细胞，癌细胞中有种 P-糖蛋白可将化疗药物排出，人参皂苷 Rh2 在细胞膜与磷蛋白结合，造成癌细胞对化疗药物产生耐受性差，Rh2 具有可亲水及亲油的特性，可以轻易进入细胞核内而杀死癌细胞。

【中西医结合使用指征】

中医辨证系湿毒内蕴，或痰湿阻络，以实证为主者。

【中西医结合使用禁忌】

（1）肝功能损害明显者，慎用。

（2）中医辨证以肝肾阴虚明显者慎用，可配合一贯煎减轻其毒副作用。

三、卡莫氟

卡莫氟为口服抗肿瘤药，属嘧啶类抗代谢药，系氟尿嘧啶潜型衍生物，口服后从肠道迅速吸收，在体内缓缓释出氟尿嘧啶，借氟尿嘧啶的抗代谢作用而发挥抗肿瘤作用。本品口服后有效血药浓度较氟尿嘧啶静脉滴注较长久。本品抗瘤谱广，治疗指数高，对多种实验肿瘤有较好的抗肿瘤作用，临床上对胃癌、结直肠癌及乳腺癌有一定疗效，尤以对结直肠癌的有效率最高。

本品大鼠口服后主要经十二指肠及小肠上部吸收。本品和中间代谢产物以及氟尿嘧啶的血浓度，在给药后 1 小时达峰值，随后缓缓下降。组织内分布以胃、膀胱、肾脏、肝脏、肺以及小肠浓度较高，向脑内移行较少。48 小时内尿中排出约 80%，粪中排出约 1%。癌症患者口服 5~15mg/kg 后，本品和其中间代谢产物以及氟尿嘧啶的血药浓度均随给药量而增加，给药后 2~4 小时达峰值，以后缓慢下降。

本品主要用于消化道癌（食管癌、胃癌、结肠癌、直肠癌），乳腺癌亦有效。

【中医药性】

苦、温。有毒。归肝、肾、胃、膀胱经。

【中医功效】

散结消肿，解毒通络。

【中西医结合应用】

（1）用量：成人1次200mg，每日3~4次；或按体表面积，每日140mg/m²，分3次，口服。联合化疗，1次200mg，每日3次。

（2）增效减毒：消化道肿瘤经病、脏病与脏络病，以本品为主药，配化湿解毒汤加减，能够增加其效果，减少其毒性。

【中西医结合使用指征】

中医辨证系痰毒内蕴，或瘀血阻络，以实证为主者。

【中西医结合使用禁忌】

（1）肝功能损害明显者，慎用。

（2）中医辨证以肝肾阴虚明显者慎用，可配合一贯煎减轻其毒副作用。

四、顺铂

顺铂是目前常用的金属铂类络合物，属细胞周期非特异性药物，具有细胞毒性。本品主要针对乏氧细胞，可直接通过带电的细胞膜与DNA链交叉连接，造成DNA损伤，破坏DNA复制和转录，高浓度时也抑制RNA及核蛋白或胞浆蛋白的合成。本品对DNA的损伤还有可能在核内或细胞表面改变其抗原性，使原来隐蔽的表面抗原暴露，刺激抗体的免疫抑制而发挥其细胞毒作用。

顺铂具有抗癌谱广，作用强，与多种抗肿瘤药有协同作用，且无交叉耐药等特点，为当前联合化疗中最常用的药物之一，可用于卵巢癌、前列腺癌、睾丸癌等泌尿生殖系统恶性肿瘤，有较好疗效。本品与长春新碱、环磷酰胺、5-氟尿嘧啶联用，对恶性淋巴瘤、乳腺癌、头颈部鳞癌、甲状腺癌、成骨肉瘤等均能显效。顺铂配合放疗治疗晚期非小细胞肺癌、鼻咽癌、食管癌等疗效突出，对肝癌和软组织肉瘤也有一定疗效。

顺铂为强蓄积性药物，易产生肾毒性、耳毒性、神经毒性，消化道反应较常见，还会影响造血系统导致白细胞及血小板减少，影响免疫系统造成过敏及免疫抑制等。

【中医药性】

苦、辛、寒。有毒。归肾、肝、肺、膀胱经。

【中医功效】

解毒抗癌，化瘀散结，破血消积。

【中西医结合应用】

（1）用量

①静脉注射或静脉滴注：每次 20~30mg，或 20mg/m²，溶于生理盐水 20~30mL 中静脉注射，或溶于 250~500mL 的 5% 葡萄糖注射液中静脉滴注，每周 1 次，一般持续治疗 3~4 周后间断用药 3~4 周。大剂量 80~120mg/m²，每 3 周 1 次，同时注意水化，使患者尿量保持在 2000~3000mL，也可加用甘露醇利尿。

②胸腹腔注射：胸腔每 7~10 日 1 次，每次 30~60mg。腹腔每次 100~160mg。

③动脉注射：每次 20~30mL，动脉插管推注，连用 5 日为 1 周期，间隔 3 周可重复。动脉灌注主要用于头颈部肿瘤。

（2）增效减毒：其对痰毒阻滞经脉引起实体肿瘤效果较好，配合桂枝茯苓丸脏病治腑，给邪出路，可以预防肾毒性、耳毒性、神经毒性等发生；或配合清脾伏火汤，可预防造血系统损伤。

【中西医结合使用指征】

中医辨证系热毒内蕴，痰瘀互结，以实证为主者。

【中西医结合使用禁忌】

（1）本品伤阳耗气，阳气虚者慎用。

（2）本品毒性较大，尤其对肾毒害明显，肾气虚弱者慎用，年过六旬者慎用。

五、足叶乙甙

足叶乙甙，又称依托泊苷、泛必治、拉司太特，为细胞周期特异性抗肿瘤药物，作用于 DNA 拓扑异构酶Ⅱ，形成药物-酶-DNA 稳定的可逆性复合物，干扰 DNA 拓扑异构酶Ⅱ，阻碍 DNA 修复。本品主要应用于小细胞肺癌，有效率达 40%~85%，完全缓解率为 14%~34%，对急性白血病、恶性淋巴瘤、睾丸肿瘤、膀胱癌、前列腺癌、胃癌、绒毛膜上皮癌、卵巢癌、恶性葡萄胎等也有一定疗效。

本品有剂量限制性毒性，可引起骨髓抑制造成白细胞与血小板减少，还容易出现胃肠道反应、过敏反应、皮肤反应及神经毒性等。

【中医药性】

苦、辛、寒。有毒。归肾、胃、肝、肺、心、膀胱经。

【中医功效】

解毒抗癌，化瘀散结，破血消积。

【中西医结合应用】

（1）用量

①静脉滴注：每日 60~100mg/m²，加生理盐水 500mL，静脉滴注，连用 3~5 日。

常用每次 50~100mg，静脉滴注，连用 5 日，3 周重复。

②口服：软胶囊剂，每次 50mg，每日 3 次，连用 5 日。以 21~28 日为 1 周期，至少治疗 2 周期。

（2）增效减毒：本品对痰瘀入脏络者疗效显著，以本品为主药，配黑甲汤加减，能够增加其效果，减少其毒性。

【中西医结合使用指征】

（1）白细胞>$3.0×10^9$/L，血小板>$100×10^9$/L。

（2）中医辨证系热毒内蕴，或痰瘀入脏络，以实证为主者。

【中西医结合使用禁忌】

（1）肝功能损害明显者，慎用。

（2）中医辨证以虚为主，阳气虚明显者慎用。

六、拓扑替康

拓扑替康为拓扑异构酶Ⅰ的抑制剂，本品与拓扑异构酶Ⅰ-DNA 复合物结合可阻止拓扑异构酶Ⅰ所诱导的 DNA 单链可逆性断裂后的重新连接，导致细胞死亡。其细胞毒作用是在 DNA 的合成中，是 S 期细胞周期特异性药物。本品有很强的抗肿瘤活性和广泛的抗癌谱，临床前的体内抑瘤实验中对 P388 及 L121 白血病、B16 黑色素瘤、B16/F10 黑色素瘤亚株、Lews 肺癌、ADJ-PC6 浆细胞瘤、M5076 卵巢肉瘤、结肠腺癌 38 及 51、Wadison 肺癌等动物移植性肿瘤疗效显著。

本品副作用较大，可导致骨髓抑制出现血小板、白细胞（尤其中性粒细胞）减少，同时对消化系统、呼吸系统及皮肤肌肉神经系统造成副作用，另有肝损伤及过敏、乏力表现。

【中医药性】

苦、寒。有毒。归肾、肝、肺、大肠经。

【中医功效】

解毒抗癌，祛湿散结，破血消积。

【中西医结合应用】

（1）用量：静脉滴注，每次 $1.25mg/m^2$，每日 1 次，连续用药 5 日，21 日为一疗程。

（2）增效减毒：湿毒重者，本品较为适宜，配以化湿解毒汤，能增效减毒。本品配合清脾化湿汤使用，能减轻其损伤白细胞的副作用。

【中西医结合使用指征】

（1）本品损伤白细胞明显，故血常规检查白细胞>$3.0×10^9$/L 者。

（2）中医辨证系湿毒内蕴，以实证为主者。

【中西医结合使用禁忌】

（1）白细胞减少者慎用。

（2）中医辨证以虚为主，尤其阳虚明显者慎用。

七、柔红霉素

柔红霉素可抑制 RNA 及 DNA 的合成，对 RNA 的影响尤为明显，可选择性地作用于嘌呤核苷酸。其在血中的半衰期为 30~50 小时，转化为醇的形式由尿中排出，也有相当部分由胆汁排泄。本品主要用于急性淋巴细胞或粒细胞白血病。

【中医药性】

辛、苦、热。有毒。归心、脾、胃经。

【中医功效】

补火，散寒毒，破血，涌吐。

【中西医结合应用】

（1）用量：静脉滴注，每次 0.5~1mg/kg，用 250mL 的 0.9%氯化钠注射液溶解后滴注，1 小时内滴完，每周 2~5 次。

（2）增效减毒：阳虚寒凝，郁久化毒所致血液肿瘤，以本品为主药，配三味真火汤加减，能够增加其效果，配养血退热饮减少其毒性。

【中西医结合使用指征】

（1）白细胞>$3.0×10^9$/L，血小板>$100×10^9$/L。

（2）中医辨证系阳虚寒凝，郁久化毒，以实证为主者。

【中西医结合使用禁忌】

（1）肝功能损害明显者，慎用。

（2）中医辨证以虚为主，尤其阴虚明显者慎用。

八、长春新碱

长春新碱（VCR）是夹竹桃科植物长春花中提取出的生物碱，因抗肿瘤作用良好，目前其制剂作为临床抗肿瘤药物。本品是细胞周期非特异性药物，它通过抑制细胞中微管蛋白的聚合而抑制有丝分裂，使细胞停滞在间期。VCR 对正常骨髓细胞毒性较小，这使它适于与骨髓抑制剂联合应用。VCR 静脉注射后迅速由血中消失，进入肝内，在肝内代谢，通过胆汁排泄。

本品可用于治疗霍奇金淋巴瘤和绒毛膜上皮癌，疗效较好；对淋巴肉瘤、网状细胞肉瘤、急性白血病、乳腺癌、肾母细胞瘤、卵巢癌、睾丸癌、神经母细胞瘤和恶性黑色素瘤等也有一定疗效。

【中医药性】

苦、涩、寒。有毒。归心、胃、肾经。

【中医功效】

解毒凉血，涩肠。

【中西医结合应用】

（1）用量：每次 $1\sim2mg/m^2$，用 0.9%氯化钠注射液溶解后静脉滴注，每周 1 次。

（2）增效减毒：伏火热毒所致肿瘤，以本品为主药，配养血退热饮加减，能够增加其效果，减少其毒性。

【中西医结合使用指征】

（1）白细胞>3.0×10^9/L，血小板>100×10^9/L。

（2）中医辨证系热毒内蕴，以实证为主者。

【中西医结合使用禁忌】

（1）肝功能损害明显者，慎用。

（2）中医辨证以虚为主，尤其阳虚明显者慎用。

九、贝伐单抗

贝伐单抗原产地英文药品名 Bevacizumab，中文参考商品译名为阿瓦斯汀、阿瓦斯丁。阿瓦斯汀是重组的人源化单克隆抗体，2004 年 2 月 26 日获得美国食品药品监督管理局（FDA）的批准，是美国第一个获得批准上市的抑制肿瘤血管生成的药。本品通过体内、体外检测系统证实 IgG1 抗体能与人血管内皮生长因子（VEGF）结合并阻断其生物活性。而阿瓦斯汀包含了人源抗体的结构区和可结合 VEGF 的鼠源单抗的互补决定区。阿瓦斯汀是通过中国仓鼠卵巢细胞表达系统生产的，分子量大约为 149kDa。阿瓦斯汀为无色透明、浅乳白色或灰棕色、pH 值 6.2 的无菌液体。

本品对转移性结直肠癌、非小细胞肺癌、急性白血病、脑癌和肾癌等，均有一定疗效。

【中医药性】

辛、苦、大热。有毒。归肠、胃、肺、肾、心经。

【中医功效】

破血行气，消积抗癌，补火助阳。

【中西医结合应用】

（1）用量：$1\sim20mg/kg$，每周 1 次，每 2 周 1 次，或每 3 周 1 次。阿瓦斯汀的半衰期大约为 20 天（范围在 11~50 天），达到稳态的时间预计为 100 天。

（2）增效减毒：肿瘤脏病或肿瘤脏络病，以本品为主药，配新清骨散加减，能够增加其效果，减少其毒性。

【中西医结合使用指征】

（1）中医辨证系肿瘤脏病或肿瘤脏络病，以实证为主者。

（2）肿瘤所在脏腑经脉出现经外痰瘀指征，或肿瘤所在上焦、中焦或下焦相关位置出现焦内痰瘀之征，如淋巴转移或者骨转移等。

【中西医结合使用禁忌】

（1）胃溃疡或胃糜烂者，慎用。

（2）中医辨证以虚为主，尤其阴虚、血虚明显者慎用。本品大热，劫阴动风。

（3）湿热重者，舌苔黄腻者慎用。本品助火，能破血旺行。

（4）气虚者慎用，本品行气耗气，气弱者，配以补中益气汤。

十、西妥昔单抗

西妥昔单抗原产地英文药品名 Cetuximab，中文参考商品译名为爱必妥。本品可与表达于正常细胞和多种癌细胞表面的表皮细胞生长因子（EGF）受体特异性结合，并竞争性阻断 EGF 和其他配体，如 α 转化生长因子（TGF-α）的结合。本品是针对 EGF 受体 IgG1 的单克隆抗体，两者特异性结合后，通过对与 EGF 受体结合的酪氨酸激酶（TK）的抑制作用，阻断细胞内信号转导途径，从而抑制癌细胞的增殖，诱导癌细胞的凋亡，减少基质金属蛋白酶和血管内皮生长因子的产生。本品的主要适应证为结肠直肠癌，扩大适应证为鼻咽癌、肺癌。

【中医药性】

辛、苦、性热。有毒。归肠、胃、肺、肾经。

【中医功效】

消积利水，助阳化气。

【中西医结合应用】

（1）用量：推荐剂量：初始 $400mg/m^2$，1 周以后 $250mg/m^2$，到第 3 周时，本品已经达到稳态血药浓度，峰值、谷值波动范围分别为 $168~235\mu g/mL$ 和 $41~85\mu g/mL$。平均半衰期为 114 小时。

（2）增效减毒：肿瘤经病或肿瘤脏病，以本品为主药，配血风饮加减，能够增加其效果，减少其毒性。本品伤津，可配合增液承气汤等增效减毒。

【中西医结合使用指征】

（1）中医辨证系肿瘤脏病或肿瘤经病，以实证为主者。

（2）肿瘤所在脏腑出现积结，其经脉出现经外痰瘀指征。

（3）肿瘤所在三焦位置无焦内痰瘀指征。

（4）伏湿致病因子重者。

【中西医结合使用禁忌】

中医辨证津轮损伤者，慎用。

十一、赫赛汀

赫赛汀（注射用曲妥珠单抗），适应证为转移性乳腺癌。本品适用于人表皮生长因子受体-2（HER2）过度表达的转移性乳腺癌。其可作为单一药物治疗已接受过 1 个或多个化疗方案的转移性乳腺癌，与紫杉醇或者多西他赛联合，用于未接受化疗的转移性乳腺癌患者。本品也可以作为乳腺癌的辅助治疗，适用于接受了手术、含蒽环类抗生素辅助化疗和放疗后 HER2 过度表达乳腺癌的辅助治疗。本品联合卡培他滨或 5-氟尿嘧啶和顺铂适用于既往未接受过针对转移性疾病治疗的 HER2 过度表达的转移性胃腺癌或胃食管交界腺癌患者。曲妥珠单抗只能用于 HER2 过度表达的转移性胃癌患者。

【中医药性】

辛、温。有毒。归肺、心、胃、肾经。

【中医功效】

破血行气，调摄冲任。

【中西医结合应用】

（1）用量：建议本品的初次负荷量为 4mg/kg，静脉输注 90 分钟以上。每周用量 2mg/kg。如初次负荷量可耐受，则此剂量可静脉输注 30 分钟，并维持治疗直至疾病进展。转移性胃癌建议采用每 3 周 1 次的给药方案，初始负荷剂量为 8mg/kg，随后 6mg/kg 每 3 周给药 1 次，首次输注时间约为 90 分钟。如果患者在首次输注时耐受性良好，后续输注可改为 30 分钟。维持治疗直至疾病发展。

（2）增效减毒：乳腺或胃癌脏病、脏络病，以本品为主药，配鹿龟煎加减，能够增加其效果，减少其毒性。本品动血，可配合炙甘草汤等增效减毒。

【中西医结合使用指征】

中医辨证气滞血瘀，以实证为主者。

【中西医结合使用禁忌】

（1）中医辨证血轮损伤者，慎用。

（2）有心脏疾病史者慎用。

第五章　肿瘤复方处方技法

中医药治疗肿瘤必须坚持两个基本要求，一个是要符合肿瘤发生、发展规律，前瞻性精准用药，预防肿瘤发生，扭转肿瘤发展趋势，延年祛病；二是要符合人体生理、生态特点，着眼整体和长远受益，不可一味猛攻猛药，损伤正气而不能祛瘤，破坏人体生态而不能扶正，这样做得不偿失，不但加重患者病情，缩短患者生存时间，而且徒增患者痛苦，实属医源性伤害。

伏病肿瘤理论复方处方技法，在继承古典中医处方方法论基础上，结合人体生态、生理变化，伏病免疫特点和肿瘤传变规律，从整体观出发，力求精准用药，提出了自己的系统治疗原则和处方技法。

第一节　肿瘤伏病处方原则

1. 一元论

坚持疾病一元论，针对根本病理机制用药是治疗肿瘤，力求治愈肿瘤的关键。这个原则不仅是肿瘤络病早发现的关键，更是治疗肿瘤多发转移的关键。

一元论认为疾病的表现形式可能是多样的，但导致疾病的根本原因是统一的。在一个根本初始条件下，人体系统为了自适应和自平衡，疾病的不同表现形式和不同表现形式的疾病同时存在。

一元论观点被中医广泛接受，我们把疾病的多样性通过归类寻找到一个主要启动致病因子，目前我们认为这个初始的启动因子包括"湿、火、毒、痰、瘀、积"六个主要方面，我们称之为"六浊"。当然还有可能存在其他启动因子。在以农耕为主的古代，张仲景把疾病的启动因子主要归类为"风、寒、暑、湿、燥、火"六个主要方面，称之为"六淫。"这里六淫和六浊虽然有个别叫法是一样的，其内涵已经完全不同了。

一个主要的致病因子作用于人体生态环境中，通过一个主要系统，引发这个系统的一系列病理、生理反应，并影响其他系统。中医把这样的系统归纳为五脏六腑、十二经脉、奇经八脉等。

我们认为，疾病的多态性是由于六淫中的一个或几个启动因子，引起人体内在的自适应和自平衡，导致机体生态系统的经络或脏腑的表达。

肿瘤治疗中，尤其要重视一元论。因为伏病肿瘤理论认为，肿瘤发生、发展根本上是元气受损病，而元气恰恰是中医一元论的基础。中医学认为"天地成于元气，万物成于天地"，"元气"是构成宇宙万物最本质、最原始的要素，人体元气是人的根本。

2. 整体观

任何致病因素在机体内都会对机体整体产生影响，导致的疾病涉及机体多系统。因此，只有整体了解机体的内环境改变，并针对性地给出整体干预方案，才有可能促使机体内环境在新的平衡中恢复正常功能。根据错综复杂的体内病理变化，用药要分阶段性、分层次地逐步推进，不可以眉毛胡子一把抓，更不能简单静态守方，以不变应万变。尤其在肿瘤治疗中，要注重身心的统一，不仅注重躯体用药，更要关注肿瘤患者的心理治疗，甚至精神治疗。

中医强调形神一体观，也就是机体与心理、精神三者的和谐统一，才是人体健康的基础。肿瘤发生发展的过程，不仅仅是机体生理、生态的破坏，更是人体心理和精神的损坏。这既是肿瘤疾患的整体表现，也整体影响着肿瘤的治疗效果。因此单纯放化疗或者给予药物治疗，是无法治愈肿瘤的。

3. 阴病治阳

伏病论认为，疾病发生的根本原因在于机体内生态环境的异常改变。内在的病理变化无法通过单一药物有效控制，任何药物对内环境的干预会成为新的干扰机体平衡的刺激源。依据中医学经脉表里匹配的原理，致病因子潜伏阴经，可以通过作用于阳经，而达到祛除阴经致病因子的目的。也就是说，调控机体空腔脏器内的生态环境，以及机体表面的伏病投射点，可以达到改善、平衡机体内环境的作用，这种方法称为阴病治阳。

4. 衍射观

肿瘤传变的前提是经络中的阴、阳、气、血、津、液逐渐被消耗，出现经络虚损，局部免疫紊乱或低下。肿瘤在经络虚损之前的传变符合传统中医经络理论，即符合"标本""根结"等学说，也就是经脉中伏病因子的传变不是沿着一条固有通路，按照一定顺序依次传递，而是"感传"，类似物理学中"衍射"的特点，经脉中伏病因子绕过某些脏腑、经脉，直接到达经脉的另一端，这与中医研究的总体思路是一脉相承的。比如《素问·刺热》："肝热病者，左颊先赤；心热病者，颜先赤；脾热病者，鼻先赤；肺热病者，右颊先赤；肾热病，颐先赤。"肿瘤传变的方式直接反映了这种疾病的特点。

第二节　伏病处方九法

伏病处方技法不仅仅是治疗肿瘤的中医复方处方技法，也是治疗现代疾患的中医处方技法。这里的处方也不单单指用药，还指针灸、推拿、刮痧等治疗手段。复方用药九大技法具体讲主要是生、劫、化、砭、清、透、调、补、变九法。

一、生理用药法——生法

《素问病机气宜保命集·病机论》言"治病不求其本，无以去深藏之大患"，针对"本"用药，简单讲即《黄帝内经》所载："寒者热之，热者寒之，微者逆之，甚者从之……"对于辨证定位明确的脏腑或经络病用药，"本"就是基于生理功能的改变而采取的恢复其生理功能的一种治疗原则。综观中医各时期治法都能体现这一点，《医学心悟》说："论治病之方，则又以汗、和、下、消、吐、清、温、补八法尽之。""汗"可以通过调和营卫，恢复太阳经藩篱的生理功能；"下"可以恢复腑通的生理功能等。把"治病求本"在处方技法中的运用简称为"生法"，即生理用药法，它是治疗能明确定位疾病所在脏腑、经脉系统的根本方法，是以恢复疾病所在脏腑、经脉系统的生理功能为目的的一种处方技法。这种处方技法是中医标准化用药的基础和依据。

结合伏病特点，伏病常常利用天时或人体的自然生理特点传变，所以才有"冬不藏精，春必病温"等之说。比如伏火到了脾太阴经阶段，会利用脾的升清功能，向肺太阴传变，因此在恢复脾的升清功能时，应采用泻腑以升清的方式，这样既达到升清目的，又能有效清泻伏火。

二、病理用药法——劫法

《黄帝内经》有上工"治未病"之说。《伤寒论》中述"见肝之病，知肝传脾，当先实脾"的理论就是"治未病"在处方中的具体描述。"劫法"，即病理用药法，是对于能明确或预见病机变化的疾病，针对其病理演变，截断病势，打破病理恶性循环的处方技法。该法包括预防性针对有可能影响或加重病情的因素进行干预。比如暑湿天气患病，尽管患者尚未出现暑湿征象，可预防性用药，以防暑湿之邪乘虚入侵。当然这一类的处方技巧主要依据传统脏腑理论中的传变规律、表里关系及其对气血阴阳的影响，采用预防性用药。

伏病治疗主要是预防疾病的逆传或顺传，使伏病最好在不传变基础上，阴病治阳，从腑而解，在少阴经脉力图从膀胱经治疗，在厥阴经力图从胆经解，在太阴经力图从阳明经解等。

三、化法

《医碥·反治论》："凡用奇偶七方而药不应，则当反佐以入之。"结合阴阳互根理论，具体化处方中的反佐用药方法，称为"化法"。常用的化法有阴中求阳、阳中求阴、理中求补、补中求理、动中求静、静中求动等。当针对辨证设定处方时，采用与辨证所用药物性味、功能相反的药物来激发主药的作用，或携主药直入病性相同的病势中，或削弱主药的毒副作用，都是"化法"的具体应用。它不简单地等同于通因通用、塞因塞用等方法。在临床中提出"理而不补非正理；补而不理非正补"，正是这一方法在补益剂和调理药中的相互为用关系的表现。使用化法注意不要喧宾夺主，一定要注意药味剂量、数量的比例。

由于同气相求原理，伏火多寄居在各脏腑空虚的阳虚部分，所以补阳是必要的，但有助火之虞，因此阴中求阳就显得十分重要。利用化法的原则，就有助于在证与症辨证不一致时下处方。

四、砭法

《素问·标本病传论》："先病而后生中满者治其标……小大不利治其标。"针对并以缓解主诉（往往是疾病的"标"）为治疗目的的用药处方技法，称为"砭法"，也就是经络中"以痛为腧"理论在处方中的运用。当然运用该法时最好能结合传统中医学中的归经理论，如藁本治太阳经头痛、白芷治阳明经头痛、川芎治少阳经头痛等，以及现代中药药理研究。注意用药要少而精，直指主诉、主症。

在伏病治疗中，适当利用现代中药药理研究，有时在辨证较模糊或尽快改善的主诉上很有帮助。

目前肿瘤临床往往过于注重砭法应用，一味对症处理或者针对主诉，为减轻肿瘤患者痛苦，忽视对肿瘤的根本性用药。

五、清法

"清法"是阴病治阳的具体化，根据机体伏病因子潜伏的具体位置，针对性地给予对应表里经用药的方法。比如肝经系统问题，要首先清泻胆经。清法的本质就是通过药物性或功能性等良性信号刺激，清除黏膜屏障及血液、淋巴、体液中存在的异体致病物质，调整空腔黏膜免疫反应，改善空腔脏器定植菌结构分布，实现免疫纠错，达到治疗疾病目的。

肿瘤治疗中，清法应用至关重要。不敢清，不会清，没有清，肿瘤是无法治疗的。

六、透法

"透法"就是改善免疫细胞、组织、器官等特异性免疫组织监视和防御功能，及时清除免疫复合物，防止过量抗原出现，减少可溶性免疫复合物沉积于血管、组织、器官的过程。透法和清法的重要区别点在于，透法清除的主要是免疫复合物，是伏病因子被机体免疫作用后的内环境清理；清法清除的主要是湿、火、毒、痰、瘀、积伏病因子。当然这两个过程不是截然分开的，是一个过程的两个不同侧重点。清法药物使用强调苦味和咸味中药，透法则更注重辛味中药的使用。

七、调法

所谓调法，是整体观的具体实施，就是根据中医五行生克制化理论，平衡、调整克我和我克脏腑的生理功能，实现综合干预目前问题经脉，改善整体内环境谐振功能，最终更好地促使潜伏致病因子清除，改善细胞、组织、器官功能。

清、透之后方言调，没有清、透的调，除了带来更多问题，"乱上加乱"，是无法改善机体内环境的。

八、补法

补法是根据同气相求原理，采用补益类药物清除伏病因子的一种方法。基于"阳与火不两立，阴与湿不相携"的伏病论认识，当发现体内"伏湿因子"消退时，及时跟进养阴类中药；当发现体内"伏火因子"消退时，及时跟进温阳类中药。这种方法是治愈疾病的系统方法。

大多数临床医生喜欢补法，但往往肿瘤临床医生被肿瘤假象迷惑，反而不敢补，滥用"毒药"。

九、变法

变法，又称革法、变革法，是当疾病被有效控制，在机体内环境逐步得到优化的过程中，主动打破现有机体平衡，调动机体免疫功能，促进机体取得更高层面良性平衡的治疗方法。

综观古贤方论，自《素问·至真要大论》提出"方制""七方"之说，即君、臣、佐、使的处方原则，和根据病邪性质、病位、患者体质等的组方原则，以及后世医家或针对药性提出"十剂"方剂分类理论，或针对八纲辨证提出"论治病之方，则又以汗、和、下、消、吐、清、温、补八法尽之"八种常用治法，已经为后世处方有所宗。然而今日病证多内科杂证，借助现代医学检查，定位较易，而病机复杂，病性交错，非八纲能详尽病机变化；变证丛出，病程长久，缠绵难愈，非十剂能完善其方剂。诚如《医学阶梯》所说："仲景用方惟在用法，乃法在方之先，方又在法之后，而方法相合，如鼓之应杵也。"伏病论针对现代内科杂病病位较明显、病机变化复杂、病程长久、主症明确的特点，分析古代方剂组方特点，采用新制定的九种处方技法，强调恢复生理功能，截断病机演化，调和阴阳，改善机体内环境生态平衡，促进机体免疫功能重构，改良机体内环境生物菌群结构、分布和重组。

当然九法并非肿瘤治疗完备之法，尚需配合其他传统中医组方原则，才能使方义精妙，有的放矢，进一步提高效果。

第三节　肿瘤化疗的伏病处方策略

目前化疗仍是肿瘤治疗取效的关键措施之一，但其毒副反应是制约肿瘤化疗能否顺利进行的关键，也常常是肿瘤治疗失败的重要原因之一。如何采用中医药最大程度增效减毒，发挥化疗的最佳效果，当前还是中医临床防治肿瘤要面临的重要问题。下面结合肿瘤的传变规律，以及西药重用，谈一谈肿瘤化疗的中医参与策略。

一、化疗前，辛透燥湿以提高疗效

肿瘤的发生，根本上讲就是元气损伤病。湿毒生于三焦，元气受损，湿毒到痰瘀，痰瘀生积结，沿着主要经脉，化生诸症，终于肿瘤，死于转移。若元气足，气制壮火，火毒从燥土而化，进而软坚散结，解毒培元，中药佐以化疗，培土生元，或有一线生机；如果脾强胃弱，饮食不佳，火毒从湿土而化，陷于三焦，元气损伤日重，低热缠绵，日夜不退，夜尿，盗汗，或异常汗出，口渴或不渴，虽然可拖延时日，常常回天乏术。因此化疗前，燥湿以扶助胃气，培补元气以固其本；辛香以透其毒，使肿瘤毒气聚集，可为化疗药物发挥最大作用做好准备。此时慎用清热毒药，尤其中药抗肿瘤药，药轻病重，反易促肿瘤成长，且易使肿瘤耐药。临床常采用化湿解毒汤，加黄连、补骨脂、菟丝子，附子、人参等，辛透燥湿，扶助正气。

二、化疗中，坚胃扶正以防其逆传

化疗过程，就是中医所谓"以毒攻毒"的过程，本身所用药物皆具毒性，易使潜伏的火毒相激相成。化疗之毒药与肿瘤之毒邪，二毒相争，外出阳经，损伤元气，则呃逆、呕吐、纳差；逆传厥阴，入厥阴则热，如肝气不足则出现紫癜；患者素体气阴过虚，毒邪未祛，反更伤气阴，致面色苍黄、心悸乏力；痰瘀体质者，邪出不畅，反致痰瘀更甚，疼痛闭厥等症不可胜数。凡此种种，唯顾护胃气，培补元气，扶助心之少火，清透血轮，防其传变是正途。此时不宜再用中药解毒抗瘤，但扶其正即可。临床常采用十全大补合清肝养血饮、二陈汤、知柏地黄丸扶助气血，和胃护肝，补肾培元，无热者，可不用水牛角。

三、化疗后，扶正清络以祛除残毒

化疗虽是肿瘤中晚期治标要诀，但终究不能或很少能从根本上解决肿瘤，有耐药的情况出现或有微小残留病变等。从中医角度看《素问·刺法论》所言"邪之所凑，其气必虚"，《医宗必读·积聚篇》所说"积之成者，正气不足，而后邪气踞之"，肿瘤一般初期以邪毒及血瘀之实证为主，后期以虚证为主，表现为面色㿠白、唇爪甲色淡、头晕、气短、乏力、腰腿酸软等症。化疗虽能攻毒，亦伤正气，正虚毒伏，伏毒即微小残留病变。耐药之毒，常因湿火而渐旺，再次发病。《医宗金鉴·治诸积大法》提出"形虚病盛先扶正，形证俱实去病疾，大积大聚衰其半，须知养正积自除"，因此，化疗后1~2周内，治宜在扶正基础上清络以祛除残毒。临床常采用正宗解毒汤加蝉蜕、僵蚕、干蟾皮、山慈菇、白花蛇舌草。

四、缓解期，温阳活血以恢复血轮循环

肿瘤经过中西医结合治疗，患者完全缓解，但从中医角度看，"正气存内，邪不可干"，非恢复正常元气功能，恢复津轮循环、气轮循环和血轮循环，不能全其功。尤其血轮循环，关乎元气，联络心肾，是其他两轮循环的根本。因此笔者主张在缓解期，温阳活血以调补血轮循环，少佐解毒之品、虫类药物，临床常采用三味真火汤合清心伏火汤加灵芝、半枝莲、白花蛇舌草、炮山甲、露蜂房等长期调整治疗。患者需要定期检测微小残留病变、免疫相关指标等防止肿瘤再发。

跋

　　"田博，我已经把我的命交在你手里了！"离开诊室时，陶阿姨笑着对田博说，但我心里却捏一把冷汗。回想几年前，苹果手机总裁乔布斯罹患轻微的胰腺神经内分泌肿瘤，乔布斯选择以中医延长他的寿命，减低他的痛苦，但到后来过世时，却被西医攻击是中医延误治疗，引发媒体界一片讨伐。试想乔布斯是何等人物，他会缺最一流的医生为他诊治？最一流的设备为他医疗？最一流的健康专家为他做身体规划而随便采用中医治疗？笔者临床时，常被提醒，做医生要在保证自身安全的前题下为患者治疗，自己没把握的病就不要接。也因此，初来乍到的我看到这种不可能的患者时，忍不住对田博说："田博，你真的好有勇气！"然而，事隔逾半年之久，如今该名患者依旧非常有精气神地出现在世道门诊部里，想必跌破一大堆专家的眼镜。

　　这令我回想起唐代孙思邈在《大医精诚》中写出的对所有中医人的勉励与期望："凡大医治病，必当安神定志，无欲无求，先发大慈恻隐之心，誓愿普救含灵之苦。若有疾厄来求救者，不得问其贵贱贫富，长幼妍蚩，怨亲善友，华夷愚智，普同一等，皆如至亲之想。亦不得瞻前顾后，自虑吉凶，护惜身命，见彼苦恼，若己有之，深心凄怆，勿避险巇，昼夜寒暑，饥渴疲劳，一心赴救，无作工夫行迹之心，如此可做苍生大医。"这是众多学医人的初心，然在实际社会中，有多少初心被不问所以的批评浇冷呢？然而田博对患者不忘初心的热情，是我对他深刻的第一印象！

　　在世道中医门诊部有很多前来求医的肿瘤癌病患者，有的坚持服药数年如一日，也有的治愈后仍每年回来复诊或以膏方调养。如今幸得田博在百忙中抽出时间将其治疗肿瘤癌病的经验及智慧精髓写成《伏病肿瘤论》，回馈医界及社会读者，并让吾等参与此光荣盛宴。

　　传统中医的辨证论治思维方式以八纲辨证、卫气营血辨证、三焦辨证、辨六淫或辨情志等为核心，这给中医人提供了认识疾病的逻辑分析方法，帮助中医人辨别出疾病的证型以便对证施药。这种思维方式可以帮助患者取得病痛的一时缓解，认真的中医师会不断去探讨疾病生成的时间轴，分析出证型受疾病发展的影响，并从中摸索出疾病的原因、传变、转归及预后。然而，这个过程需要不断地累积经验，且难免陷入医者的主观判别。由于欠缺现代客观谨慎的标准化流程，且缺乏广泛性、再现性、有效性等统计学标准加以佐证，往往只能形成片段的、难呈系统的学说，承受不了千锤百炼的验证，更旷论总结归纳成定律了。此点殊为可惜！

中医博大精深。中医先圣先贤保持谦虚且不断地探索生命相关的知识，尽力提升中医治疗疾病的能力，他们结合天文、地理、自然、人文、社会等学问来探究生命的真谛，崇尚"天人合一"的哲学思想体系，"四时养生"的修身之基，"取象比类"的药草功能理念，尽其所知所能地不断丰富医药体系来提升人们的生命质量。

如今，科学检测仪器提供更具体的身体成分分析、更微观的医学剖析、更细致的药理机制等，这些现代的诊疗方式为了解疾病及用药提供了更多客观的资料，缩短了临床经验积累验证的时间。

《伏病肿瘤论》提供了一种新的中医思维，它重新诠释了肿瘤及癌症的形成、转归及治疗方法。它跳脱出传统中医框架，旨在建立现代中医标准化流程，期盼将中医的精髓以现代化的科学方式推展开来。

随着癌症死亡的人数不断攀升，世界卫生组织（WHO）国际癌症研究机构（IARC）对 185 个国家和地区进行研究，于 2018 年发布最新报告，指出全球 1/5 的男性和 1/6 的女性在一生中会患上癌症，1/8 的男性和 1/11 的女性将死于癌症。其中亚洲是最大重灾区，全球近半数新增癌症病例和超过半数癌症死亡病例来自亚洲。亚洲肿瘤癌症防治为当务之急，刻不容缓！然而目前癌症临床治疗手法如放疗及化疗常导致生命质量降低，且治愈率及控制复发率并不是十分理想，目前欧美医界已经重新思考其对人体的伤害及可行性。而随着罹患癌症率的不断攀升，现代人闻癌色变，患癌的人仿佛被死神宣判死刑，直接影响了心态与生活质量。癌症成为 21 世纪的流行病，它反映出了人类生活习惯、饮食、工作、情绪、居住环境的改变。伏邪多由内生而非外感，潜伏多时且不易察觉。

科学家在研究百岁老人长寿原因的过程中，通过解剖遗体发现他们体内含有非常多的癌细胞，但这些细胞并没有导致他们死亡，这说明人体是可以与癌细胞和平共处的，关键就在于身体的"元气"势力是否居于领导地位。换句话说，我们身体的免疫系统是否能清晰地辨识正邪阵垒，是否能抑制不正常细胞对正常生理功能的影响，这是治病的核心。鉴于此，如何在伏病因子未伤及元气、破坏血轮前予以预防？如何在癌症伏病因子初伏在络时，予以截断？这是我们要学习鉴别诊断的要点。

《伏病肿瘤论》参考诸多古籍，从过往对人体结构及功能的众多论述中，结合现代医学解剖学及细胞学，在彼此交相印证下提出新的肿瘤发生的生理及病理基础。它清楚地指出肿瘤细胞透过三焦转移的路径，并以此立论应用在各类型癌症的临床路径分析及治疗上。本书借由案例引导读者更清晰地了解此思维的运用方式。此外，除了应用中药治疗肿瘤疾病，为了扩大用药范围，医者可以在中医思想指导下结合使用肿瘤化疗药物，以突破中西用药藩篱限制，并配合辟谷疗法，以达到缓解病患痛苦、提高临床治愈率的目的。

田博学贯中西，融会贯通的渊博学识及承先启后的新见解，着实令吾等后辈佩服，期盼《伏病肿瘤论》早日付梓，以帮助更多患者，让战胜癌症不是梦！

2019 年 12 月 18 日